Emotionale Herausforderungen in der Pflegeausbildung

Die Autorin

Dr. Claudia Winter, geb. 1977, war 15 Jahre in der Aus,- Fort- und Weiterbildung, zuletzt als Leiterin einer Pflegeschule tätig. Sie ist Diplom-Pflegepädagogin, Bildungswissenschaftlerin (M.A.) und schloss 2019 ihre Dissertation im Fachbereich Berufspädagogik in Hannover ab. Seit 2017 ist sie als Lehrkraft für besondere Aufgaben an der Evangelischen Hochschule Nürnberg in den Studiengängen Gesundheits- und Pflegepädagogik (Bachelor) und Angewandte Bildungswissenschaften (Master) tätig. Zu ihren Lehrschwerpunkten gehören die Pflegedidaktik sowie die Schulentwicklung.

Claudia Winter

Emotionale Herausforderungen in der Pflegeausbildung

Konzeptentwicklung einer persönlichkeitsstärkenden Praxisbegleitung

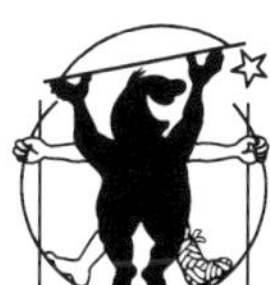

Mabuse-Verlag
Frankfurt am Main

Bibliografische Information der Deutschen Nationalbibliothek

Die Deutsche Nationalbibliothek verzeichnet diese Publikation in der Deutschen Nationalbibliografie; detaillierte bibliografische Angaben sind im Internet unter http://dnb.d-nb.de abrufbar.
Informationen zu unserem gesamten Programm, unseren AutorInnen und zum Verlag finden Sie unter: www.mabuse-verlag.de.
Wenn Sie unseren Newsletter zu aktuellen Neuerscheinungen und anderen Neuigkeiten abonnieren möchten, schicken Sie einfach eine E-Mail mit dem Vermerk „Newsletter“ an: online@mabuse-verlag.de.

Die vorliegende Arbeit wurde von der Gottfried Wilhelm Leibniz Universität Hannover als Dissertation unter dem Titel „Emotionale Herausforderungen Auszubildender während der praktischen Pflegeausbildung – Empirische Grundlegung eines persönlichkeitsstärkenden Praxisbegleitungskonzepts“ angenommen.

3. Auflage 2023

Kasseler Str. 1 a
60486 Frankfurt am Main
Tel.: 069 – 70 79 96-22
Fax: 069 – 70 41 52
vertrieb@mabuse-verlag.de
www.mabuse-verlag.de
www.facebook.com/mabuseverlag

Druck: Stückle Druck und Verlag, Ettenheim
ISBN: 978-3-86321-535-4
Printed in Germany

Inhalt

Tabellen

Abbildungen

1 Einleitung

Die praktische Pflegeausbildung stellt Auszubildende[1] vor emotionale Herausforderungen, denn wer alte, kranke und sterbende Menschen pflegt, wird konfrontiert mit Krisen- und Konfliktsituationen, die zwar grundsätzlich zum Leben gehören, aber von Auszubildenden nicht unbedingt wahrgenommen werden, solange sie nicht selbst betroffen sind. So erleben sie oft zum ersten Mal die ‚andere Seite' des Lebens, die verbunden ist mit Leid, Krankheit, Sterben und Tod sowie mit Gefühlen wie Verzweiflung, Angst und Trauer. Die aus entsprechenden Erlebnissen entstehenden Erfahrungen prägen beruflich und persönlich, wodurch sie einen nicht zu unterschätzenden Stellenwert in der Pflegeausbildung und darüber hinaus im Leben Auszubildender einnehmen.

Wie die praktische Ausbildung von vielen Auszubildenden erlebt wird und welche Folgen dieses Erleben für die Identitätsentwicklung haben kann, lässt sich am Beispiel von Collagen illustrieren, die angehende Praxisanleitende zum Erleben der Ausbildungssituation während einer Gruppenwerkstatt anfertigten und die anschließend ausgewertet wurden:[2] Insgesamt hat die eigene Ausbildung der Teilnehmenden wohl eine große Bedeutung für das gesamte Berufsleben, denn sie wird in allen Collagen thematisiert. In der Erinnerung daran äußern sie, dass sie vor dem ‚Sprung ins kalte Wasser' standen und dabei das Gefühl hatten, wie ‚ein Hirsch auf der Straße' von der Ausbildung überfahren bzw. überrollt worden zu sein. Mit diesen metaphorischen Darstellungen wollen sie auf die defizitäre Ausbildungssituation aufmerksam machen, insbesondere auf die mangelnde Anleitung und Begleitung. Ausbildung ist ein gleichsam endloser Weg, auf dem sie ‚in der Unterhose', also ohne jegliche

[1] Zugunsten der besseren Lesbarkeit wird in der vorliegenden Arbeit eine gendergerechte Sprache verwendet, um damit ausnahmslos alle Geschlechter anzusprechen. Gleichzeitig bleiben Geschlechtszuweisungen bestimmter Personen davon unberührt.

[2] Die Collagen sind im Rahmen einer berufspädagogischen Zusatzqualifizierung für Praxisanleitende entstanden und wurden sowohl in ihrer Bedeutung (von den Teilnehmenden selbst) als auch habitushermeneutisch analysiert. Die Teilnehmenden wollten durch die Bildanalyse Aufschlüsse über den sprachlich nur sehr schwer fassbaren spannungsgeladenen Pflegealltag erhalten; vgl. zu folgenden Aussagen Balzer 2018, 211-228.

Unterstützung, beladen mit Wissen und Verantwortung ‚einen Berg erklimmen' mussten. Auf einer anderen Collage sind mehrere Personen zu sehen, die gemeinsam ein Tuch halten, was auf den Wunsch nach Gemeinsamkeit und Zusammenhalt hindeutet, denn die Teilnehmenden wünschen sich, dass Pflegende an ‚einem Strang ziehen'. Eine dritte Collage zeigt einen Fußballer mit einem Kinderkopf, womit der hohe Stellenwert von Teamarbeit und Vertrauen – wie beim Fußballspiel – verbunden wird. Der Kopf des Kindes steht dabei für einen zu Ausbildungsbeginn unvoreingenommenen, wertfreien Blick auf die Pflege, der sich allerdings im Verlauf der Ausbildung immer mehr verengt. Ferner ist den Collagen zu entnehmen, dass die Teilnehmenden ‚mit Leib und Seele' sowie ‚von Herzen' gern pflegen und ihren Beruf mit Freude ausüben, denn Pflege kann ‚Wunder bewirken', indem sie erfolgreiche Beziehungsarbeit leistet. Sie kann jedoch auch zur Last werden; vor allem dann, wenn Pflegende als ‚Putzhilfe' ununterbrochen im ‚24-Stunden-Einsatz' sind, womit die Teilnehmenden nicht den zu leistenden Schichtdienst verbinden, sondern die fortwährende Belastung aufgrund der menschlichen Schicksale, die sie auch außerhalb des Dienstes nicht loslassen. Dann wird Pflege zum ‚Frachtschiff' für alle Lasten, die Pflegende zu tragen und zu verarbeiten haben. Dazu kommt, dass die Teilnehmenden auf ihren Collagen durch den Schriftzug ‚Mehr Erfolg mit einem guten Ruf' darauf aufmerksam machen, dass aus ihrer Sicht den meisten Menschen gar nicht bewusst ist, was Pflegende täglich leisten. Deshalb wünschen sie sich mehr Anerkennung sowohl durch andere Berufsgruppen als auch durch die Gesellschaft überhaupt. Die Collagen deuten darauf hin, dass sie ihre Pflichten im Pflegealltag trotz widriger Bedingungen unbedingt erfüllen wollen. Zwar kritisieren sie die Ausbildungssituation, lehnen sich aber nicht gegen sie auf. Vielmehr zeigt sich eine Hilflosigkeit, die sich auf die eigene Ohnmacht zurückführen lassen dürfte.

Zusammenfassend zeichnet sich in den Collagen das „Bild eines kreativen, pflichtbewussten und verantwortungsvollen Pflegenden bzw. angehenden Praxisanleitenden ab" (Balzer 2018, 221), der sich insbesondere durch seine ideellen Haltungen (‚mit Leib und Seele' und ‚von Herzen') und durch den Wunsch nach Sicherheit und Halt (Gemeinsamkeit, Zusammenhalt, Teamarbeit und Vertrauen) auszeichnet, sodass er – so die abschließende Beurteilung – traditionelle Hierarchien des Gesundheitswesens nicht bzw. kaum in Frage stellt (vgl. Balzer 2018, 222).

1.1 Situation und Probleme der praktischen Pflegeausbildung

In bestimmten Lebens- und Arbeitssituationen lassen sich Bedingungen ermitteln, von denen angenommen werden kann, dass sie die meisten Menschen fordern oder sogar überfordern (vgl. Eppel 2007, 46). So deuten auch die von angehenden Praxisanleitenden collagierten Sichtweisen auf ein ähnlich belastendes Erleben der praktischen Ausbildung hin, das bei Auszubildenden und Pflegenden vertraute Bilder hervorrufen dürfte, denn dass sowohl die anspruchsvolle körpernahe Pflegetätigkeit als auch die unzureichende Ausbildungssituation in der Pflegepraxis emotional belasten, ist „aktenkundig" (Koch-Straube 2004, 220).[3] Die tägliche scham- und ekelbesetzte Begegnung mit alten und kranken Menschen, mit deren psychischen Nöten, mit dem angstmachenden Tod, aber auch der ökonomische Druck sowie der steigende Personalmangel führen immer wieder dazu, dass Auszubildende bereits während der Ausbildung oder kurz danach überlegen: „Flüchten oder Standhalten? Standhalten unter welchen Bedingungen?" (Koch-Straube 2004, 221).

Empirisch belegen lässt sich, dass die meisten Auszubildenden aushalten, was sie belastet, und die als widersprüchlich erlebte Pflegepraxis hinnehmen, um zu ‚überleben' (vgl. Balzer 2009, 134). Heimlich kritisieren sie zwar die belastende Ausbildungssituation, die sich mit ihren oftmals hohen und idealistischen Erwartungen, die sie mit in die Ausbildung bringen, nicht vereinbaren lässt, gleichzeitig aber akzeptieren sie als hierarchisch ganz unten stehende Auszubildende, was sie täglich erleben. Mit diesem hinnehmenden Verhalten nähern sie sich sukzessive dem in der Pflegepraxis omnipräsenten Phänomen der Habituation an, d.h. Pflegende haben sich scheinbar an das gewöhnt, was sie in der Pflegepraxis vorfinden, und schweigen. Wie also Auszubildende emotionale Herausforderungen des Pflegealltags wahrnehmen, ist sowohl von

[3] Zahlreiche Studien zu Belastungen Pflegender (vgl. Isfort; Weidner et al. 2010; Höhmann; Lautenschläger; Schwarz 2016), Arbeitsbedingungen im Krankenhaus (vgl. Bartholomeyczik et al. 2008) und dem Berufsausstieg Pflegender (vgl. Hasselhorn et al. 2005) bestätigen die desolaten Bedingungen, denen Pflegende ausgesetzt sind und die auch Auswirkungen auf die Qualität der Pflegeausbildung haben. Der Ausbildungsreport Pflegeberufe kommt zu dem Schluss, dass ständige unplanmäßige Versetzungen, um auf anderen Stationen auszuhelfen, kaum Zeit für eine gute Anleitung lassen und seltene bzw. gar keine Praxisbegleitungen durch Lehrende die Berufsfähigkeit nach Abschluss der Ausbildung gefährden (vgl. ver.di 2015).

ihren Erlebnissen als auch von der Frage abhängig, wie sie mit den eigenen Gefühlen in belastenden Situationen umgehen.

Basierend auf empirischen Untersuchungen zur praktischen Pflegeausbildung[4] werden im pflegepädagogischen Diskurs didaktische Empfehlungen dahingehend formuliert, dass Auszubildende begleitet werden sollten, damit sie Probleme als Ausgangspunkt für reflexive Bildungsprozesse nutzen, anstatt diese auszuhalten oder vor ihnen zu fliehen. Diese Begleitung sollten geschulte und mit entsprechenden didaktischen Konzepten ausgestattete Lehrende übernehmen. Die praktische Pflegeausbildung jedoch stellt sich als diffus und kaum geregelt dar. Zwar gibt es einen gesetzlichen Auftrag zur Praxisbegleitung durch Lehrende, jedoch sieht dieser lediglich eine fachliche Betreuung und Beurteilung Auszubildender vor (vgl. PflAPvV 2018, § 5).[5] Wie Auszubildende allerdings mit der belastenden Pflegepraxis – sowohl mit der schwierigen Ausbildungssituation als auch mit dem, was pflegerische Arbeit im Kern ausmacht, nämlich Körper-, Beziehungs- und Gefühlsarbeit – zurechtkommen sollen, bleibt offen. Zudem liegen zwar vereinzelt wissenschaftliche Arbeiten sowie pflegedidaktische Konzepte für die Praxisbegleitung vor, theoriebildende Kenntnisse aber fehlen noch, sodass es weiterer Grundlagenforschung bedarf, damit Praxisanleitung als Forschungsgegenstand der Berufsbildungsforschung systematisch erfasst werden kann (vgl. Arens 2015, 423). Allerdings gibt es bereits einige praktische Erfahrungen zur Begleitung Auszubildender beim Umgang mit emotionalen Belastungen, die Aufschluss darüber geben können, welche Kriterien für eine gelingende Begleitung zu berücksichtigen sind. So wurde im Rahmen eines Modellvorhabens zur Gestaltung der praktischen Pflegeausbildung[6] unter anderem eine Praxis-Supervision – jeweils zu Beginn eines jeden Theorieblocks – durch einen externen Supervisor angeboten. Allerdings hat sich gezeigt, dass Auszubildende die Möglichkeit der Supervision in der Schule kaum für die Reflexion ihrer Praxiserlebnisse nutzten. Dieses Negationsverhalten konnte darauf zurückgeführt werden, dass Auszubildende ihr

[4] Vgl. Abschnitt 2.2.

[5] Vgl. Abschnitt 5.1.

[6] Das Modellprojekt „Aktualisierung der Dienstleistungskompetenz in der Pflege durch die Erschließung und Gestaltung neuer Praxisfelder in der Erstausbildung“ wurde von 2002 bis 2006 an der Universität Bielefeld durchgeführt. Ziel des Projekts war es, Instrumente zur Gestaltung der praktischen Pflegeausbildung zu entwickeln, anzuwenden und zu evaluieren (vgl. Müller 2015, 210).

Ausbildungserleben mit der Praxisphase verbinden; ist diese beendet, besteht nur noch selten der Wunsch, das Erlebte aufzuarbeiten (vgl. Müller 2015, 219). Ein weiteres erkenntnisreiches Praxisbeispiel für Ursachen einer misslingenden Begleitung Auszubildender wird mit dem Konzept „Lernbegleitbuch für die Pflegeausbildung“[7] vorgelegt. Befunde aus Interviews mit Lehrenden und Praxisanleitenden belegen, dass es sowohl im Unterricht als auch am Lernort Praxis kaum möglich ist, Reflexionsgespräche auf der Ebene eines emanzipatorischen Erkenntnisinteresses zu führen, weil Lehrende und Praxisanleitende nur schwer solche anspruchsvollen Gespräche initiieren können und entsprechende Kompetenzen erst noch entwickeln müssten (vgl. Ammende; Becker 2015, 379).

1.2 Ziele und erkenntnisleitende Fragestellungen

Die oben formulierten Probleme sowie die daraus resultierenden Desiderate sind Anlass dieser pflegedidaktischen Arbeit, die einen Beitrag zur Weiterentwicklung der praktischen Pflegeausbildung leisten möchte.

Zentrales Anliegen ist es, ein persönlichkeitsstärkendes Praxisbegleitungskonzept auf der Grundlage empirisch gewonnener Erkenntnisse zu emotionalen Herausforderungen Auszubildender zu entwickeln, das dafür geeignet ist, durch das Reflektieren über belastende Erlebnisse Auszubildende zu stabilisieren und in ihren personalen Kompetenzen zu fördern. Zu emotionalen Herausforderungen Auszubildender während der praktischen Pflegeausbildung stehen nur begrenzt empirische Ergebnisse zur Verfügung,[8] sodass folgende *Forschungsfragen für den empirischen Teil* der vorliegenden Arbeit leitend sind: Welche emotionalen Herausforderungen stellen sich Auszubildenden in der praktischen Pflegeausbildung? Wie erleben Auszubildende in der Pflegepraxis emotional belastende Situationen?

---

[7] Das Konzept „Lernbegleitbuch für die Pflegeausbildung“ wurde 2005 an der Akademie des Städtischen Klinikums München basierend auf der interaktionistischen Pflegedidaktik entwickelt. Aktuell arbeiten 1500 Auszubildende mit diesem Konzept (vgl. Ammende; Becker 2015, 369-370).

[8] Vgl. Abschnitt 2.2.

Ausgehend von diesen Fragen besteht das *zentrale Interesse* des empirischen Teils dieser Arbeit darin, Erkenntnisse zu konkreten emotionalen Belastungen und ihrem Erleben Auszubildender zu gewinnen, um daraus tendenzielle Aussagen zu emotionalen Herausforderungen ableiten zu können.[9] Die gewonnenen empirischen Ergebnisse sollen dann zur Konzipierung eines persönlichkeitsstärkenden Praxiskonzepts herangezogen werden, weshalb sich – zu den empirisch erkenntnisleitenden Fragen – auch eine *pflegedidaktische Leitfrage* ergibt: Wie ist ein persönlichkeitsstärkendes Praxisbegleitungskonzept didaktisch-methodisch zu gestalten?

Das *Kernziel* des konzeptionellen Teils dieser Arbeit ist es, mit Hilfe des empirischen Erkenntnisgewinns Themen für die pflegedidaktische Konzeptentwicklung zu identifizieren, die viele Auszubildende während der praktischen Pflegeausbildung emotional belasten, um daraus ein empirisch angereichertes und didaktisch-methodisch ausgestaltetes Begleitungskonzept als praxisnahes pflegedidaktisches Instrument zu entwickeln, das sich auf die *Förderung personaler Kompetenzen* Auszubildender konzentriert.[10]

Weitere Ziele des konzeptionellen Teils der Arbeit sind sowohl die Förderung einer positiven und offenen Emotions- und Gesprächskultur in der Pflegeausbildung, damit Auszubildende mit belastenden Situationen am Lernort Praxis nicht alleine bleiben, als auch die Vorbereitung Auszubildender auf die anspruchsvollen emotionalen Herausforderungen der praktischen Pflegeausbildung, um zur Berufszufriedenheit Auszubildender beitragen zu können.

Zudem wäre es über pflegedidaktische Interessen hinaus wünschenswert, dass die empirisch gewonnenen Erkenntnisse zu emotionalen Herausforderungen Auszubildender auch das Bewusstsein darüber stärken, welchen großen Einfluss belastende Erlebnisse während der praktischen Pflegeausbildung auf eine gelingende Ausbildung nehmen bzw. nehmen können, sodass die Pflegepraxis als bedeutender Lernort Anerkennung erfährt. In diesem Sinne möchte

---

[9] Die Forschungsfragen des empirischen Teils dieser Arbeit werden in Kapitel drei theoriegeleitet weiter ausdifferenziert, was mit dem methodischen Untersuchungsverfahren zu begründen ist.

[10] Die wissenschaftlich begleitete Umsetzung des persönlichkeitsstärkenden Praxisbegleitungskonzepts kann mit dieser Arbeit nicht geleistet werden, wodurch sich ein weiterer Forschungsbedarf ergibt, der darauf abzielen müsste, die Wirksamkeit empirisch zu überprüfen.

die vorliegende Arbeit die Lesenden insbesondere auch zur (selbst)reflexiven Auseinandersetzung mit der eigenen praktischen Pflegeausbildung anregen.

1.3 Forschungsprozess und Aufbau der Arbeit

Um die oben aufgeführten Fragestellungen zu bearbeiten, ist es sinnvoll, ausgehend von den forschungsleitenden Fragen zunächst die empirische Untersuchung durchzuführen. Dazu wird das vorliegende Ausgangsmaterial[11] mittels eines qualitativ-inhaltsanalytischen Verfahrens untersucht, aufbereitet und diskutiert. Ausgehend von den Ergebnissen werden die empirisch gewonnenen Erkenntnisse für die didaktische Arbeit der Konzeptentwicklung herangezogen, um daraus schrittweise ein Praxisbegleitungskonzept zu explizieren. Die Arbeit folgt in ihrer Anlage dem zugrunde liegenden Forschungs- und Konzipierungsprozess, sodass sich folgender Aufbau ergibt:

Die ersten zwei Kapitel konzentrieren sich auf die thematische Grundlegung. Im einführenden *ersten* Kapitel wurden die Situation der praktischen Pflegeausbildung problematisiert sowie Ziele und erkenntnisleitende Fragestellungen daraus abgeleitet. Im nächsten Abschnitt werden sowohl der zu untersuchende Gegenstand als auch die Konzeptentwicklung in bestehende wissenschaftstheoretische Ansätze eingeordnet, damit der theoretische Bezugsrahmen transparent wird, auf den sich in der Arbeit getroffene Überlegungen und Entscheidungen beziehen.

Im *zweiten* Kapitel wird das theoretische Vorverständnis der Arbeit skizziert, indem zunächst auf der Basis von theoretischen und empirischen Erkenntnissen emotional belastende Herausforderungen, die zum Kern beruflicher Pflege gehören und die für die Entfaltung der Forschungsfrage grundlegend sind, aufgezeigt werden. In einem zweiten Schritt werden wesentliche Erkenntnisse empirischer Untersuchungen zusammenfassend dargestellt, die für die eigene Arbeit zu emotionalen Herausforderungen Auszubildender relevant sind. Abweichend von der sonst üblichen Vorgehensweise, nämlich vor

[11] Das Ausgangsmaterial besteht aus 192 Hausarbeiten zum Umgang mit belastenden (Pflege)Situationen Auszubildender während der praktischen Ausbildung; vgl. Abschnitt 3.1.2.

der Untersuchung den theoretischen Rahmen der Arbeit umfänglich vorzustellen, wird mit den Ausführungen zum Vorverständnis lediglich ein vorläufiger Überblick zum aktuellen Stand der Forschung und zur Theorieentwicklung gegeben, der im Kapitel vier ausgestaltet wird. Diese Vorgehensweise ist damit zu begründen, dass empirisch gesichertes Wissen ausschließlich zu einigen ausgewählten emotionalen Herausforderungen Auszubildender während der praktischen Pflegeausbildung vorliegt, sodass zunächst nicht abzusehen ist, welche weiteren Erkenntnisse durch die Untersuchung erwartet werden können.

Die beiden anschließenden Kapitel widmen sich dem empirischen Teil der Arbeit. Im *dritten* Kapitel werden die qualitative Untersuchungsanlage, das Ausgangsmaterial der Untersuchung sowie das Forschungsdesign vorgestellt. Im *vierten* Kapitel folgen sowohl die Ergebnisse zu emotionalen Herausforderungen in einer systematischen Darstellung als auch deren Einordnung in den theoretischen und empirischen Diskurs, wozu der in Kapitel zwei explizierte vorläufige theoretische Rahmen aufgegriffen sowie erweitert und differenziert wird. Dann folgen die Reflexion der Forschungsmethode sowie ein abschließendes Resümee.

Das Kapitel *fünf* dient – ausgehend von den theoretischen und empirischen Erkenntnissen – der Konzipierung eines persönlichkeitsstärkenden Praxisbegleitungskonzepts. Dazu wird zunächst geklärt, wie ein solches Konzept didaktisch-methodisch zu gestalten ist. Dann werden das konzeptionell grundlegende Bildungs-, Pflege- und Lernverständnis vorgestellt, Ziele, Themen und Methoden der Praxisbegleitung expliziert sowie exemplarische Gestaltungsansätze einer persönlichkeitsstärkenden Praxisbegleitung skizziert.

Im *sechsten* Kapitel werden Hinweise zur Umsetzung des Praxisbegleitungskonzepts gegeben. Das Literaturverzeichnis schließt diese Arbeit.

1.4 Wissenschaftstheoretische Verortung

Die vorliegende Arbeit ist grundsätzlich der *Pflegedidaktik* als wissenschaftlicher Teildisziplin der Berufsfelddidaktik[12] zuzuordnen, folgt jedoch in ihrer Argumentation auch Überlegungen anderer Bezugswissenschaften, was mit dem verschränkungs- bzw. spannungsreichen Gegenstandbereich der Pflegedidaktik zu begründen ist. Dazu gehören insbesondere Begriffs- und Theoriebestände der Pflegewissenschaft, der Bildungswissenschaft sowie der Pflegedidaktik. Diese Theoriestränge sind in Bezug auf das Erkenntnisinteresse des Forschungsprozesses leitend und bilden damit die inhaltlich-theoretische Basis bzw. den Bezugsrahmen.

Allgemeines Anliegen von pflegedidaktischen Arbeiten ist es, das komplexe Praxisfeld der Pflege „in seinen Selbstäußerungen zu verstehen [...] und Zusammenhänge aufzuklären“ (Ertl-Schmuck; Fichtmüller 2009, 31). Allerdings kann die Pflegepraxis nicht losgelöst gesehen werden von gesellschaftlichen Veränderungen und gesundheitspolitischen Entscheidungen, da sie den Pflegealltag fortwährend beeinflussen und verändern. Auf der einen Seite stehen sich soziodemografische und technische Entwicklungen sowie der stetig zunehmende Ökonomisierungsdruck und auf der anderen Seite Ansprüche an eine professionelle und individuelle Pflege gegenüber, wodurch dilemmatische Problemfelder in der Pflegepraxis entstehen.

In dieser Arbeit wird mit den emotionalen Herausforderungen der praktischen Pflegeausbildung die widersprüchliche Pflegepraxis aus der Sicht Auszubildender untersucht, wofür das Forschungsfeld Pflegepraxis methodisch-systematisch erfasst wird. Damit aber die „interne[n] Sichtweisen, Handlungsmuster [und] Strukturen“ (Ertl-Schmuck; Fichtmüller 2009, 31) der Pflegepraxis wahrgenommen sowie „vermeintliche Selbstverständlichkeiten“ (Ertl-Schmuck; Fichtmüller 2009, 35) problematisiert und kritisch diskutiert werden können, benötigt die Pflegedidaktik pflegewissenschaftliche Erkenntnisse. Pflegewissenschaft erklärt und beschreibt pflegerisches Handeln, stellt normative Vorstellungen zur Gestaltung der Berufswirklichkeit bereit und liefert den Hintergrund für entsprechende Diskurse (vgl. Ertl-Schmuck; Fichtmüller

---

[12] „Zu einem Berufsfeld gehört eine bestimmte Gruppe von Ausbildungsberufen, die in ihren Anforderungen und Ähnlichkeiten aufweisen“ (Pfahl, zit. in Ertl-Schmuck; Fichtmüller 2009, 24). Zum Berufsfeld Pflege gehören demnach die Ausbildungsberufe in der Pflege.

2009, 35). Für die Untersuchung emotionaler Herausforderungen, die in tägliches (Pflege)Handeln Auszubildender eingebunden sind, werden deshalb neben pflegedidaktischen Erkenntnissen insbesondere pflegewissenschaftliche Wissensbestände herangezogen, um dadurch das Erleben der praktischen Pflegeausbildung aus der Sicht Auszubildender hinreichend zu erfassen, in den pflegewissenschaftlichen Diskurs einzuordnen und für persönlichkeitsstärkende Bildungsprozesse in der praktischen Pflegeausbildung zu nutzen.

Damit überhaupt klar wird, welche Absichten und Ziele mit der vorliegenden Arbeit verfolgt werden, ist der ihr zugrundeliegende Bildungsbegriff zu klären. Im Sinne Klafiks wird Bildung verstanden als „Befähigung zu vernünftiger Selbstbestimmung, die die Emanzipation von Fremdbestimmung voraussetzt oder einschließt, als Befähigung zur Autonomie, zur Freiheit eigenen Denkens und eigener moralischer Entscheidungen" (Klafki 2007, 19). Der hier verfolgte Bildungsanspruch ist ein emanzipatorischer Anspruch, d.h. Bildung wird als Selbstbestimmungs-, Mitbestimmungs- und Solidaritätsfähigkeit verstanden. Übertragen auf pflegeberufliche Bildungsprozesse sollen Auszubildende insbesondere in ihren personalen und reflexiven Kompetenzen gestärkt werden, wodurch der pflegedidaktische Gegenstandbereich weiter konkretisiert und abgegrenzt wird.

2 Theoretisches Vorverständnis

Im vorhergehenden Abschnitt wurden mit der Problematisierung der praktischen Pflegeausbildung und den daraus resultierenden Zielen und Fragestellungen erste Hinweise auf die Analyserichtung der Untersuchung gegeben.[13]

Bei der Bearbeitung der Forschungsfragen stehen demnach die subjektiven Erlebensperspektiven Auszubildender zu emotionalen Herausforderungen der praktischen Pflegeausbildung im Vordergrund. Empirische Theoriebildung erfolgt jedoch nicht voraussetzungslos, sondern ist in theoriegeleiteten und empirischen Erkenntnissen begründet (vgl. Mayring 2015, 59).

Darüber hinaus wird in qualitativ angelegten Untersuchungen die Analyse des Ausgangsmaterials durch das Vorverständnis der Forscherin geprägt, sodass theoretische Vorannahmen sowie Vorerfahrungen[14] vor der Datenanalyse offenzulegen und im weiteren Verlauf der Forschung schrittweise am Gegenstand weiterzuentwickeln[15] sind (vgl. Mayring 2002, 29-30).

Im folgenden Kapitel wird das konstituierende theoretische Vorverständnis der Arbeit erläutert. Dazu wird zunächst der Gegenstand beruflicher Pflege als Ursprung emotionaler Herausforderungen Auszubildender näher beschrieben, indem potenziell belastende, pflegeimmanente Phänomene aufgezeigt werden, die originär mit der Pflege – und damit auch mit der praktischen Pflegeausbildung – verbunden sind.

Dann werden empirische Erkenntnisse zur Situation bzw. zum Erleben der praktischen Pflegeausbildung knapp skizziert, die für das Erkenntnisinteresse der eigenen Arbeit relevant sind sowie weiterführende Gedanken formuliert und daraus dringende Desiderate abgeleitet.

[13] Vgl. weitere Ausführungen dazu im Kapitel drei.

[14] Persönliche Vorerfahrungen der Forscherin werden im Abschnitt 3.5 thematisiert.

[15] Die theoriegeleitete Weiterentwicklung erfolgt in den Zusammenfassungen und Diskussionen des Kapitels vier.

2.1 Gegenstand beruflicher Pflege

> „Es muss ja etwas am Gegenstand der beruflichen Arbeit Pflege sein, warum die Frage nach deren Wesen immer wieder gestellt wird und so schwierig zu beantworten ist. Das Ziel der Pflege ist das Zurechtkommen im Lebensalltag und das heißt, dass es in diesem Lebensalltag eigentlich nichts gibt, für das nicht potentiell Pflege angebracht sein könnte" (Bartholomeyczik 1999, zit. in Bartholomeyczik 2003, 8).

Im Zitat wird deutlich, dass Pflege[16] nur schwer abgrenzbar ist, was darauf schließen lässt, dass es deshalb vielen Pflegenden schwer fällt, sich selbst von den existenziellen Schicksalen der Menschen zu distanzieren, die sie pflegen. Sie ist ein Beziehungs- und Berührungsberuf, wobei durch das Miterleben von Krankheit, Sterben und Tod Grenzen erreicht und auch überschritten werden. Somit geht Pflege „‚unter die Haut', ‚berührt', ‚betrifft'" (Wettreck 2001, 93). Dabei werden Pflegebeziehungen meist umso intensiver wahrgenommen, je länger sie andauern. Vor allem ist es die spezifische Nähe, d.h. die „körperliche-taktile Bezogenheit" (Wettreck 2001, 43) zu fremden Menschen, die dazu führt, dass Pflegende als ‚Körperarbeiter' durch die „unvermeidlich konfrontative Qualität" (Wettreck 2001, 93) dieser Arbeit miterleben und mitfühlen, wie Betroffene emotionale Lebenskrisen erleben.

Pflege ist von der Dominanz entblößter Körper, die „von oben bis unten gewaschen" (Koch-Straube 1997, 221) werden, ebenso geprägt wie von der ekel- und schamerfüllten „Mächtigkeit der Ausscheidungen" (Koch-Straube 1997, 216). Das Phänomen der Scham als „Angst vor Bloßstellung und vor dem Erniedrigtwerden" (Gröning 2014, 81) ist vor allem auf die fehlende Kontrolle des eigenen Körpers zurückzuführen, aber auch auf die sozialen und seelischen Folgen, die mit dem ‚Problemkörper' automatisch verbunden sind. Im oben angeführten Zitat wird darauf hingewiesen, dass es wohl nichts im Alltag hilfsbedürftiger Menschen gäbe, für das nicht auch Pflege angezeigt sein könnte. Wenn Pflegende jedoch in emotional geprägten Situationen gut pflegen wollen, dann kann diese – kaum abgegrenzte – gute Pflege auch eigene Schamgefühle hervorrufen, denn Pflegesituationen erinnern an das eigene Leben, was Pflegende folglich betroffen macht und ängstigt (vgl. Koch-Straube

---

[16] Pflege wird in der vorliegenden Arbeit im Sinne einer generalistischen Pflege verstanden, die in unterschiedlichen Settings stattfindet.

1997, 268-270). Hinzu kommt, dass der Kontakt mit „unästhetischer, degenerierter, behinderter, verletzter und verstümmelter Körperlichkeit“ (Wettreck 2001, 43) ein gesellschaftliches Tabu berührt, womit indes Pflegende täglich in Berührung sind, wenn sie mit Körperflüssigkeiten und Exkrementen hantieren.

Pflege ist eine Arbeit, die zwar Würde schafft (vgl. Gröning 2014, 104), aber gleichzeitig wird sie oftmals als eine „bescheidene und letztlich verachtete Tätigkeit“ (Gröning 2014, 107) gesehen, die Schamgefühle auf beiden Seiten der Pflegebeziehung befördert, „weil derjenige, der Pflege braucht, als niedrig angesehen wird, ebenso wie derjenige, der pflegt“ (Gröning 2014, 107). Durch diese gesellschaftliche Degradierung werden Pflegende zu verzweifelten, ratlosen, verärgerten oder wütenden Zivilisierungsarbeitern „zwischen der Gesellschaft und ihren Patienten“ (Gröning 2014, 112).

Koch-Straube (1997) schreibt über ihre Erfahrungen während der Feldforschung im Zusammenhang mit ihrer ethnologischen Untersuchung von Ursachen für Resignation, Gefühlserstarrung und Zunahme von Aggression und Gewalt im Pflegeheim, dass es schwer für sie zu ertragen war, den eigenen „Zorn zu spüren, Zorn gegen die alten Menschen, die [sie] mit ihren Traurigkeiten, ihren vielen Krankheiten zu Mitleid [...] erpress[t]en“ (Koch-Straube 1997, 391-392). Ferner beschreibt sie, wie sie durch die regressiven Prozesse der alten Menschen verunsichert wurde, wodurch es ihr schwer fiel, sich auf deren soziales Sterben einzulassen, anstatt persönlich Wut, Lähmung, Erschöpfung und Gefühle der Sinnlosigkeit und Ohnmacht zuzulassen und sich dem Leiden zu entziehen (vgl. Koch-Straube 1997, 392). Dieses Rückzugsverhalten aufgrund der eigenen Betroffenheit, das auch bei Pflegenden beobachtbar ist, zeigt sich schließlich darin, dass Pflegende den Kontakt zu pflegebedürftigen Menschen reduzieren, deren Bedürfnisse nur noch selektiv wahrnehmen, Körper- und Beziehungsarbeiten versachlichen, die eigene emotionale Betroffenheit ausblenden oder administrative Arbeiten der Pflege ‚am Bett‘ vorziehen (vgl. Koch-Straube 1997, 264).

Pflege findet eingebettet in ein „System pflegerischer Verhinderung“ (Wettreck 2001, 34) statt, denn sie „arbeitet sich ab in zirkulären, repetitiven Schleifen: in der Arbeit vor Ort am Patienten, in der Auseinandersetzung ‚mit den Ärzten‘, im Hadern mit sich selbst und ihren Pflege-Hierarchien, mit den Bedingungen der Institution und mit ihrer Rolle in der Gesellschaft“ (Wettreck

2001, 15).[17] Pflegende sind in einem widersprüchlichen System wie in ‚einer Falle‘ festgehalten, das einerseits gute Pflege fordert, andererseits das „‚Eigene‘ der Pflege“ (Wettreck 2001, 15) verhindert. Auch diese ‚pflegerische Verhinderung‘, die Wettreck in zehn „Pflege-Fallen“[18] (Wettreck 2001, 15) systematisiert, gehört zum Gegenstand beruflicher Pflege. Sie demonstriert die dilemmatische Situation einer machtlosen Pflege, wodurch sie die Wirklichkeit von Pflege abbildet:[19] Pflegende und ganz besonders Ausbildende bringen oftmals hohe Ideale, Werte und Haltungen in den Pflegealltag ein und scheitern, denn auch ohne ausreichende personelle und zeitliche Ressourcen fühlen sie sich für die anvertrauten Menschen, die sie nicht alleine lassen wollen, verantwortlich, wodurch sie sich jedoch selbst überfordern. Außerdem fehlen ihnen sowohl die Entscheidungskompetenz als auch die notwendige Energie, um eigene Belange durchzusetzen, was immer wieder dazu führt, dass sie machtlos und habitualisiert in einer „Grundhaltung des Dienens, Akzeptierens, Hinnehmens, sich-Zurückstellens“ (Wettreck 2001, 23) hinnehmen, was andere Berufsgruppen ‚über ihren Kopf hinweg‘ entscheiden.

Pflegende begegnen diesen täglichen Belastungen unterschiedlich, indem sie beispielsweise zynisch werden, um sich dadurch von ihren Erlebnissen zu distanzieren. Oder sie teilen ihre Probleme mit anderen Pflegenden, indem sie immer wieder darüber sprechen, was sie alle belastet, letztlich aber ohne eine wirkliche Veränderung oder sogar Verbesserung zu erzielen. Andere wiederum reduzieren den Umgang mit pflegeaufwändigen Menschen oder sie entwickeln eine Faszination an der medizinischen Teilhabe innerhalb der Behandlungspflege, um dem eigenen (Mit)Erleben und dadurch der Anteilnahme am Leid der zu pflegenden Menschen zu entgehen. Letztlich wollen viele Pflegende ganz ‚weg vom Bett‘, indem sie sozusagen die Flucht nach vorne antreten und die Pflegepraxis verlassen.

---

[17] Wettreck geht in seiner phänomenologisch-soziologischen Untersuchung der Frage nach dem „eigentlichen Wesen der Pflege“ (Wettreck 2001, 9) und dem beruflichen Selbstverständnis Pflegender nach.

[18] Zu den zehn ‚Pflege-Fallen‘ gehören: ideelle Pflegefalle, Menschlichkeitsfalle, Bildungsfalle, Psychofalle, Verantwortungsfalle, Resignationsfalle, Medizinfalle, Karrierefalle, Fluktuationsfalle, Delegationsfalle (vgl. Wettreck 2001, 15-27).

[19] Vgl. für die folgenden Ausführungen Wettreck 2001, 15-27.

2.2 Wesentliche Erkenntnisse empirischer Forschung

Während der praktischen Ausbildung werden Auszubildende täglich mit dem oben (2.1) beschriebenen Gegenstand beruflicher Pflege konfrontiert. Welche emotionalen Herausforderungen sich ihnen dabei stellen und wie sie diese in konkreten Situationen erleben, soll in der vorliegenden Arbeit untersucht werden. Im folgenden Abschnitt werden Pflegebildungsstudien zur Beschreibung der praktischen Ausbildungssituation, die zur Klärung der Forschungsfragen beitragen können, systematisch geordnet und zusammenfassend vorgestellt, d.h. empirische Erkenntnisse werden nach thematischen Kriterien (und nicht chronologisch) dargestellt.

Das Erleben emotional herausfordernder Situationen durch Auszubildende wurde bislang überwiegend nur insofern untersucht, als insbesondere die Auswirkungen, Reaktionen und Verhaltensweisen Auszubildender auf Belastungen des Pflegealltags Gegenstände empirischer Untersuchungen waren. Deshalb werden in diesem Abschnitt auch solche Arbeiten herangezogen, die zwar nicht explizit emotionale Herausforderungen Auszubildender, aber angrenzende Bereiche beleuchten und somit aussagekräftige Erkenntnisse zur Beantwortung der Forschungsfragen dieser Studie generieren. Darüber hinaus liegen zu emotionalen Belastungen Pflegender Studien in größerer Anzahl vor, die jedoch zunächst nicht berücksichtigt werden, da hinsichtlich der eigenen Untersuchung noch zu klären ist, inwieweit sich das Belastungserleben Auszubildender vom Erleben Pflegender unterscheidet und welche emotionalen Herausforderungen Auszubildender sich innerhalb der Untersuchung konkretisieren lassen.

Weitere ausgewählte Studien werden daher erst unten in den Zusammenfassungen und Diskussionen des Kapitels vier herangezogen, wodurch der im Folgenden zu explizierende theoretische Rahmen nach und nach zielgerichtet erweitert wird.

Für das theoretische Vorverständnis dieser Arbeit werden zunächst mit den Untersuchungen von Stemmer (2001) und Krey (2003) zwei Arbeiten zu emotionalen Belastungen Auszubildender durch den direkten Kontakt mit Pflegebedürftigen skizziert. Dann werden mit den Arbeiten von Kersting (2002), Balzer (2009, 2015) und Kühme (2009, 2013) empirische Erkenntnisse insbesondere zum belastenden Pflegealltag knapp dargestellt. Ferner werden mit den

Arbeiten von Fichtmüller und Walter (2007) sowie Bohrer (2013) die Ergebnisse zweier Studien zum Lernen in der praktischen Pflegeausbildung angeführt. Abschließend folgen Gedanken und Fragestellungen, die für das Erkenntnisinteresse der eigenen Arbeit relevant sind.

Stemmer (2001) forscht in ihrer Dissertation zu Erfahrungen Auszubildender im Umgang mit Sexualität in der Pflege. Eine zentrale Erkenntnis dieser Untersuchung ist, dass Auszubildende kaum pflegeimmanente Grenzen erkennen und einschätzen können, sodass sie sich vor Grenzüberschreitungen und Verletzungen nicht schützen. Stemmer zeigt auf, dass es unmöglich ist, an pflegebedürftigen Menschen orientierte Konzepte zu unterrichten, ohne dabei auf die Grenzen innerhalb der Beziehung zwischen Pflegenden und Gepflegten einzugehen, weil Interaktionen innerhalb pflegerischer Beziehungen durch die „Andersheit des Anderen" (Stemmer 2001, 16) immer nur begrenzt möglich sind. Die von Stemmer als pflegedidaktische Konsequenz formulierte Forderung nach einer reflexiven Bearbeitung von Emotionen insbesondere auf der nichtsprachlichen Ebene wie beispielsweise durch erfahrungsbezogenes Lernen, damit Auszubildende „Er*leben*, Er*fassen* und Be*greifen*" (Stemmer 2001, 336; kursiv im Original), was nicht zu verbalisieren ist, ist eine weitere wichtige Erkenntnis für den konzeptionellen Teil dieser Arbeit.

In der empirischen Untersuchung zu Ekelgefühlen Auszubildender im Pflegealltag kritisiert *Krey* (2003), dass negative Gefühle in der Pflegeausbildung meist tabuisiert sind, was dazu führt, dass Auszubildende lernen, äußerlich regungslos zu bleiben und belastende Gefühle auszuhalten, wodurch sie immer wieder an sich selbst und ihrer Berufswahl zweifeln. In dem Lern- und Arbeitsbuch zum Umgang mit Emotionen in Pflegeausbildung und Pflegealltag beschreibt Krey die Bedeutung von Gefühlen und von deren Regulierung aus pflegewissenschaftlicher, soziologischer, psychologischer und biologischer Sicht und zeigt unterschiedliche Ansätze zu Gefühlsarbeit, Gefühlsmanagement und Gefühlsregulierung auf. Aus ihren Erkenntnissen, dem systemischen Pflegemodell nach Betty Neuman und dem Konzept des szenischen Spiels entsteht schließlich ein Unterrichtskonzept zum Erleben und Aushalten von Emotionen während der pflegerischen Arbeit. Für den Kontext dieser Arbeit zeigt sich, wie schon bei Stemmer, die Bedeutung reflexiven Lernens. Hervorzuheben ist, dass Krey den pflegedidaktischen Ansatz des szenischen Spiels vorschlägt, damit Auszubildende gefühlsbelastete Situationen besprechen und bearbeiten, wodurch insbesondere eine positive Emotionskultur im Umgang mit tabuisierten Pflegethemen gefördert wird.

In ihrer qualitativ verfahrenden Dissertation forscht *Kersting* (2002) zur Widersprüchlichkeit zwischen Anspruch und Wirklichkeit im pflegeberuflichen Handeln. Im Zentrum steht die moralische Desensibilisierung Auszubildender, d.h. Kersting geht davon aus, dass Auszubildende sich „mit Kälte ausstatten“[20] (Kersting 2002, 51) und ihre Ansprüche an eine gute Pflege verlieren, um die Spannungen des Pflegealltags auszuhalten und innerhalb dieser Spannungen handlungsfähig zu bleiben. In der Untersuchung geht sie der Frage nach, wie Auszubildende es lernen, gegenüber dem dilemmatischen Pflegealltag kalt zu werden, und befragt sie zu einer alltäglichen Problemsituation, in der sie sich zwischen einer an pflegebedürftigen Menschen orientierten Pflege und dem ‚funktionalen' Pflegealltag entscheiden müssen, lässt sie diesen Konflikt deuten sowie Handlungsoptionen zu dessen Bewältigung erläutern. Kersting arbeitet zwölf verschiedene Muster heraus, die Auszubildende als (Schutz)Reaktionen auf den konfliktreichen Pflegealltag zeigen, und kategorisiert diese in einer „Kälteellipse“ (Kersting 2002, 209), der Auszubildende unterworfen sind, dahingehend, dass sie die einzelnen Muster – beginnend von der fraglosen Übernahme, d.h. ohne den Widerspruch wahrzunehmen, weiter „im Sinne einer zunehmenden Erkenntnis des Norm-Funktionswiderspruchs“ (Kersting 2002, 208) bis hin zur reflektierten Hinnahme – anordnet. Diese Erkenntniszunahme muss allerdings nicht zwangsläufig in dieser Abfolge erfolgen, sondern es kann sogar sein, dass sie gar nicht erfolgt und Auszubildende über das Ende der Ausbildung hinaus ohne Widerspruchserfahrung bleiben (vgl. Kersting 2002, 211). Mit Blick auf die vorliegende Arbeit wäre demnach davon auszugehen, dass es durchaus Auszubildende gibt, die – je nachdem, in welchem Muster sie reagieren – sich dieses Widerspruchs nicht bzw. nur bedingt bewusst sind und folglich Widersprüche im Pflegealltag nicht oder nur kaum als solche erkennen und auch nicht davon belastet sind. Wenn sie aber den Widerspruch erkannt haben, dann geht Kersting davon aus, dass dieser nicht mehr aufzulösen ist, und fordert, dass Auszubildende über die strukturellen Bedingungen des Pflegealltags ebenso aufgeklärt werden sollten wie über mögliche Reaktionen des Umgangs mit der Praxis.

[20] Kersting bezieht sich in ihrer Forschung auf Gruschkas Analyse der „Bürgerlichen Kälte“ (Kersting 2002, 43).

In einer Diplomarbeit untersucht *Balzer* (2009) das Erleben Auszubildender der praktischen Pflegeausbildung, wozu sie Interviews führt und die Ergebnisse vor dem Hintergrund des pflegedidaktischen Strukturgitters nach Greb[21] reflektiert. In der Arbeit wird herausgestellt, dass der „‚lernende' Status des Schülers dem ‚arbeitenden' Status unterliegt" (Balzer 2009, 133), sodass sich Auszubildende in der ökonomisch-funktionell orientierten Pflegepraxis kaum persönlich entwickeln können. Vielmehr stören Auszubildende Pflegende eher, als dass sie von ihnen als Unterstützung wahrgenommen werden, sodass viele Auszubildende erleben, dass sie von Pflegeteams nicht anerkannt und immer wieder ausgegrenzt werden (vgl. Balzer 2009, 134). Außerdem betont Balzer – wie zuvor auch Kersting (2002) – das Dilemma zwischen dem Anspruch einer am pflegebedürftigen Menschen orientierten Pflege und der Wirklichkeit pflegerischen Handelns in einem funktionalen Pflegealltag. Anders als Kersting geht Balzer jedoch nicht von der Möglichkeit aus, dass Auszubildende den widersprüchlichen Pflegealltag nur eingeschränkt bzw. gar nicht wahrnehmen könnten. Vielmehr entwickeln sie eine ‚Überlebensstrategie', d.h. sie ziehen sich zurück, damit sie in problematischen Situationen handlungsfähig bleiben. Balzer nennt diese Strategie eine Chamäleonkompetenz, womit sie die Fähigkeit Auszubildender bezeichnet, „sich sowohl den Wünschen der Patienten als auch den Vorgaben der Station so anzugleichen, dass ihre Ideale des Helfens nicht gänzlich in der Ablauforientierung verloren gehen" (Balzer 2009, 105).

Wie sich die Fähigkeit der Chamäleonkompetenz konkretisieren lässt, d.h. welche Einstellungen, Haltungen und Verhaltensweisen – verstanden als „*Habitus*, mit dem sie sich das ‚Überleben' im pflegerischen Feld sichern" (Balzer 2015, 74; kursiv im Original) – Auszubildende zeigen, untersucht Balzer (2015) in ihrer Dissertation[22] über das pflegeberufliche Ausbildungsmilieu. Sie identifiziert unterschiedliche Typen des Habitussyndroms Chamäleonkompetenz, mit der Auszubildende in die Lage dazu versetzt werden können, Situationen zu erfassen, aktiv-ethische Entscheidungen zu treffen und an den eigenen

[21] Im Strukturgitteransatz nach Greb wird mit einer heuristischen Matrix „Pflege als gesellschaftliche Praxis in ihrer Widersprüchlichkeit" (Greb 2015, 143) beschrieben.

[22] Balzers Buch „Chamäleonkompetenz" ist zum jetzigen Zeitpunkt zwar schon angekündigt, aber noch unveröffentlicht, sodass in der vorliegenden Arbeit auf „erste Einblicke in [Balzers] Promotionsprojekt" (Balzer 2015, 74) zurückgegriffen wird.

Werten und Einstellungen orientiert zu handeln. Balzer betont die ideologiekritische Betrachtung des Pflegemilieus und bezeichnet Chamäleonkompetenz als „Habitustransformation“ (Balzer 2015, 92), d.h. als Antwort Auszubildender auf die Strukturen des Gesundheitswesens. Auszubildende sollten in ihren sicheren Habituszügen gestärkt werden sowie unsichere Habituszüge reflektieren und anhand von Narrativa aufarbeiten, sodass Passungsschwierigkeiten innerhalb des fordernden Pflegealltags Ausgangspunkte kritischer Bildungsprozesse werden. Die Ergebnisse beider Untersuchungen Balzers (2009; 2015) bestätigen die Annahme, dass die Bewältigung des Pflegealltags für Auszubildende mit erheblichen emotionalen Herausforderungen verbunden ist. Der Schwerpunkt von Balzers Dissertation (2015) liegt auf der Untersuchung milieuspezifischer Strategien, d.h. es geht darum, Haltungen und Einstellungen sowie daraus resultierende Handlungsstrategien Auszubildender zu identifizieren, die diese innerhalb des spannungsreichen Pflegealltags haben bzw. anwenden. Mit Blick auf die Fragestellung dieser Arbeit ist es vor allem von Interesse, welche Wahrnehmungen, Deutungen und Gefühle Auszubildende gerade beim Erleben belastender Situationen empfinden. Deshalb leiten sich aus den Erkenntnissen Balzers für die eigene Untersuchung Fragen danach ab, welche konkreten Situationen (erstens) dazu führen bzw. führen könnten, dass Auszubildende handlungsunfähig werden, und wie (zweitens) Auszubildende diese belastenden Situationen erleben.

Wie Balzer geht *Kühme* (2009) in seiner Diplomarbeit der Frage nach, wie Auszubildende aus ihrer ‚Schülerrolle‘ heraus den Pflegealltag wahrnehmen. Jedoch setzt er den Schwerpunkt darauf, wie sie die Zusammenarbeit mit Pflegenden und mit anderen Berufsgruppen, insbesondere mit der Ärzteschaft erleben. Die Ergebnisse der Untersuchung zeigen, dass Auszubildende innerhalb hierarchisch geprägter Teamstrukturen das Verhältnis zu Pflegenden als asymmetrisches Rollenverhältnis wahrnehmen, was sich vor allem dann zeigt, wenn Auszubildende meist unter dem Vorwand von Ausbildung als Hilfskräfte ‚benutzt‘ werden, anstatt von Pflegenden dabei unterstützt zu werden, autonom handeln zu lernen. Auch die durch Macht und Hierarchie geprägte Zusammenarbeit Pflegender mit der Ärzteschaft belastet Auszubildende, weil sie als ‚dazwischen stehende Schüler‘ die Lästereien übereinander auf beiden Seiten unmittelbar erleben. Weiter thematisiert Kühme wie auch Kersting und Balzer den Theorie-Praxis-Konflikt: Kühme beschreibt das Erleben des widersprüchlichen Pflegealltags zwar als Moment, in dem „die Bildung von Meinung und Haltung angebahnt wird“ (Kühme 2009, 235), weist aber gleichzeitig darauf hin, dass der Abgleich zwischen der Wirklichkeit und den eigenen Werten und Vorstellungen zu Selbstzweifeln führen kann, weil Auszubildende, die sich nicht anpassen wollen bzw. können, als ‚für den Beruf ungeeignet‘ aussortiert werden (vgl. Kühme 2009, 243). Die Erkenntnisse zu den Konflikten, die Auszubildende innerhalb von Pflegeteams erleben, wenn sie in der Hierarchie ganz unten arbeiten, sind für Kühme Anlass und Ausgangspunkt einer weiteren Untersuchung. Mit seiner Dissertation (2013) verfolgt er das Ziel identitätsbildende Muster Auszubildender zu identifizieren, die diese aufgrund prägender Erlebnisse innerhalb pflegeberuflicher Sozialisationsprozesse entwickeln und durch die schließlich deren Persönlichkeitsbildung entscheidend beeinflusst wird. Kühme unterscheidet sowohl Muster, innerhalb derer Auszubildende Erlebnisse identitätstheoretisch verarbeiten, als auch Muster der differenztheoretischen Verarbeitung. Auszubildende, die überwiegend im identitätstheoretischen Modus handeln, erkennen zwar, dass in der Pflegepraxis entgegen eigener Vorstellungen von Pflege gehandelt wird, übernehmen aber diese Verhaltensweisen und negieren die Bedürfnisse der zu Pflegenden bei ihrem Handeln. Im Gegensatz dazu verwahren sich Auszubildende im differenztheoretischen Modus gegen die belastende verrichtungsorientierte Pflege, indem sie beispielsweise mit Pflegenden über die Sinnhaftigkeit institutionalisierter Stationsabläufe diskutieren. Kühme geht davon aus, dass Auszubildende, die ‚differenztheoretisch‘ verarbeiten, ihre Erlebnisse polyvalent deuten, d.h. sie verfügen über ein reflektiertes, je am einzelnen Individuum ausgerichtetes Pflegeverständnis.

Ausgehend von diesen Erkenntnissen sieht Kühme die pflegepädagogische Konsequenz darin, Auszubildende zur Reflexion und zum Perspektivenwechsel zu befähigen, damit sie belastende Erlebnisse der Pflegepraxis bewältigen sowie ein eigenes reflexives pflegerisches Identitätsverständnis entwickeln. Kühmes Arbeiten (2009; 2013) belegen, dass Auszubildende täglich institutionellen Machteinflüssen ausgeliefert sind, die sich kontraproduktiv auf ihre Identitätsentwicklung auswirken können. Mit Blick auf die vorliegende Arbeit ist diese Erkenntnis insofern interessant, als Kühme davon ausgeht, dass Auszubildende, die im differenztheoretischen Modus verarbeiten, durch einen Perspektivenwechsel sowie durch die Fähigkeit zur Reflexion dazu in der Lage sind, belastende Erlebnisse zu bewältigen und ein an pflegebedürftigen Menschen orientiertes Pflegeverständnis zu entwickeln. Diese pflegepädagogische Überlegung ist auch für die vorliegende Arbeit bedeutsam. Gleichzeitig wird hier davon ausgegangen, dass ein pädagogisch angeleiteter Perspektivenwechsel innerhalb einer reflexiven Auseinandersetzung mit emotional belastenden Erlebnissen nur dann gelingen kann, wenn bekannt ist, welche Situationen Auszubildende belasten, damit sie gezielt begleitet werden können. Dazu Erkenntnisse zu gewinnen, ist das vorrangige Ziel der vorliegenden Untersuchung.

Fichtmüller und *Walter* (2007) setzen sich in ihrer Dissertation mit dem „Pflegen lernen" auseinander. Die umfassende Forschungsarbeit dient der pflegedidaktischen Begriffs- und Theoriebildung zum Wirkgefüge von Lernen und Lehren im beruflichen Pflegehandeln auf der Grundlage empirisch erhobener Daten. Besonders aufschlussreich für die hier vorliegende Arbeit ist die von Fichtmüller und Walter beschriebene Position Lernender in der Pflegepraxis.[23] Auszubildende sehen sich demnach selbst als untergeordnete, gering geschätzte Arbeitskräfte, die unbegleitet und machtlos überwiegend mit Reinigungs- und Hilfsarbeiten beschäftigt sind. Zudem erleben sie paradoxe und konflikthaltige Pflegesituationen, auf die sie mit unterschiedlichen Strategien – Anpassung oder Abgrenzung – reagieren. In diesem Zusammenhang weisen Fichtmüller und Walter darauf hin, dass die von ihnen gefundenen Strategien Kerstings (2002) Reaktionsmuster mit einer Ausnahme insgesamt bestätigen. Sie haben nämlich keine Auszubildenden gefunden, denen widersprüchliche Anforderungen durchgängig nicht bewusst gewesen wären, weshalb sie das Muster der fraglosen Übernahme nicht bestätigen können. Diese Erkenntnis unterstreicht das zentrale pflegepädagogische Anliegen der vorliegenden Arbeit, ein empirisch begründetes Konzept zur Begleitung Auszubildender zu entwickeln, damit diese im Umgang mit belastenden Situationen stabilisiert sowie persönlich gestärkt werden können. Ferner gehen Fichtmüller und Walter davon aus, dass Auszubildende lernen müssen, sich im Pflegealltag selbst zu behaupten, damit sie für widersprüchliche Konfliktsituationen sensibel werden und einen gelungenen Umgang mit den damit verbundenen Erwartungshaltungen an sie als Lernende finden. Gleichzeitig weisen Fichtmüller und Walter darauf hin, dass viele Auszubildende in der Pflegeausbildung noch sehr

[23] Vgl. zu folgenden Aussagen Fichtmüller; Walter 2007, 569-608.

jung sind, sodass sie in der besonderen Lebensphase, in der sie sich während der Ausbildung befinden, intensiv mit sich und ihren Entwicklungsaufgaben beschäftigt sind, weshalb es ihnen schwer fallen dürfte, ihre Position selbst zu gestalten. Weiter bestätigen die empirischen Ergebnisse von Fichtmüller und Walter, dass sich Auszubildende Unterstützung wünschen, damit sie Entwicklungsaufgaben erfolgreich bewältigen und dadurch Identitätsarbeit leisten können. Dabei weisen Fichtmüller und Walter auf die „Notwendigkeit einer persönlichkeitstheoretischen Fundierung pflegedidaktischer Überlegungen" (Fichtmüller; Walter 2007, 608) hin. Wie jedoch Auszubildende entlastet und bei der Bearbeitung von persönlichen Entwicklungsaufgaben unterstützt werden könnten, wird nicht konkretisiert. Auch dieser Frage nachzugehen ist ein Forschungsanliegen der hier vorliegenden Arbeit.

Eine weitere Untersuchung zum Lernen legt *Bohrer* (2013) mit ihrer Dissertation über „Selbstständigwerden in der Pflegepraxis" als Zentralphänomen informeller Lernprozesse während der praktischen Pflegeausbildung vor. Bohrer geht davon aus, dass Auszubildende selbstständig werden, indem sie Verantwortung übernehmen, (Selbst)Vertrauen aufbauen sowie zunehmend Unabhängigkeit gewinnen. Selbstständigkeit entwickelt sich sowohl innerhalb der Beziehung zwischen Auszubildenden und Praxisanleitenden als auch durch das jeweilige Lernumfeld. Beides – sowohl die Beziehung als auch das Lernumfeld – kann die Lernprozesse Auszubildender sowohl positiv als auch negativ beeinflussen. Besonders Lernrückschritte Auszubildender, die häufig mit Angst, Leistungsdruck und Schuldgefühlen sowie mit Enttäuschung, Frustration, Selbstzweifel und Wut verbunden sind, sowie deren Ursachen sind für den Kontext dieser Arbeit relevant.

Wie zuvor Fichtmüller und Walter (2007) bestätigen Bohrers Erkenntnisse, wie wichtig es für Auszubildende ist, dabei unterstützt zu werden, eine offene und hinterfragende Haltung einzunehmen, insbesondere wenn sie sich unsicher bzw. überfordert fühlen. Darüber hinaus betont Bohrer, dass durch den Prozess des Selbstständigwerdens persönlichkeitsstärkende Bildungsprozesse dadurch gefördert werden könnten, dass informelles, eher beiläufiges und unbewusstes Lernen mit formellen, d.h. reflektierenden und bewusst versprachlichenden Lernsettings innerhalb der Pflegepraxis verknüpft wird. Diese Erkenntnis ist insofern von Bedeutung, als die vorliegende Arbeit darauf abzielt, ein Konzept zu entwickeln, das Auszubildende persönlich stärken soll, indem sie sich über

‚informelle', emotional belastende Erlebnisse der Pflegepraxis innerhalb eines ‚formellen' didaktisch-methodisch arrangierten Praxisbegleitungsrahmens austauschen.

Die *Zusammenschau* des empirischen Forschungstandes ergibt, dass Auszubildende mit pflegeberuflichen Belastungen, die entstehen, wenn sie Körper- und Beziehungsarbeit leisten und mit Gefühlen wie Angst, Scham oder Ekel umgehen müssen, an persönliche Grenzen geraten, mit denen sie oftmals nicht bzw. nur schwer umgehen können. Jedoch liegen nur sehr wenige Erkenntnisse darüber vor, wie sich emotional herausfordernde Pflegesituationen konkretisieren, die Auszubildende täglich erleben.[24] Dagegen liegen Untersuchungen zum Erleben (bereits examinierter) Pflegender in hinreichender Anzahl vor, die allerdings keine Einblicke in das Erleben Auszubildender liefern können, weil bislang empirisch nicht belegt ist, ob Auszubildende, die erst am Anfang der beruflichen Tätigkeit stehen, Pflegearbeiten genauso erleben wie erfahrene Pflegende. Der Mangel an Erkenntnissen darüber, welche Gefühle Auszubildende empfinden und was in ihnen vorgeht, wenn sie pflegen lernen, stellt ein dringendes Desiderat der Pflegebildungsforschung dar. Entsprechende Erkenntnisse sind nämlich erforderlich, damit pflegedidaktische Konzepte erstellt und Auszubildende begleitet und dadurch entlastet werden.

Weit mehr Untersuchungen als zum Erleben Auszubildender dessen, was Pflegearbeit im Kern ausmacht, beschäftigen sich mit den belastenden Rahmenbedingungen der Pflegepraxis. Empirisch belegt ist, dass und wodurch die widersprüchliche Pflegepraxis Auszubildende stark belastet und wie diese darauf reagieren. Außerdem wird deutlich, dass Auszubildende Unterstützung benötigen, weil die meisten von ihnen alleine gelassen, unsicher und überfordert sich den hierarchisch geordneten Strukturen anpassen, auch wenn sie damit gegen eigene Einstellungen, Normen und Werte handeln, wodurch sie schließlich wohl kaum eine eigene berufliche Identität ausprägen. Allerdings beziehen sich die meisten empirischen Erkenntnisse mehr auf das Verhalten und Handeln Auszubildender in der Pflegepraxis als auf deren Erleben.

Das *zentrale Interesse* der vorliegenden Arbeit ist es, ein pflegedidaktisches Konzept zur Begleitung Auszubildender beim Umgang mit emotionalen Herausforderungen zu erstellen, das auf empirische Erkenntnisse zum Erleben emotional belastender Situationen Auszubildender zurückgreift. Mit Blick auf

[24] Vgl. oben Stemmer 2001; Krey 2003.

den in diesem Kapitel zusammengefassten empirischen Forschungsstand zeigt sich jedoch, dass es bislang keine empirisch gestützte Monografie mit Erkenntnissen zu emotionalen Herausforderungen Auszubildender vorliegt, die Aufschluss darüber gäbe, welche Herausforderungen zu welchem Zeitpunkt der Ausbildung als belastend empfunden werden, wie sich diese Belastungen situativ konkretisieren und was Auszubildende während des Erlebens dieser Situationen empfinden. Diesen Fragen empirisch nachzugehen sowie aus den gewonnenen Erkenntnissen ein Begleitungskonzept zu entwickeln, ist das Hauptanliegen der vorliegenden Arbeit.

3 Untersuchungsanlage und Forschungsdesign

Um die Fragen aus Kapitel eins weiter zu problematisieren und daraus resultierend ein persönlichkeitsstärkendes Praxisbegleitungskonzept zu erstellen, erfolgt methodisch ein zweifaches Vorgehen: Zunächst werden die vorliegenden Hausarbeiten mittels eines qualitativ-inhaltsanalytischen Verfahrens untersucht. Das weitere Vorgehen beinhaltet, ausgehend von den empirischen Ergebnissen, die schrittweise Explizierung eines Praxisbegleitungskonzepts. Dazu werden im folgenden Kapitel zunächst die methodische Vorgehensweise der Untersuchung vorgestellt und das zu untersuchende Material konkretisiert. Dann wird die Entstehungssituation des Materials analysiert. In einem nächsten Schritt werden – ausgehend vom Untersuchungsmaterial – die Richtung der Analyse bestimmt sowie die Fragestellung der Untersuchung theoriegeleitet differenziert. Im anschließenden Abschnitt wird ein inhaltsanalytisches Ablaufmodell zur Materialanalyse expliziert. Abschließend gibt es forschungsethische Überlegungen. Die systematische Darstellung der Ergebnisse und die Konzipierung eines Praxisbegleitungskonzepts folgen in den Kapiteln vier und fünf.

3.1 Methodisches Vorgehen

Im Mittelpunkt der Arbeit stehen vor allem die emotionalen Herausforderungen Auszubildender während der praktischen Pflegeausbildung, die damit verbundenen Erlebnisse sowie individuelle Beanspruchungen, die durch diese Herausforderungen entstanden sind.

Die Frage nach beanspruchenden, belastenden Herausforderungen Auszubildender während der praktischen Pflegeausbildung sowie deren Erleben erfordert eine induktiv-qualitative Vorgehensweise. Mit der Analyse nach Mayring sollen in Ergänzung zu bisherigen theoretischen und empirischen Erkenntnissen weitere vor allem pflegedidaktisch relevante Erkenntnisse zum Erleben von belastenden Situationen durch Auszubildende gewonnen werden, die zum vorhandenen theoretischen und empirischen Material den theoretischen Rahmen für ein persönlichkeitsstärkendes Praxisbegleitungskonzept bilden.

3.1.1 Methodische Grundlage: Mayrings Qualitative Inhaltsanalyse

Die Datenauswertung mit Mayrings Instrument ermöglicht durch eine systematische Vorgehensweise die Analyse größerer Datenmengen (vgl. Mayring 2002, 121). Tatsächlich liegt als Ausgangsmaterial eine große Menge an Hausarbeiten zum Erleben belastender (Pflege)Situationen während der praktischen Ausbildung zur Untersuchung vor. Damit fundierte qualitative Aussagen über die Belastungen Auszubildender in der praktischen Pflegeausbildung getroffen werden können, wird bereits vor der Datenauswertung ein definiertes, d.h. auf theoretischen Erwägungen basierendes, deduktives Kategoriensystem entwickelt, wozu die Analysekategorien dimensioniert und die Selektionskriterien sowie das jeweilige Abstraktionsniveau festgelegt werden. In der folgenden induktiven Datenauswertung können aus dem Untersuchungsmaterial heraus ‚passende Bausteine' den konstruierten Kategorien zugeordnet werden (vgl. Mayring 2002, 114-121). Die qualitative Inhaltsanalyse bietet sich auch insofern an, als sie die Auswertung kommunikativer Datenmaterialien in unterschiedlichen, formal nicht konkretisierbaren Formen ermöglicht (vgl. Mayring 2010, 468). Das vorliegende Datenmaterial besteht aus Texten. Die Hausarbeiten sind nicht zum ursächlichen Zwecke dieser Untersuchung entstanden, sollen aber dennoch zur Datenauswertung herangezogen werden, weil sie einen ‚Sitz im Leben' haben, d.h. sie bilden die tatsächlich wirkende Alltagswelt der Auszubildenden vollgültig ab. Dabei ermöglicht es die Analyse nach Mayring, Originalarbeiten unverändert und ohne inhaltliche ‚Verluste' auszuwerten. Darüber hinaus ist es von Vorteil, dass durch die Konkretisierung des Ausgangsmaterials bereits vor der Datenauswertung einschätzbar ist, ob und – wenn ja – inwieweit die vorliegenden Daten zur Klärung der Forschungsfragen beitragen können (vgl. Mayring 2015, 54).

Im Ergebnis ermöglicht die Vorgehensweise nach Mayring eine qualitative Analyse eines umfangreichen Datenmaterials. Die methodische Eignung wird insbesondere dadurch nachvollziehbar, dass (erstens) die Passung zum Untersuchungsgegenstand durch die detaillierte Bestimmung des Ausgangsmaterials sowie durch die Analyse der Entstehungssituation vor der Auswertung überprüft und (zweitens) die geplante Datenauswertung in einem vorbereitenden deduktiven Vorklärungsverfahren transparent dargestellt werden.

3.1.2 Bestimmung des Ausgangsmaterials

Das vorliegende Untersuchungsmaterial besteht aus 192 Hausarbeiten zum Umgang mit belastenden (Pflege)Situationen während der praktischen Ausbildung. Die Auszubildenden waren dazu aufgefordert worden, emotional belastende Situationen während der praktischen Ausbildung, deren Erleben sowie die persönliche Entwicklung und die daraus resultierende Haltung[25] zu beschreiben. Der Arbeitsauftrag lautete konkret:

Reflektieren Sie belastende (Pflege)Situationen und erläutern Sie, wie Sie mit diesen Situationen umgegangen sind.

Um in einem physisch wie psychisch so anstrengendem Beruf wie dem der Pflege selber gesund zu bleiben, ist es notwendig, sich selbst und die Arbeit, die man tut, regelmäßig zu reflektieren. Nehmen Sie sich Zeit und reflektieren Sie emotional belastende Situationen Ihrer praktischen Ausbildung sowie die persönliche Haltung, die sich in dieser Zeit daraus entwickelt hat. Dabei geht es nicht um ‚richtig oder falsch', sondern vielmehr um die Tiefe sowie die Durchdringung der Reflexion.

Möglichkeiten zur Darstellung sind:

- Reflexion Ihrer persönlichen Entwicklung durch emotionale Situationen während der praktischen Ausbildung;
- Reflexion Ihrer Stärken und Schwächen im Hinblick auf Ihren Umgang mit emotionalen Herausforderungen;
- Reflexion Ihres pflegerischen Selbstverständnisses mit Blick auf Ihr Erleben von Anspruch und Wirklichkeit der praktischen Pflegeausbildung;
- …

[25] In Anlehnung an Oelke werden unter dem Begriff der Haltung Gefühle und Einstellungen („innere Haltung" [Oelke 2000, 9]) und deren körperliche und sprachliche Ausdrucksformen („äußere Haltung" [Oelke 2000, 10]) verstanden.

Mögliche Fragen, die Sie bearbeiten können:

- Was sind Situationen, die mich in bzw. an meiner (pflegerischen) Arbeit belasten?
- Wie habe ich diese Situationen erlebt? Was habe ich gefühlt?
- Wie schaffe ich es, mit diesen Situationen umzugehen?
- Was ‚liebe' ich an meinem Beruf – was nicht?
- …

Dabei geht es nicht ausschließlich um Pflegesituationen, sondern vielmehr um die Gesamtheit aller schwierigen, problematischen oder konfliktträchtigen Erlebnisse während Ihrer Ausbildung, die bei Ihnen Emotionen ausgelöst haben bzw. die Sie über einen längeren Zeitraum beschäftigt haben.

Formale Charakteristika des Materials

Das Datenmaterial zu den Hausarbeiten liegt der Verfasserin als Kopie vor. Die Hausarbeiten wurden von den Auszubildenden am PC erstellt.
Formale Vorgaben waren Deckblatt; Schriftgröße: 12; Schriftart: Arial; Zeilenabstand: 1½; Seitenränder rechts, links, oben, unten: 2,5 cm.

Vorgaben zum Aufbau der Hausarbeiten

- Einleitung: Was zeigt diese Arbeit? Warum habe ich mich für dieses Thema entschieden? Was sagt diese Arbeit über meine Kompetenzen aus? (eine Seite);
- Hauptteil: vgl. Arbeitsauftrag (drei Seiten);
- Schluss: Was habe ich gelernt, was brauche ich noch? Als ich die Arbeit nochmals gelesen habe, fiel mir auf … Was hat mich verunsichert, was sicherer gemacht? Welche meiner Fragen sind beantwortet worden, welche sind offengeblieben? Worauf will ich in Zukunft achten? (eine Seite).

Alle Hausarbeiten wurden kodiert, eingescannt und sind mit MAXQDA (vgl. Mayring 2015, 118) ausgewertet.

Definition der Stichprobe

Alle Auszubildenden erstellten ihre Hausarbeiten in der ersten Hälfte des dritten Ausbildungsjahres ihrer Kranken- bzw. Kinderkrankenpflegeausbildung.

Zu diesem Zeitpunkt hatten sie verschiedene Erfahrungen in unterschiedlichen Einsatzorten der praktischen Ausbildung gesammelt. Alle Auszubildenden waren in der akuten stationären Pflege sowie in der psychiatrischen Pflege eingesetzt. Größtenteils wurden auch Praxiseinsätze in der ambulanten Pflege, in Funktionsabteilungen wie Notaufnahme oder Operationsdienst, auf Intensivstationen sowie in der onkologischen bzw. palliativen Pflege durchlaufen. Zur theoretischen Ausbildung besuchten alle Auszubildenden dieselbe Pflegeschule.

Stichprobenumfang und -auswahl

Alle Hausarbeiten wurden im Annualintervall 2013-2017 in fünf Jahrgängen erstellt; ein Teil davon in Einzelarbeit als Hausarbeit mit einem durchschnittlichen Umfang von fünf Seiten; ein weiterer Teil in Form von Gruppenportfolios je mit 27 und 29 Seiten Umfang. Insgesamt liegen ungefähr 450 Seiten Datenmaterial vor. Alle (ehemaligen) Auszubildenden, deren Verbleib bekannt war, wurden angeschrieben und über das Forschungsvorhaben informiert. Das schriftliche Einverständnis wurde eingeholt. 69 ehemalige Auszubildende konnten entweder nicht mehr ausfindig gemacht werden oder gaben keine Rückmeldung. Für eine Arbeit wurde kein Einverständnis gegeben.

Die Gruppenportfolios werden – trotz Einverständnis der Probanden – nicht analysiert, weil die von (ehemaligen) Auszubildenden gemeinsam skizzierten emotionalen Belastungen verallgemeinernd und nicht auf eine konkret erlebte Erfahrung hin beschrieben wurden und daher dem im Forschungsdesign formulierten Abstraktionsniveau nicht standhalten können (vgl. Abschnitt 3.4).

Ziel der Datenanalyse ist es, ein Konzept zur Begleitung von Auszubildenden in der praktischen Pflegeausbildung zu entwickeln. Für die Forschungsfragen, welche konkreten emotionalen Herausforderungen Auszubildende in der Pflegepraxis erleben und wie sie es tun, kann das zu analysierende Material zufällig ausgewählt werden. Da aber auch Alter, Geschlecht oder Vorbildung der Auszubildenden im Umgang mit Belastungen bedeutend sein können,[26] ist es sinnvoll, die Auswahl der Arbeiten vielfältig anzulegen.

[26] Faktoren, die eine Rolle spielen könnten, sind: bereits gesammelte Erfahrungen (z.B. mit Tod und Sterben), Adoleszenz (Beschäftigung mit dem eigenen Selbst) oder Reflexionsfähigkeit (z.B. in einer bereits absolvierten Berufsausbildung schon geübt).

Im Ergebnis werden 79 von 192 Hausarbeiten analysiert, wovon 68 in der Krankenpflegeausbildung und 11 in der Kinderkrankenpflege angefertigt wurden. Die Auszubildenden sind im Alter zwischen 19 und 55 Jahren; das Durchschnittsalter beträgt etwa 21 Jahre;[27] zwölf Auszubildende sind männlich, 67 weiblich.

3.2 Analyse der Entstehungssituation

Alle Hausarbeiten wurden im Theorieunterricht des Faches Berufskunde gemäß den Lehrplanrichtlinien für die Berufsfachschule für Krankenpflege und für Kinderkrankenpflege des Bayerischen Staatsministeriums für Unterricht und Kultus (vgl. ISB 2005) erstellt. Im Lernfeld „Berufliches Selbstverständnis entwickeln“ sind folgende relevante Lernziele formuliert:

> „Die Schülerinnen und Schüler setzen sich kritisch mit der aktuellen und der historischen Entwicklung des Berufsstandes auseinander und beschreiben die Aufgaben- und Kompetenzbereiche des Berufes.
> Die Schülerinnen und Schüler entwickeln ein selbstbewusstes Berufsverständnis, erkennen für sich Berufschancen und die wesentlichen Voraussetzungen dafür.
> [...]
> Die Schülerinnen und Schüler erkennen Konflikte in ihrem beruflichen Umfeld und handeln entsprechend“ (ISB 2005, 44).

Im schulinternen Curriculum wurde zur Umsetzung dieser Lernziele folgende Lernsituation mit insgesamt sechs Stunden inklusive einer Hausarbeit erstellt: „Die eigenen Möglichkeiten und Grenzen professioneller Distanz erkennen und Handlungsstrategien entwickeln“.

Die Auszubildenden sollten durch die Hausarbeit insbesondere zeigen, dass sie dazu in der Lage sind, den eigenen Umgang mit belastenden (Pflege)Situationen zu reflektieren. Es handelt sich also um die kognitive Auseinandersetzung mit einem emotionalen Thema in Form einer reflexiven Analyse pflegepraktischer Schlüsselerlebnisse. Die Hausarbeiten konnten in einem Zeitraum

[27] Das Geburtsdatum, das aufgrund des Datenschutzes nicht vorliegt, wurde von der Verfasserin geschätzt, die als ehemalige Schulleiterin der Pflegeschule alle Auszubildenden kennt.

von durchschnittlich zwei Monaten angefertigt werden. So wurde eine intensive, auch kommunikative Auseinandersetzung mit eigenen Erfahrungen möglich. Beispielsweise konnten belastende Situationen retrospektiv betrachtet und mit Personen des Vertrauens wie Familienmitgliedern, Freunden oder Mitschülern besprochen werden. Alle Hausarbeiten wurden ausschließlich von der verantwortlichen Lehrerin[28] gelesen. Die Auszubildenden erhielten nach den Kriterien „Differenziertheit der Reflexion“ und „Erarbeitung eines Erkenntnisgewinns“ eine schriftliche Rückmeldung; wenn gewollt, auch ein persönliches Gespräch mit der Lehrerin. Außerdem wurden im Anschluss an die abgeschlossene Rückmeldungsphase innerhalb einer sechsstündigen Lerneinheit im Fach Berufskunde auf freiwilliger Basis einige belastende Schlüsselsituationen mit der Methode des Szenischen Spiels[29] in der Klasse vorgestellt und bearbeitet. Alle Hausarbeiten, die aus einem pädagogischen Kontext heraus in der Alltagswelt von Auszubildenden entstanden sind, gehören zu einem Lernprozess, wie er an Pflegeschulen als reflektierendes Nachdenken über Erlebnisse stattfindet, die insbesondere die Pflegepraxis betreffen. Durch die Thematisierung emotionaler Schlüsselerlebnisse sollen Auszubildende für künftige Belastungssituationen gestärkt werden. Für Forschungsbelange zeigt das Datenmaterial im Ergebnis die größtmögliche Feldnähe; ist es doch Teil der pflegerischen Ausbildung.

3.3 Festlegung der Analyserichtung

Nachdem mit der qualitativen Inhaltsanalyse das methodische Verfahren erläutert und das Ausgangsmaterial mit seinem Entstehungskontext erläutert wurden, wird im folgenden Abschnitt thematisiert, in welche Richtung das Ausgangsmaterial analysiert werden soll und wie sich folglich die forschungsleitenden Fragen[30] des empirischen Teils der Arbeit konkretisieren lassen.

[28] Diese ist die Verfasserin, die während dieser Zeit auch Schulleiterin war. Sie sicherte den vertrauensvollen Umgang mit den Inhalten zu.

[29] Vgl. auch Oelke 2007.

[30] Welche emotionalen Herausforderungen stellen sich Auszubildenden in der praktischen Pflegeausbildung? Wie erleben Auszubildende emotional belastende Situationen in der Pflegepraxis?

Dazu wird zunächst eine kommunikationstheoretische Analyse des Untersuchungsmaterials vorgenommen, an die sich die theoriegeleitete Differenzierung der forschungsleitenden Fragen anschließt.

Richtung der Analyse
Die Arbeitsaufträge, denen das Material entnommen wird, sind darauf ausgerichtet, etwas über die Gesamtheit aller schwierigen, problematischen oder konfliktträchtigen Erlebnisse während der praktischen Ausbildung sowie über deren Bewältigung zu erfahren. Die inhaltsanalytische Auseinandersetzung mit sprachlichem Material kann ein- oder mehrdimensional sein. Für eine zielgerichtete Datenauswertung ist es folglich notwendig, vorab die Richtung der Textanalyse zu konkretisieren, wozu geklärt werden muss, welche Informationen dem Material entnommen werden sollen. Inhaltsanalytisch können durch einen Text beispielsweise Aussagen zum Forschungsgegenstand, den Kommunizierenden oder zum soziokulturellen Bezug des Datenmaterials getroffen werden (vgl. Mayring 2015, 58-59).

Mit der von Mayring zitierten Lasswell´schen Formel „Wer sagt was, mit welchen Mitteln, zu wem, mit welcher Wirkung?" (Mayring 2015, 58) lässt sich veranschaulichen, dass aus einem Text verschiedene Inhalte abgeleitet werden können.

Das ausgewertete Datenmaterial ist Grundlage für die oben bei Schritt zwei des methodischen Vorgehens angekündigte Explizierung eines persönlichkeitsstärkenden Praxisbegleitungskonzepts. Dazu ist es geplant – wie im Abschnitt 1.2 mit den Zielen und forschungsleitenden Fragestellungen angekündigt –, Erkenntnisse zu emotionalen Herausforderungen sowie zur subjektiven Erlebensperspektive belastender Situationen Auszubildender zu gewinnen. Bedeutsam sind folglich in Anlehnung an Mayrings inhaltsanalytisches Kommunikationsmodell insbesondere Aussagen zu emotionalen Herausforderungen sowie zu emotionalen, kognitiven und zu Handlungshintergründen Auszubildender während des Erlebens emotional belastender Situationen in der Pflegepraxis (vgl. Mayring 2015, 59).

Die Datenanalyse konzentriert sich demnach sowohl darauf, emotionale Herausforderungen Auszubildender zu konkretisieren, als auch das Erleben Auszubildender dieser Herausforderungen – die ja die Kommunizierenden des vorliegenden Materials sind – zu beschreiben.

Theoriegeleitete Differenzierung der forschungsleitenden Fragen
Mayrings regelgeleitet vorgehende[31] Inhaltsanalyse ist insbesondere durch die Theoriegeleitetheit der Interpretation gekennzeichnet, d.h. die Analyse folgt präzisen, theoretisch begründeten inhaltlichen Fragen. In diesem Zusammenhang wird Theorie als „System allgemeiner Sätze über den zu untersuchenden Gegenstand" (Mayring 2015, 59) verstanden; sie ist „nichts anderes als die gewonnenen Erfahrungen anderer über diesen Gegenstand" (Mayring 2015, 60), woran die vorliegende Untersuchung anknüpft, um neue Erkenntnisse zu gewinnen.

Dazu wird in Kapitel zwei das konstituierende Vorverständnis dieser Arbeit expliziert, indem geklärt wird, was mit dem Gegenstand beruflicher Pflege als Ursprung emotionaler Herausforderungen verbunden ist, welche bisherigen Forschungserkenntnisse relevant sind und welche Schlüsse sich für die Weiterarbeit ziehen lassen.

Aus der Richtungsanalyse und dem theoretischen Vorverständnis dieser Arbeit lassen sich für die Datenauswertung des Ausgangsmaterials die forschungsleitenden Fragestellungen weiter konkretisieren.[32] Damit geklärt werden kann, was zum Gegenstand emotionaler Herausforderungen Auszubildender gehört, werden aus dem Ausgangsmaterial Situationen herausgearbeitet, die Auszubildende belasten. Zudem werden Textstellen analysiert, die Aussagen Auszubildender zu deren Erleben solcher Situationen umfassen, wobei folgende Fragen leitend sind:

Emotionale Hintergründe
- Wie beschreiben die Auszubildenden ihren emotionalen Zustand?
- Welche konkreten Emotionen äußern Auszubildende?
- Welche emotionalen Beziehungen bestehen zu den Interagierenden während der Belastungssituationen (z.B. Pflegende, zu Pflegende, Angehörige)?
- Welchen emotionalen Bezug haben die Auszubildenden zu der belastenden Situation?

[31] Auf die Regelgeleitetheit wird im Abschnitt 3.4 eingegangen.
[32] Vgl. Mayring 2015, 59.

Kognitive Hintergründe

- Welche individuellen Erwartungen, Interessen und Einstellungen tragen dazu bei, dass Auszubildende eine Situation als belastend erleben?
- Welche Bedeutungsdimension haben die erlebten Situationen für die Auszubildenden?

Handlungshintergründe

- Wie handeln bzw. verhalten sich Auszubildende in belastenden Situationen?
- Warum bzw. wozu verhalten sich Auszubildende so, wie sie sich verhalten?
- Was sagen die Handlungs- bzw. Verhaltensweisen Auszubildender über deren Ressourcen (z.B. Macht) aus?

3.4 Explizierung des Analyseverfahrens

Ausgehend von den forschungsleitenden Fragen werden nun die Analysetechnik der Untersuchung festgelegt sowie ein Ablaufmodell erstellt, wodurch das oben angeführte methodische Vorgehen nachvollziehbar und intersubjektiv überprüfbar wird (vgl. Mayring 2015, 61). Abhängig vom Ziel der Analyse bietet die qualitative Inhaltsanalyse drei technische Möglichkeiten:

1. Um das Material auf die wesentlichen Inhalte zu reduzieren, wird eine Textzusammenfassung erstellt.
2. Zur Erweiterung des Verständnisses einzelner Inhaltsanteile wird eine explizierende Inhaltsanalyse durchgeführt.
3. Um das Material zu systematisieren oder nach konkreten Gesichtspunkten zu filtern, erfolgt eine strukturierende Interpretation (vgl. Mayring 2015, 67).

Für die Untersuchung der vorliegenden Hausarbeiten wird die erste Möglichkeit einer *zusammenfassenden Inhaltsanalyse* gewählt, d.h. das Material wird so reduziert, dass die wesentlichen Inhalte erhalten bleiben und ein überschaubarer Kurztext bzw. aussagekräftige Ausschnitte entstehen. Diese Vorgehensweise ermöglicht einen guten Überblick und verhindert, dass wichtige Erkenntnisse übersehen werden. Um die Analyse auf die oben aufgeführten Forschungsfragen zu konzentrieren, wird die Reduktion sich nicht auf den

Gesamttext beziehen, sondern auf definierte Teile, d.h. aus den tatsächlich relevanten Inhalten werden schrittweise Kategorien gebildet (vgl. Mayring 2010, 472).

Diese *induktive Kategorienbildung* ist insofern sinnvoll, als ja der Arbeitsauftrag für die Hausarbeiten so offen formuliert war, dass eine Zusammenfassung des gesamten Materials nicht zielführend ist. Die induktive Kategorienbildung ermöglicht eine Konzentration auf die zentralen Fragen, blendet Unwesentliches aus und steigert dadurch die Ergebnisqualität der Datenauswertung. Bei der induktiven Kategorienbildung innerhalb der zusammenfassenden Inhaltsanalyse werden die Kategorien durch einen Verallgemeinerungsprozess direkt aus dem Datenmaterial abgeleitet. Dieses Vorgehen generiert analog zum offenen Kodieren der Grounded Theory ein möglichst gegenstandsnahes und unverändertes Abbild des Ausgangsmaterials. Im Unterschied zur Grounded Theory erfolgt aber die Kategorienbildung systematischer. Die Kategoriendefinition (1) und das Abstraktionsniveau (2) werden vorab theoriegeleitet abgegrenzt. Für die Kategorienbildung wird mit der Festlegung der Analyseeinheiten ein Selektionskriterium (3) festgelegt, wodurch – wie in der vorliegenden Arbeit der Fall – die Auswertung größerer Materialmengen erst möglich wird (vgl. Mayring 2002, 115-116; 2015, 85-87):

(1) Kategoriendefinition

Was eine emotionale Herausforderung ist und unter welchen Umständen eine Situation als belastend erlebt wird, ist bei Auszubildenden individuell verschieden. Die Frage nach dem Erleben enthält indikatorische Elemente, welche die Belastung und ihre Wirkung auf die belastete Person genauer beschreiben. Wie etwas erlebt wird, drückt sich aus in Gefühlen und Emotionen, die in Belastungssituationen wohl negativ sein dürften. Die betroffenen Personen beschreiben häufig Hilflosigkeit, Angst, Trauer, Verzweiflung, Zorn oder Aggression. Kategorial werden alle Erlebens- und Gefühlsbeschreibungen von Belastungen bzw. belastenden Situationen in ihren Kontexten erfasst, die im Zusammenhang mit der praktischen Pflegeausbildung stehen. Auch kognitive Bewertungen von Belastungen werden aufgenommen, die sich etwa dadurch zeigen, dass Auszubildende ihre Belastungen erläutern bzw. sogar begründen, d.h. sie äußern sich beispielsweise dazu, warum sie eine Emotion oder ein Gefühl empfunden bzw. wahrgenommen haben. Ferner werden Verhaltens- und

Handlungsweisen Auszubildender erfasst, sofern sie als Reaktionen auf emotionale Belastungen erfolgten.

(2) Festlegung des Abstraktionsniveaus
Kategorisiert werden konkret beschriebene Belastungssituationen sowie regelmäßig wiederkehrende Belastungen, die Auszubildende in der Pflegepraxis erlebten. Die zu kategorisierenden Belastungen werden ausschließlich nur unter der Voraussetzung analysiert, dass Auszubildende Belastungen schildern, die sie selbst erlebt haben.

(3) Festlegung der Analyseeinheiten
Nachdem die Kategorien inhaltlich definiert wurden sowie das Abstraktionsniveau festgelegt wurde, sind abschließend mit der Kodiereinheit, d.h. der kleinsten Materialeinheit einer Kategorie, und der Kontexteinheit, d.h. dem größten Textbestandteil einer Kategorie, feste Bezugsgrößen für die einzelnen Kategorien festzulegen. Außerdem wird durch die Konkretisierung der Auswertungseinheit die Vorgehensweise bei der Analyse beschrieben; d.h. es wird geklärt, welche Textteile in welcher Reihenfolge ausgewertet werden sollen (vgl. Mayring 2015, 61):

- *Kodiereinheit*: Das vorliegende Material wird dann erfasst, wenn ein Sinnzusammenhang erkannt werden kann. So können auch sehr kleine Materialeinheiten von wenigen Wörtern aufgenommen werden, wenn sie eine konkrete emotionale Herausforderung beschreiben.
- *Kontexteinheit*: Die Hausarbeiten haben einen dreiteiligen Aufbau[33] und lassen kein inhaltliches Schema erkennen. Wie differenziert Auszubildende reflektieren, ist demnach nicht angebbar, sodass jede Arbeit der individuellen Analyse bedarf. Folglich werden auch ausführliche Beschreibungen im Umfang mehrerer Sätze bzw. Absätze kategorisiert.
- *Auswertungseinheit*: Die Texte des Datenmaterials können aufgrund der offenen Fragen nicht segmentiert werden, sodass sich der Gesamtkontext in vielen Fällen erst durch die Betrachtung des ganzen Textes erschließt. Folglich werden die Hausarbeiten ‚als Ganzes' sukzessive analysiert und kategorisiert.

---

[33] Vgl. Abschnitt 3.1.2.

Abschließend wird das methodische Vorgehen als inhaltsanalytisches Ablaufmodell dargestellt (vgl. Mayring 2015, 62).

Bestimmung des Ausgangsmaterials:
- Konkretisierung des zu untersuchenden Materials,
- Analyse der Entstehungssituation;

Festlegung der Analyserichtung:
- kommunikationstheoretische Differenzierung der Materialanalyse,
- theoriegeleitete Entfaltung der forschungsleitenden Fragen;

Explizierung des Analyseverfahrens:
- Bestimmung der Analysetechnik (zusammenfassende Inhaltsanalyse mit induktiver Kategorienbildung),
- Kategoriendefinition,
- Festlegung des Abstraktionsniveaus und des Selektionskriteriums;

Materialanalyse:
- zeilenweiser Materialdurchgang: Kategorienbildung; Subsumption bzw. neue Kategorienbildung,
- Revision der Kategorien nach etwa 10 bis 50% des Materials,
- endgültiger Materialdurchgang;

Interpretation:
- Bildung von induktiven Haupt-, Ober- und Unterkategorien,
- Analyse der Ergebnisse,
- Interpretation in Richtung der Forschungsfragen.

3.5 Forschungsethische Überlegungen

Nachdem in den vorangegangenen Abschnitten das Forschungsdesign skizziert sowie die Untersuchungsanlage beschrieben wurden, wird in diesem Abschnitt *ethischen Fragestellungen* im Forschungsprozess nachgegangen. Mit dem Forschungsvorhaben werden emotionale Belastungen Auszubildender in der praktischen Pflegeausbildung untersucht, wozu diese als belastend erlebte Situationen reflektieren sollen. Die Auseinandersetzung mit belastenden Erlebnissen kann aber dazu führen, dass ‚alte Wunden wieder aufreißen', d.h. emotionale Verletzungen neu thematisiert werden. Auch wenn die auszuwertenden Hausarbeiten Auszubildender als Untersuchungsmaterial bereits vorliegen, die Datenerhebung also bereits erfolgt ist, ergeben sich forschungsethische Fragen: Insbesondere das methodische Vorgehen bei der Datenauswertung sowie deren Interpretation bis hin zur Publikation und Verwertung der Forschungsergebnisse müssen nach ethischen Kriterien geprüft werden. Zudem sind die Ergebnisse dieser ethischen Prüfung nachvollziehbar zu dokumentieren. Darüber hinaus stellt meine eigene Subjektivität als Forscherin und gleichzeitig ehemalige Lehrerin und Schulleiterin der Auszubildenden, deren Hausarbeiten Ausgangsmaterial der Untersuchung sind, eine besondere Situation dar, denn ich bringe eigene Werte, Haltungen und Erfahrungen in den Forschungsprozess ein. Die eigene „praktizierte Reflexivität" (Unger 2014, 24) stellt eine wesentliche Erkenntnis innerhalb der eigenen Forschung dar, weshalb es für den Forschungsprozess unverzichtbar ist, mit eigenen Vorannahmen verantwortungsvoll und reflektiert umzugehen (vgl. Flick; Kardorff; Steinke 2010, 22).

Im Folgenden gehe ich den oben angeführten ethischen Problemen nach, indem ich Überlegungen einerseits zum Schutz vulnerabler (ehemaliger) Auszubildender und andererseits zu meiner Subjektivität als Forscherin anstelle.

Als Forscherin handle ich ethisch, wenn ich beim wissenschaftlichen Handeln den Auszubildenden, deren Hausarbeiten ich analysiere, gerecht werde (vgl. Flick 2010, 65). Einige der ehemaligen Auszubildenden arbeiten wohl heute noch im Krankenhaus ihrer praktischen Ausbildung, wo sie die meisten der geschilderten Belastungen erlebten. Durch die erneute Thematisierung dieser Belastungssituationen könnten die mittlerweile examinierten Pflegekräfte potenziell vulnerabel werden, weshalb sie während des gesamten Forschungsprozesses geschützt werden müssen. Also werden die Daten auf der Grundlage einer freiwilligen informierten Einwilligung ehemaliger Auszubildender analysiert (vgl. Flick 2010, 59). Die Teilnehmenden wurden schriftlich auf die Forschungsabsichten der Untersuchung hingewiesen und darüber in Kenntnis gesetzt, dass diese veröffentlicht wird. Ferner wurde allen Teilnehmenden ein anonymisierter und vertraulicher Umgang mit den Daten (vgl. Flick 2010, 65) zugesichert, wozu es gehört, dass sie zu jeder Zeit ihre Erlaubnis für die Verwendung ihrer Aufzeichnungen zurückziehen können, ohne dass ihnen dadurch irgendwelche Nachteile entstehen. Außerdem wird bei der Datenanalyse darauf geachtet, dass bei bzw. mit der induktiven Kategorienbildung keine Kontexte ersichtlich werden, die Rückschlüsse auf konkrete Situationen bzw. Personen ermöglichen, weshalb berichtete bzw. geschilderte Belastungssituationen nur in Ausschnitten zitiert und die Namen Auszubildender wie auch anderer Personen in der Ergebnisdarstellung anonymisiert dargestellt werden. Teilnehmenden gerecht zu werden bedeutet jedoch auch, in der Analyse der Daten keine persönlichen (Ab)Wertungen vorzunehmen und Interpretationen stets zu begründen (vgl. Flick 2010, 65). Als Forscherin bin ich mir bewusst, dass qualitativ vorgehende Forschung eine „Konstruktion der Wirklichkeit" (Flick; Kardorff; Steinke 2010, 23) darstellt, auch wenn das deduktiv gebildete Kategoriensystem der qualitativen Inhaltsanalyse eine systematischere Vorgehensweise ermöglicht, wie dies bei offenen qualitativen Verfahren der Fall ist. Insbesondere das in Kapitel zwei explizierte theoretische Vorverständnis, aber auch die Zusammenfassungen und Diskussionen der Ergebnisse in Kapitel vier sind immer auch auf subjektive Perspektiven zurückzuführen. Der Anspruch dieser empirischen Untersuchung ist es deshalb, aus belastenden Erlebnissen Auszubildender einen pflegedidaktischen Erkenntnisgewinn zu erzielen, ohne jedoch damit den Anspruch ‚einer einzigen Wahrheit' zu verfolgen.

Wie in der qualitativen Forschung üblich haben sich subjektiv handelnde Forschende der kritischen Selbstreflexion zu unterziehen; allein schon deshalb, um einen Rollenkonflikt zu vermeiden (vgl. Unger 2014, 23). Aus der Rolle Forschender heraus ist es notwendig, darauf zu reflektieren, welche eigenen Gedanken und Gefühle sowohl mit den Schilderungen Auszubildender zum Erleben belastender Situationen als auch mit den emotionalen Belastungen selbst, dem eigentlichen wissenschaftlichen Untersuchungsgegenstand, verbunden sind. Meine eigene Subjektivität als Forscherin und gleichzeitig als ehemalige Lehrerin und Schulleiterin der Auszubildenden, deren Hausarbeiten Ausgangsmaterial der Untersuchung sind, stellt eine besondere Situation dar, denn ich bringe eigene Vorannahmen, Werte, Haltungen und Erfahrungen in den Forschungsprozess ein. Zwar benötige ich als Forscherin keinen (erneuten) Zugang zum Forschungsfeld, aber weil ich selbst Initiatorin des Entstehungsprozesses des zu analysierenden Materials war – und zwar nicht als Forscherin, sondern als Lehrerin und Schulleiterin –, habe ich die Hausarbeiten, wie oben (3.2) beschrieben worden ist, bereits im Unterrichtskontext analysiert und bewertet. Zu diesem Zeitpunkt habe ich mich während des Lesens der Hausarbeiten als Lehrerin der Auszubildenden immer wieder gefragt, warum ich nichts von der einen oder anderen Belastungssituation erfahren habe und warum die oftmals emotional stark belasteten Auszubildenden nicht mich oder eine andere Lehrkraft kontaktiert haben. Viele Belastungssituationen rührten mich emotional an. Zudem waren aus den Hausarbeiten häufig Kenntnisse über einzelne Einsatzorte sowie das pflegerische und menschliche Selbstverständnis mancher der dort tätigen Pflegenden ableitbar. Dennoch hatte ich als Schulleiterin gesetzliche Vorgaben zu erfüllen und umzusetzen; musste ich doch auch im kommenden Schuljahr andere Auszubildende in ähnliche Situationen an die gleichen Einsatzorte schicken. Obwohl ich es immer wieder versuchte, potenzielle Belastungssituationen für die Auszubildenden soweit als möglich zu minimieren, waren entsprechende Initiativen in der Regel entweder nur von kurzer Dauer oder ganz erfolglos. Dazu kam, dass ich als ehemalige Pflegende während der eigenen Ausbildung und danach als examinierte Pflegende ähnlich Belastendes erfahren habe, woran ich beim Lesen der Hausarbeiten erinnert wurde.

Als mittlerweile nicht mehr aktiv Pflegende bzw. Lehrende an einer Pflegeschule[34] kenne ich die Ansprüche, die Pflegearbeit an diejenigen stellt, die sie ausüben, ebenso, wie ich um die Zwänge der Pflegepraxis und die damit verbundene Hilflosigkeit Auszubildender sowie Pflegender weiß. Als Forscherin versuche ich in meiner Untersuchung emotionale Herausforderungen ‚von außen' zu begreifen. Aufgrund der persönlichen reflexiven Auseinandersetzung stellt sich für mich die Art und Weise, wie Auszubildende emotionale Belastungen bewältigen, als nicht nachhaltig wirksam dar, woraus sich eine

[34] Zum Zeitpunkt der Erstellung meiner Dissertation bin ich als Lehrkraft für besondere Aufgaben an einer Hochschule im Studiengang Gesundheits- und Pflegepädagogik tätig.

persönliche Erkenntnis ergibt: Pflege an sich ist ein belastender Beruf. Wer darin gesund bleiben will, darf sich den wirkmächtigen Bedingungen der Pflegepraxis nicht ‚einfach so' anpassen und diese als faktisch unveränderliche Kräfte unreflektiert hinnehmen, sondern muss ‚bei sich bleiben', um gesund zu bleiben: einerseits für diejenigen, die gepflegt werden; andererseits aber vor allem für sich selbst. Die Hausarbeiten der Auszubildenden haben mich zu dieser wissenschaftlichen Untersuchung motiviert. Und so bin ich mir der ethischen Verpflichtung bewusst, durch die Reflexion der eigenen Haltung meine Subjektivität in den wissenschaftlichen Diskurs transparent und nachvollziehbar begründet einzubringen.

4 Emotionale Herausforderungen Auszubildender in systematischer Darstellung

Um die empirischen Forschungsfragen zu beantworten, werden nun emotionale Herausforderungen dargestellt, durch die Auszubildende während ihrer praktischen Ausbildung stark belastet wurden. Das Ergebnis der vorgenommenen Inhaltsanalyse stellt sich dar als „ein Set von Kategorien“ (Mayring 2002, 117) zu emotionalen Herausforderungen Auszubildender. Es können insgesamt zwei Hauptkategorien, sechs Oberkategorien und 15 Unterkategorien herausgearbeitet werden (vgl. unten die Tabellen 1 und 2): Die *Hauptkategorien* „Direkter Kontakt mit zu pflegenden Menschen und Angehörigen“ und „Lernen und Arbeiten in der Pflegepraxis“ konkretisieren übergeordnete Herausforderungszusammenhänge, die *Oberkategorien* konkrete Herausforderungsthemen und die *Unterkategorien* ausgestaltete Herausforderungssituationen Auszubildender.

Das Kategoriensystem wird im Folgenden vorgestellt sowie hinsichtlich der empirischen Forschungsfragen – nämlich *welche* emotionalen Herausforderungen Auszubildende *wie* erleben – interpretiert. Damit deutlich wird, welche emotionalen, kognitiven sowie Handlungshintergründe Auszubildende in den jeweiligen Situationen haben (vgl. 3.3), und um Rückschlüsse auf die pflegedidaktisch leitende Frage nach der didaktisch-methodischen Gestaltung eines persönlichkeitsstärkenden Praxisbegleitungskonzepts ziehen zu können, werden die *Ergebnisse* in zwei Schritten dargestellt:

Zunächst werden die Haupt-, Ober- und Unterkategorien inhaltlich zusammengefasst vorgestellt sowie mit – teilweise auch umfangreicheren – Belegzitaten angereichert. Die Zitate werden deshalb nicht gekürzt, weil sie in unveränderter Sprache wiedergeben, was Auszubildende tatsächlich belastet, d.h. die wörtlichen Originalbelege aus den Hausarbeiten gewähren Einblicke in das Erleben und Empfinden Auszubildender und sollen im pflegedidaktischen Teil der Arbeit zur Konzeptentwicklung herangezogen werden. Für die Dokumentation der emotionalen Herausforderungen wurden die Belege so ausgewählt, dass alle Herausforderungsvarianten repräsentiert sind. Zum Zwecke einer besseren Lesbarkeit wurden alle Kategorien thematisch-inhaltlich angeordnet. Sowohl die Auswahl der Belegzitate als auch die Anordnung der Kategorien folgen Entscheidungen, die im Verlauf des Forschungsprozesses getroffen wurden. Einzelne Kategorien wurden weder priorisiert noch gewichtet. Alle Belege wurden dem Textmaterial unverändert entnommen und werden kursiv ohne An- und Abführungszeichen wiedergegeben. Teilweise entsprechen sie nicht der deutschen Sprachrichtigkeit. Grammatische, orthografische und interpunktorische Schwächen, Fehler und Verstöße sowie inhaltliche Gedankensprünge erschweren das Sinnverständnis. Das Textmaterial umfasst in einigen Fällen ausführliche, regelrecht ausschweifende Erzählungen von Auszubildenden, die im Belegzitat als Ausschnitt angeführt werden, wodurch der Kontext der Belege nicht immer nachvollziehbar wird. Das Sinnverständnis der Zitate wird in diesen Fällen im Zusammenhang mit den inhaltlichen Zusammenfassungen der Belege gesichert. Insbesondere bei längeren bzw. ausschnittsweise angeführten Zitaten wird deshalb nach einer einleitenden Hinführung der originale Beleg (mit der Fundstelle in Klammern) gegeben, der wiederum abschließend zusammengefasst wird.[35]

Im direkten Anschluss an die Darstellung jeder einzelnen Oberkategorie mit den dazugehörigen Unterkategorien werden im *zweiten* Schritt die gewonnenen Ergebnisse mit Blick auf die empirisch leitenden Fragen zusammengefasst, interpretiert und diskutiert, indem *zentrale* Aussagen herausgestellt und in einen pflegewissenschaftlichen bzw. pflegepädagogischen Rahmen eingeordnet bzw. mit relevanten Forschungsaussagen verglichen werden, sodass sie erklärt, erläutert bzw. bestätigt werden oder als neue ergänzende Ergebnisse den wissenschaftlichen Diskurs erweitern. Dadurch werden diese Zusammenfassungen und Diskussionen zur inhaltlichen ‚Folie' für die Konzeptentwicklung.

Nach der Ergebnisdarstellung, Zusammenfassung und Diskussion aller sechs Oberkategorien mit den dazugehörigen Unterkategorien wird das Forschungsdesign kritisch reflektiert.

---

[35] Diese Vorgehensweise ermöglicht den Lesenden mehrere Lesemöglichkeiten: Beispielsweise könnte die Ergebnisdarstellung ohne die Belegzitate gelesen werden. Oder die Belegzitate werden ohne die Hinführung und Zusammenfassung gelesen. Oder beides – die ‚subjektiven' Belegzitate und die ‚objektiven' Zusammenfassungen – wird gemeinsam gelesen.

Abschließend werden die wichtigsten Erkenntnisse zusammengefasst, auf weiterführende Forschungsfragen hingewiesen sowie Konsequenzen für die Konzipierung eines persönlichkeitsstärkenden Praxisbegleitungskonzepts abgeleitet.

Tabelle 1: Emotionale Herausforderungen im direkten Kontakt mit zu pflegenden Menschen und Angehörigen (Hauptkategorie A) mit den Oberkategorien I bis IV und den Unterkategorien 01 bis 09.

Hauptkategorie Direkter Kontakt mit zu pflegenden Menschen und Angehörigen	
Ober-kategorie	*Unterkategorie*
I. In Pflegesituationen an Grenzen kommen	01. Körperliche Nähe aushalten • Pflegebedürftige Menschen bei der Durchführung der Körperpflege unterstützen • Aufgrund von Gerüchen Ekel empfinden 02. Konfrontiert werden mit Aggression und Gewalt • Gewalt durch Pflegende erleben • Verbale Gewalt Pflegender gegenüber zu pflegenden Menschen • Die Privatsphäre pflegebedürftiger Menschen missachten • Pflegeaufwändige Menschen nicht ausreichend pflegen • Menschen Schmerzen leiden lassen • Pflegebedürftigen Menschen die Hand wegschlagen • Angst der Auszubildenden vor Handgreiflichkeiten psychisch erkrankter Menschen • Mit aggressiven, psychisch erkrankten Menschen umgehen • Bei Fixierungen zu pflegender Menschen mitwirken
II. Schwierige Gespräche führen	03. Gespräche mit zu pflegenden Menschen und Angehörigen • Zu Ausbildungsbeginn Kontakt mit pflegebedürftigen Menschen aufnehmen • Kommunikative Aufgaben der Ärzteschaft übernehmen • Verlust der Nähe-Distanz-Balance • Mit schwierigen pflegebedürftigen Menschen und Angehörigen kommunizieren • Menschen in kritischen Situationen begleiten • Begleitung Angehöriger in Krisen

	04. Gespräche mit Sterbenden und Angehörigen • Sterbenden und Angehörigen gegenüber nicht die passenden Worte finden • In Gesprächen mit Sterbenden und Angehörigen die professionelle Distanz verlieren • Pflegende lassen pflegebedürftige Menschen in Krisensituationen alleine zurück • Den letzten Wunsch des Sterbenden nicht erfüllen können • Mit den verzweifelten Angehörigen des Verstorbenen kommunizieren
III. In ethische und moralische Konflikte und Dilemmata geraten	05. Fertig werden mit kritischen Entscheidungen • Alte Menschen lassen sich nicht helfen • Angehörige wünschen sich Erlösung für pflegebedürftige Menschen • Kinder lassen den Tod von Eltern nicht zu • Angehörige geben den Pflegenden die Schuld am Tod von alten und kranken Menschen • Die Ärzteschaft informiert Angehörige über das Versterben eines Menschen nicht zeitnah 06. Suizidversuch und Suizid von zu pflegenden Menschen erleben • Selbsttötung schwerkranker Menschen • Selbsttötung moribunder Menschen • Selbsttötungsversuche psychisch erkrankter Menschen
IV. Sterben und Tod aushalten	07. Mit der Endlichkeit des Lebens konfrontiert werden • Sterben und Tod von Menschen erleben • Sterben und Tod von zu pflegenden Menschen an sich heranlassen • Das Sterben eines Menschen als Qual wahrnehmen • Den Todeskampf eines Menschen erleben • Die Trauer der Angehörigen beim Eintreten des Todes erleben 08. Sterben von Kindern aushalten und die Trauer der Eltern mitempfinden • Das Sterben von Kindern nicht begreifen • Das Verhalten von Eltern beim Sterben bzw. Tod ihrer Kinder nachvollziehen • Das Sterben eines Kindes erleben 09. Verstorbene versorgen • Emotionen Auszubildender beim Umgang mit Verstorbenen • Respektloser Umgang Pflegender mit Verstorbenen

Tabelle 2: Emotionale Herausforderungen beim Lernen und Arbeiten in der Pflegepraxis (Hauptkategorie B) mit den Oberkategorien V und VI und den Unterkategorien 10 bis 15.

Hauptkategorie B. Lernen und Arbeiten in der Pflegepraxis	
Ober-kategorie	*Unterkategorie*
V. Im Pflegealltag zurechtkommen	10. In ökonomischen Zwängen stecken • Eigenen Ansprüchen einer guten Pflege aus Zeitmangel nicht genügen • Für Gespräche mit zu pflegenden Menschen und Angehörigen keine Zeit finden
	11. Beim Lernen demotiviert werden • Als Auszubildende ausschließlich Körperpflege durchführen müssen • Nicht selbstständig arbeiten dürfen • Keine strukturierte Praxisanleitung erfahren • Die Durchführung von Pflegetätigkeiten in der Praxis anders als in der Schule erleben • Durch die angewiesene selbstständige Durchführung ungeübter Tätigkeiten überfordert sein • Destruktives bzw. gar kein Feedback erhalten • Angst vor schlechter Beurteilung 12. Verantwortung in Pflegesituationen übernehmen • Angst vor Fehlern • Angst vor der Gefährdung pflegebedürftiger Menschen während der Praxisbegleitung 13. In Notfällen fertig werden mit Druck, Anspannung und Schuldgefühlen • Auszubildende verursachen durch ihr Handeln einen Notfall • In einem Notfall schnell entscheiden • Während der Reanimation stark gefordert sein
VI. Mit Pflegenden im Team zusammenarbeiten	14. Feindseligen Pflegenden ausgesetzt sein • Der schlechten Stimmung Pflegender ausgesetzt sein • Von Pflegenden respektlos behandelt und ausgenutzt werden 15. Ausgeschlossen werden • Von der Begleitung eines sterbenden Kindes ausgeschlossen werden

4.1 Direkter Kontakt mit zu pflegenden Menschen und Angehörigen

Grenzen in der Pflege „sind keineswegs auf als extrem erlebte und bewertete Situationen beschränkt, sondern inhärenter Bestandteil pflegebezogenen Denkens, Handelns und Erlebens sowie der pflegerischen Begegnung“ (Stemmer 2001, 14).

Vor allem diese alltäglichen Begegnungen mit alten, kranken und sterbenden Menschen belasten Auszubildende, da Pflege ohne Nähe nicht möglich ist. Im folgenden Abschnitt werden belastende Erlebnisse Auszubildender dargestellt, wenn sie in Pflegesituationen an Grenzen kommen, schwierige Gespräche führen, in ethische und moralische Konflikte und Dilemmata geraten sowie Sterben und Tod aushalten.

4.1.1 In Pflegesituationen an Grenzen kommen

Zu den Grenzsituationen Auszubildender wurden die Unterkategorien „Körperliche Nähe aushalten“ und „Konfrontiert werden mit Aggression und Gewalt“ zugeordnet.

4.1.1.1 Körperliche Nähe aushalten

4.1.1.1.1 Pflegebedürftige Menschen bei der Durchführung der Körperpflege unterstützen

Auszubildende belastet am Ausbildungsbeginn die körperliche Nähe, die entsteht, wenn sie Menschen bei der Körperpflege unterstützen. Eine Auszubildende schildert ihr persönliches Erleben.

> *Meinen ersten Frühdienst ... werde ich nie vergessen, bei der Übergabe verstand ich nicht mal die Hälfte. Auch die Organisation mit Bereichseinteilung war mir fremd. Alleine die Körperpflege bei einer Patientin durchzuführen, bei Vollübernahme, stellte eine extreme Herausforderung für mich dar. Der Praxisanleiter war mit uns drei Erstkursschülerinnen am ersten Tag auch etwas überfordert, da er immer zwischen drei Zimmern wechseln musste. Die Patientin war beidseits beinamputiert und konnte sich auch nicht mehr äußern. Ich verinnerlichte nochmals die Abläufe beim Waschen und war im Zimmer alleine auf mich gestellt. Der direkte Körperkontakt war mir völlig*

fremd und spätestens bei der Intimpflege holte ich mir eine Fachkraft hinzu. (S_11_NP_5-6)

Die Auszubildende soll die Körperpflege einer beinamputierten Patientin ganz übernehmen. Erschwerend kommt hinzu, dass verbale Kommunikation zwischen Auszubildender und Patientin nicht möglich ist. Die Auszubildende fühlt sich extrem gefordert, auch weil sie alleine und völlig auf sich gestellt ist. Für sie sind die bei der Körperpflege durchgeführten Berührungen neu und ungewohnt. Da sie insbesondere durch die Intimpflege überfordert wird, holt sie sich professionelle Unterstützung.

Als ich einigermaßen den Tagesablauf kannte, wurde ich darauf hingewiesen, etwas zügiger die Körperpflege durchzuführen. Und dies auch noch bei einem älteren Mann, der auf beiden Augen blind war und mithelfen wollte. Ich verstand die Welt nicht mehr, folgte aber den Anweisungen und konnte sowohl auf den Patienten nicht intensiv eingehen als auch seine vorhandenen Ressourcen nicht fördern. (S_11_NP_5-6)

An die Auszubildende werden weitere Anforderungen gestellt: Sie wird dazu aufgefordert, die Körperpflege schneller durchzuführen – und zwar bei einem blinden Patienten, den sie dabei unterstützen soll; trotz seiner Beeinträchtigung kann und will er einige Tätigkeiten selbst durchführen. Die Auszubildende möchte also auf die Bedürfnisse des Patienten eingehen und seine Ressourcen fördern, wofür sie allerdings mehr Zeit benötigt. Damit befindet sie sich insofern in einem Dilemma, als sie zwar weisungsgemäß handelt und schneller arbeitet, aber dem persönlichen Anspruch einer am zu pflegenden Menschen orientierten Pflege nicht gerecht werden kann.

Die Körperpflege schwerkranker Menschen während der letzten Lebensphase ist eine weitere Belastung. Eine Auszubildende schreibt davon, zusehen zu müssen, wie ein Patient, den sie von früheren Krankenhausaufenthalten kennt, mehr und mehr körperlich abhängig wird.

Ich habe ihn schon auf der Onkologie als Patient betreut, doch sein Krebs war weiter fortgeschritten, im Endstadium, wie mir die Schwestern auf Station mitteilten. Es war für mich nicht sehr leicht zu sehen, wie sein Allgemeinzustand von Tag zu Tag und Woche für Woche immer weiter abbaute. Zu Beginn konnte er sich noch selbstständig versorgen und dann benötigte er immer mehr Hilfe bei Tätigkeiten wie Waschen oder der Mobilisation. Für mich war es pflegerisch sehr seltsam, einen Patienten zu wa-

schen, der einmal selbstständig war. Im Normalfall ist es ja andersrum, die Leute werden immer fitter und selbstständiger. Die Frage, die sich hier für mich stellte, war, wie kann ich mich davon distanzieren. Wie kann ich es schaffen, das emotional nicht an mich heranzulassen. Und ich bemerkte auch, wie sich der Patient unwohl in seiner Haut fühlte. Deshalb versuchte ich, auch allein für den Patienten, mich professionell zu verhalten. (S_14_JM_1_12-14)

Die Auszubildende, die nichts gegen den schleichenden Übergang von der Selbstständigkeit zur Hilfsbedürftigkeit unternehmen kann, befürchtet eine zu große persönliche emotionale Nähe zum pflegerischen Geschehen und will sich von aufkommender Betroffenheit distanzieren. Darüber hinaus versucht sie den Patienten in seiner Abhängigkeit durch ein professionelles Verhalten zu unterstützen.

Die Körperpflege gestaltete sich dann aus der Situation heraus. Mit den Tagen spielte sich der Ablauf immer mehr ein. Solche Situationen belasten mich an meinem Beruf am meisten. Wenn man einem Menschen zusehen muss, wie er mehr und mehr auf die Hilfe eines anderen angewiesen ist. Wenn sich der Mensch dir gegenüber schämt oder oft nicht mehr weiterweiß. (S_14_JM_1_18)

Die Auszubildende bemerkt, wie der hilf- und ratlose Patient sich schämt. Unter diesen belastenden Bedingungen versucht sie bei der Körperpflege routiniert zu handeln und dabei mehr und mehr Tätigkeiten des Patienten zu übernehmen.

4.1.1.1.2 Aufgrund von Gerüchen Ekel empfinden

Mit der Pflege ist die Wahrnehmung unangenehmer Gerüche verbunden, wozu eine Auszubildende schreibt.

Eine der schwierigsten Situationen für mich ist die Konfrontation mit Ekel - vor allem vor Ausscheidungen und Körperflüssigkeiten. (S_14_CR_11)

Unangenehme Gerüche auszuhalten ist kaum möglich; denn sie führen zu mimischen und gestischen Reaktionen, die schwer beherrschbar sind.

Angewiderter Gesichtsausdruck, plötzliche Einnahme von Distanz, ... aber diese Reaktionen gilt es für uns Pflegende zu unterdrücken und sie zu verbergen, doch dazu gehört oft große Überwindung. In meinen vielzähligen Praxiseinsätzen bin ich nun schon öfters mit Patienten in Kontakt gekommen, die erbrochen haben - am schlimmsten sind hier für mich die damit verbundenen Gerüche. In solchen Situationen hat nicht nur der Patient mit sich zu kämpfen, sondern auch wir als Schwestern. (S_14_CR_12-13)

Die betroffene Auszubildende versucht mit allen Kräften den Ekel vor pflegebedürftigen Menschen zu beherrschen, denen die Gerüche selbst unangenehm sind.

Eine andere Auszubildende wendet sich trotz des starken Ekels dem Patienten zu und sucht dessen körperliche Nähe. Sie fühlt sich zum Beistand verpflichtet und will ihm zeigen, dass sie für ihn in seiner Bedürftigkeit da ist.

Am Anfang der Ausbildung fiel es mir schwer, Ekel zu unterdrücken, wenn man neben einem Patienten steht, der zum Beispiel gerade erbricht. Vielleicht wird einem selbst übel, aber dann ist es nötig, Ekel und Übelkeit zu überwinden und sich in die körperliche Nähe zu begeben, um den Patienten zu zeigen: „Ich bin da und es ist in Ordnung." Denn oftmals fühlt der Pflegebedürftige selbst Abneigung gegen sich. (S_10_LW_6)

Wieder eine andere Auszubildende berichtet, sie habe Ekel verbergen müssen; will sie doch stark wirken.

Die Gerüche bekamen mir am Anfang leider auch nicht und ich musste meinen Ekel verbergen. Ich dachte mir ja, der erste Eindruck zählt, und wollte deshalb nicht am ersten Tag eine Schwäche zeigen. (S_11_NP_5-6)

4.1.1.2 Konfrontiert werden mit Aggression und Gewalt

4.1.1.2.1 Gewalt durch Pflegende erleben

Eine Auszubildende belastet die Verletzung der Menschenwürde pflegebedürftiger Menschen stark, als sie wahrnimmt, wie deren Bedürfnisse aufgrund von Ressourcenknappheit nicht beachtet werden.

Negative Erfahrungen in Bezug auf Patienten musste ich leider auch machen. Wenn Bitten ignoriert oder Bedürfnisse übersehen werden, wenn die Menschenwürde nicht an erster Stelle steht. Dies sind Situationen, wenn der Zeitmangel und Stress überhand nehmen. Das sind Beobachtungen, die ich mir sehr zu Herzen nehme. (S_14_MG_7)

Ein Auszubildender konkretisiert entsprechende Wahrnehmungen.

Das sind die Situationen, die für mich sehr belastend sind, weil es für mich nichts Schlimmeres gibt als ungerechtes Verhalten und ein respektloser, würdeloser, aber auch unfreundlicher Umgang mit unseren Patienten. (S_10_MR_K_4)

4.1.1.2.2 Verbale Gewalt Pflegender gegenüber zu pflegenden Menschen

Eine Auszubildende schildert, wie eine Patientin während der Durchführung einer Pflegemaßnahme schreit und von der genervten Pflegenden zurechtgewiesen wird.

Als ich mit einer Teamkollegin einmal bei einer Patientin war, um ihre Windelhose frisch zu machen, schrie sie, was auch immer lauter wurde, vor Angst. Auf die Nachfrage, wovor sie Angst hat, gab sie zur Antwort: „Vor dem Alleinesein". Daraufhin wurde meine Kollegin sauer und sagte in einem scharfen Ton: „Wissen Sie, Sie sind nicht unsere einzige Patientin und nicht der Mittelpunkt der Erde. Wir haben genügend andere Personen, die wirklich krank sind und unsere Hilfe brauchen. Sie brauchen hier nicht herumschreien, Sie können froh sein, dass wir Ihnen überhaupt helfen und Sie jetzt hier sind. Lernen Sie das zu schätzen und auch, dass Sie zwei Kinder haben, die sich immer um Sie kümmern. Und jetzt Ruhe!" Ich war im ersten Moment sprachlos und schockiert. Ich habe lange darüber nachgedacht und mich entschlossen diese darauf anzusprechen. Allerdings war das Gespräch ziemlich schnell vorbei, da sie nicht darauf einging, sondern schnell vom Thema abgelenkt hat. (S_14_KW_2_15-17)

Die Patientin schreit aus Angst davor, allein zu sein. Die Pflegende entgegnet scharf, sie sei nicht die einzige Patientin, verweist auf andere hilfsbedürftige, wirklich kranke Menschen, fordert sie barsch dazu auf, ruhig zu sein und die momentan gute, durch Pflegende und Kinder gesicherte Versorgungs- und Betreuungssituation wertzuschätzen. Später spricht die zunächst sprachlose und schockierte Auszubildende nach langem Nachdenken die Pflegende auf den Vorfall an, die dessen Thematisierung allerdings nicht zulässt.

4.1.1.2.3 Die Privatsphäre pflegebedürftiger Menschen missachten

Gewalt zeigt sich in der Verletzung der Privat- und Intimsphäre von Menschen. Eine Auszubildende schildert ihre Erlebnisse, als sie Hilfsbedürftige bei der Morgentoilette unterstützt.

Mit eines der schlimmsten Dinge, wie ich finde, ist das Missachten der Privatsphäre. Vor allem beim morgendlichem Toilettengang oder auch der täglichen Körperpflege ist die Privatsphäre oberste Priorität. Manchmal kamen die Vollkräfte einfach mit dem

> *Blutdruckmessgerät ins Bad, denn sie müssen jetzt den Blutdruck messen. Die Patienten hatten kaum eine Chance nein zu sagen, denn unter dem Fragen - ob sie dies dürfen - hatten sie bereits die Manschette am Arm. Da war es den Pflegekräften egal, ob der Patient bzw. die Patientin auf der Toilette oder nackt auf dem Badhocker saßen. Für mich einfach ein Unding. Ich habe auch direkt gefragt, ob man das nicht später machen könnte - als freundliche Antwort bekam ich dann ein: „Nein, weil der Blutdruck nach dem Waschen höher ist." Ich war erst einmal sprachlos, konnte in diesem Moment nichts darauf sagen. Ich erledigte meine Aufgabe in diesem Zimmer und nach Beendigung dieser ging ich auf die Bereichsvollkraft zu. Um das Gespräch zu suchen, da die Patienten ‚ausgeliefert' sind, denn die älteren sagten oft nichts dagegen - sie nahmen es einfach so hin. Ich erklärte der Schwester kurz meinen Stand der Dinge, dass ich es für nicht gut befinde. Es müsse doch die Privatsphäre geschützt werden. ... Daraufhin stimmte mir die Schwester zu, sagte aber im gleichen Augenblick. „Aber das machen hier alle so, ist eben auf der Station gang und gäbe. Außerdem spart es Zeit." (S_14_AT_24-27)*

Pflegende betreten während der Morgentoilette ‚einfach schnell' das Bad und messen den entblößten, wehrlosen und zum Widerspruch unfähigen Menschen den Blutdruck. Die Auszubildende bewertet dieses Verhalten als falsch. Ihre Frage, ob der Blutdruck später gemessen werden kann, wird verneint. Sprachlos beendet sie die Tätigkeiten im Zimmer und sucht erneut das Gespräch mit der Bereichspflegekraft, weil sie die Schutzlosigkeit gerade älterer Menschen nicht hinnehmen will. Die Pflegende stimmt ihr zwar zu, erklärt aber das Verhalten als stationsübliche, Zeit sparende Gewohnheit aller Pflegenden.

4.1.1.2.4 Pflegeaufwändige Menschen nicht ausreichend pflegen

Eine an Juckreiz leidende Patientin hat am ganzen Körper blutige Hautstellen und benötigt offenkundig lindernde Unterstützung.

> *Als mich nun gestern im Spätdienst die eingeteilte Pflegekraft bat ihr beim Lagern zu helfen, sah ich Frau K. wieder. Ihr ganzer Körper und das Bett waren blutig. Überall hatte sie Kratzspuren und getrocknetes Blut kleben. Sie wand sich in ihrem Bett hin und her um sich Linderung von dem Jucken auf ihrem Rücken zu verschaffen, denn sie konnte sich infolge ihrer Immobilität nicht kratzen. Die Pflegekraft bat mich sie zusammen mit ihr hochzulagern. Die Absicht sie sauberzumachen bzw. bemüht darum zu sein, ihr Linderung zu verschaffen, war bei der Pflegekraft nicht zu erkennen. Die Einstellung, sie würde ja morgen früh wieder gepflegt werden, habe ich deutlich verspürt. Ich habe daraufhin ihr schmutziges Krankenhaushemd ausgezogen und ihren Körper mit Bepanthol eingerieben. Die Pflegekraft habe ich gebeten mir Fenistil zu holen, welches ich zum Cremen dazu gab um das Jucken zu lindern. Ich habe ihr das Blut entfernt und*

den Pfleger gebeten eine Notiz in der Kurve zu vermerken, dass der Frühdienst ihr bitte die Fingernägel kürzt und saubermacht. Der Arzt soll sich ihre Haut bitte morgen ansehen und ggf. ein dermatologisches Konzil in Auftrag geben. Nachdem wir die Patientin wieder angekleidet und gebettet hatten, bin ich zurück in meinen Bereich, um dort weiterzuarbeiten. (S_10_SH_8)

Die Pflegende veranlasst zwar die Hochlagerung der Patientin zusammen mit dem Auszubildenden, beabsichtigt aber keine weiteren Maßnahmen, die der Auszubildende dann doch durchführt. Im folgenden Textausschnitt erläutert er, was ihn bei der Pflege dieser Patientin belastet.

1. Mich haben die Aussagen teilweise sehr gestört Frau K. als „Problempatientin" bzw. als „Ei" zu bezeichnen. Ich wusste mit diesen Aussagen nicht mehr anzufangen als sie zur Kenntnis zu nehmen und so stehen zu lassen. Hätte man die gleichen Bemühungen in die Erstellung eines adäquaten Pflegeplans gesteckt wie die, die man aufbrachte mit dem Versuch der Verlegung auf die Gynäkologie des Hauses, dann wäre sie zwar immer noch aufwändig, aber bestimmt keine „Problempatientin" mehr (auf der Gynäkologie wurde sie nicht aufgenommen).
2. Zu sehen, dass anscheinend, so hat es zumindest in diesem Moment auf mich gewirkt, niemand auf Station meine Pflegebemühungen fortgesetzt hat, stimmte mich traurig. Mit dem Gedanken zu spielen, Frau K. für die Nacht so liegen zu lassen, setzte ein wenig Wut in mir frei. Am schlimmsten empfand ich die Aussage der Pflegekraft, dass wir die Patientin am Rücken nicht cremen brauchen, da sie sich ja an dieser Stelle nicht aufkratzen kann. Ich habe der Pflegekraft dann versucht zu erklären, wie sie sich fühlen würde, wenn sie da läge und man ihr aus Bequemlichkeit (ich habe diesen Teil im Gespräch anders formuliert) den Rücken nicht eincremen würde. Sie nahm es zur Kenntnis und ließ mich gewähren.
3. Gern hätte ich die Übergabe dieser Patientin an den Nachtdienst übernommen oder zumindest pflegerisch einige Ratschläge gegeben, doch sehe ich dies außerhalb meiner Kompetenz als Schüler. Ich habe die Übergabe dieses Bereiches nicht mitbekommen und es vorgezogen, mich nicht einzumischen. Was, wie ich glaube, das Richtige für mich in meiner Position als Schüler war. (S_10_SH_9-11)

Der Auszubildende stört sich (erstens) an der Bezeichnung der Patientin als „Ei", für deren Verlegung auf eine andere Station mehr Aufwand betrieben wird als für eine angemessene Pflegeplanung. Er ist (zweitens) traurig darüber, dass die von ihm veranlassten Pflegemaßnahmen nicht fortgesetzt werden, empfindet Wut darüber, dass die Patientin unversorgt bleiben soll, und kritisiert, wie die Pflegende mit persönlicher Bequemlichkeit begründet, dass der

Rücken der Patientin nicht gecremt werden muss. Weil er sich als befugnisloser Schüler begreift, führt er (drittens) weder die Übergabe der Patientin an den Nachtdienst durch, noch gibt er pflegerische Empfehlungen weiter.

4.1.1.2.5 Menschen Schmerzen leiden lassen

Schmerzen sind bekämpfbar, wovon die Auszubildende in der folgenden Pflegesituation ausgeht.

> *Nachdem ich mir einen Überblick verschafft habe, habe ich festgestellt, dass ich die Körperpflege alleine nicht durchführen kann. Darum bat ich eine Kollegin mich zu unterstützen. Immer beim Verändern der Lagerung schrie der Patient und fing auch das Weinen an. Ich schlug deshalb der Kollegin vor eine kleine Pause einzulegen, damit ich in der Kurve nachsehen kann, ob eine Bedarfsmedikation angeordnet ist um diese zu verabreichen. Daraufhin erwiderte die Kollegin, dass er bereits Schmerzmedikamente regulär bekomme und diese reichen müssen. „Deshalb machen wir jetzt schnell fertig und dann ist es gut." Dies geschah vor dem Patienten, der zwar kognitiv etwas verlangsamt ist, aber trotzdem alles bewusst mitbekommt. Nachdem wir die Körperpflege beendet hatten, fragte ich die Kollegen vor dem Patientenzimmer, ob es nicht eine andere Möglichkeit gebe, die Körperpflege für den Patienten etwas angenehmer zu gestalten? Darauf entgegnete sie mir: „Wenn wir bei allen so ein Zinnober machen, werden wir ja nie fertig mit unserer Arbeit!" Ich war über diese Aussage sichtlich schockiert. Wie kann man so abgebrüht sein und einen Patienten in der heutigen Zeit Schmerzen leiden lassen und das bei der Körperpflege, die eigentlich das Wohlbefinden fördern soll? Was muss mit einer Gesundheits- und Krankenpflegerin passieren, damit sie so abgebrüht wird? Werde ich vielleicht auch so, wenn ich längere Zeit im Beruf bin, und sehe nicht mehr, wenn Patienten leiden? Diese Fragen stelle ich mir immer wieder, wenn ich auf Kollegen und Kolleginnen treffe, die solche Aussagen tätigen. (S_14_SS_17-19)*

Die Auszubildende führt zusammen mit der Pflegenden die Körperpflege eines Patienten durch, der bei Lagerveränderung deutlich erkennen lässt, dass er unter starken Schmerzen leidet. Während sie eine Pause gegebenenfalls zur Verabreichung einer Bedarfsmedikation vorschlägt, geht die Pflegende auf den Vorschlag nicht ein, sagt vor dem Patienten, er erhalte bereits Schmerzmedikamente und diese müssten reichen, und führt die Körperpflege weiter bis zum Ende durch. In der dann vor dem Krankenzimmer stattfindenden Diskussion über die Möglichkeit einer angenehmeren Körperpflege äußert die Pflegende Ablehnung aufgrund Zeitmangels. Die Auszubildende schockt, wie „abgebrüht" die Pflegende spricht und fragt sich, warum diese einen pflegebedürftigen Menschen gerade bei der Körperpflege Schmerzen leiden lässt und ob sie vielleicht genauso „abgebrüht" wird.

4.1.1.2.6 Pflegebedürftigen Menschen die Hand wegschlagen

Eine Auszubildende erlebt die Tätlichkeit einer Pflegekraft gegenüber einem Patienten.

> *Eine Pflegekraft zu belehren als Schüler, wie sie mit Patienten verbal und nonverbal umzugehen hat, ist die sprichwörtliche Kirsche auf der Sahne. Gerade ein Patient, der zyanotisch ist und offensichtlich panisch, sollte nicht als nervig empfunden werden, und es sollte ihm auch nicht auf die Hand geschlagen werden, wenn dieser hektisch versucht nach etwas zu greifen, um sich daran festzuhalten und zu beruhigen. Diese Pflegekraft, die jene Patientenhand weggeschlagen hat, löste in mir Emotionen der Wut und des Zornes aus. Wut, weil es nicht der richtige Umgang mit Mitmenschen ist, der Patient nicht als Last gesehen werden sollte, und Zorn, weil die Pflegekraft als Negativbeispiel gehandelt hat und mich zweifeln hat lassen an der Qualität und der Empathie besagter Pflegekraft. Durch meine Reaktion und meine Ermahnung, dies zu unterlassen und die Situation des Patienten zu verstehen, wurde mir entgegengebracht, dass ich mich als Schüler nicht einzumischen habe und gefälligst meiner Arbeit nachgehen soll. Gerade der Patient ist wichtigster Bestandteil meiner Arbeit und solch schlechten Umgang empfand ich als herzlos und in allem Maße unpassend. (S_14_DE_18-20)*

Die Pflegekraft, die einem panischen Patienten auf die Hand schlägt, mit der er sich festzuhalten versucht, erzeugt in der Auszubildenden Wut, weil sie ihn unmenschlich wie eine Last behandelt, und Zorn, weil sie auf diese als Beispiel schlechter Pflege wirkt. Als die Auszubildende die Unterlassung der Tätlichkeit anmahnt und um Verständnis für den Patienten wirbt, wird sie von der Pflegekraft dazu aufgefordert, sich nicht einzumischen.

4.1.1.2.7 Angst der Auszubildenden vor Handgreiflichkeiten psychisch erkrankter Menschen

Ein Auszubildender äußert Angst vor schizophrenen Menschen, indem er sich fragt, wie er zu kommunizieren hat, wenn er von ihnen angesprochen oder angefasst wird.

> *„90 % der Patienten leiden unter einer Form der Schizophrenie", erklärte mir der Stationsleiter. Als er diesen Satz aussprach, wandelte sich das vorhin als großen Respekt bezeichnete Gefühl in Angst um. Muss ich denn Angst haben? Wie soll ich mit den Pat-*

ienten umgehen, wenn sie mich ansprechen? Was soll ich tun, wenn mich jemand angreift? Darf ich handgreiflich werden, wenn mich jemand anfasst? Es schossen mir nur noch diese Fragen durch den Kopf. Ich bekam gar nicht mehr richtig mit, was mir die Leitung noch alles erzählte. (S_11_FB_15)

4.1.1.2.8 Mit aggressiven, psychisch erkrankten Menschen umgehen

Eine Auszubildende berichtet von ihrem ersten sie überfordernden Einsatztag in der Psychiatrie.

> *Im zweiten Ausbildungsjahr war ich eingesetzt in der geschlossenen Psychiatrie. ... Am ersten Tag war ich sehr überfordert mit der Situation, ich habe mir das anders vorgestellt, dass die Patienten richtig gemeingefährlich sind und dass die fixiert werden und dass die ruhiggestellt werden, aber da habe ich falsch gedacht. Da sind gleich drei Patienten auf mich losgegangen, haben mich angeschrien, beleidigt, ich wusste erst einmal nicht, wie ich reagieren soll und wie ich antworten soll. (S_14_NB_15)*

Fälschlicherweise geht die Auszubildende davon aus, dass alle psychisch erkrankten Menschen auf der geschlossenen Station aggressiv sind und deshalb fixiert und sediert werden. Als sie dennoch verbal attackiert wird, ist sie handlungs- und kommunikationsunfähig.

Im folgenden Textausschnitt wird eine Situation sowohl physischer als auch verbaler Gewalt berichtet.

> *Danach haben wir eine Patientin bekommen, sie kam wegen bekannter Manie, sie hat ihre Tabletten abgesetzt wie jeder Patient auf dieser Station. Am ersten Tag bei ihrer Aufnahme hatte sie ihre Medikamente verweigert, ist total ausgeflippt im Raucherbereich und ist auf einen Mitpatienten losgegangen. Dieser Patient hat sich körperlich gewehrt, sodass auf einmal alle Patienten aufeinander losgegangen sind. Mit dieser Situation war ich so was von überfordert, dass ich lieber im Hintergrund geblieben bin ... Diese Patientin, die den Streit angefangen hat, wurde von zehn Pflegern massiv fixiert. Sie hat stundenlang geschrien und hat die Sitzwache beleidigt und zu mir hat sie gesagt, ich zitiere: „Wenn ich hier abgemacht werde, ich schwöre bei Gott, beiße ich dir deinen Kopf ab und den restlichen Körper verarbeite ich zu Hackfleisch.“ Ab diesem Punkt hat es in mir Klick gemacht. (S_14_NB_16)*

Eine manische Patientin geht nach Verweigerung einzunehmender Medikamente auf einen Mitpatienten los, der sich körperlich wehrt, sodass alle psychisch Erkrankten aufeinander losgehen. Die mit der Situation überforderte Auszubildende greift nicht ein und beobachtet, wie die Patientin nach der Fixierung lange schreit, die Sitzwache beleidigt und schließlich die Auszubildende mit dem Tod bedroht.

4.1.1.2.9 Bei Fixierungen zu pflegender Menschen mitwirken

Die Fixierung, die bei Gefahr durch physische Gewalt anzuwenden ist, ist in der Pflege nötig, worüber ein Auszubildender berichtet.

> *Es war anfangs etwas schwer für mich, bei den Fixierungen handgreiflich gegenüber den Patienten zu werden. (S_11_FB_16)*

Obwohl die Fixierung oft unvermeidlich ist, kann sie auch durch andere Maßnahmen verhindert werden. Eine Auszubildende, die davon weiß, berichtet von einem persönlichen Konflikt.

> *Was ich aber wiederum aktuell nicht mehr mit mir vereinbaren kann ... Manche Pflegekräfte gehen mit den Patienten grob und falsch um, ‚stempeln' diese ab und greifen viel zu schnell zur Fixierung, wenn eigentlich andere Maßnahmen noch greifen würden. Hier kommt auch meine Rolle als Schülerin zu tragen. Man weiß hier nicht, inwiefern und inwieweit man etwas dazu sagen darf zur jeweiligen Pflegekraft, da man doch ‚nur' Schülerin ist. Ein Punkt, der mich zum Teil sehr traurig macht ... (S_14_TE_23)*

Ohne zunächst alternative Maßnahmen zu erwägen fixieren Pflegende pflegebedürftige Menschen zu schnell. Die Auszubildende äußert Traurigkeit über die fehlende Möglichkeit, sich als Auszubildende darüber mit Pflegenden auszutauschen.

4.1.1.3 Zusammenfassung und Diskussion

Auszubildende belasten insbesondere zu Ausbildungsbeginn alltägliche Pflegesituationen mit körperlicher Nähe. Indem Pflegende in private, auch intime Bereiche der oft alten und schwerkranken Menschen eingreifen, überschreiten sie nach Stemmer sowohl eigene als auch deren Grenzen, wobei Grenzsituationen sich nicht ausschließlich auf Extremsituationen wie Sterben und Tod beschränken dürften, sondern vielmehr Bestandteile jeder pflegerischen Begegnung bzw. Handlung sind (vgl. Stemmer 2001, 14). Durch die pflegerische Versorgung des „kreatürlichen Körpers" (Gröning 2014, 15) kümmern sich Pflegende um die „[Wieder]Herstellung des zivilisierten Menschen" (Gröning 2014, 112), der unterstützt werden muss oder für die Gesellschaft ein Problemfall ist. Durch die Pflege schwerkranker, alter, dementer oder sterbender Menschen bewahren Pflegende deren Würde und werden zu „Zivilisationsarbeiter[n]“ (Gröning 2014, 112). Häufig werden Auszubildende durch die Durchführung der Körperpflege – insbesondere zu Ausbildungsbeginn – und den Umgang mit Ekelgefühlen belastet, die meist durch unangenehm riechende Körperflüssigkeiten hervorgerufen werden und schwer kontrollierbar sind. Wegen des großen Belastungspotenzials implizieren solche Pflegehandlungen die Gefahr, dass die Menschenwürde verletzt wird. Grenzverletzungen sind in Situationen, die gegenseitiges Vertrauen voraussetzen, möglich, das aber dadurch verloren gehen kann, dass in Pflegebeziehungen Pflegende absichtlich sich inadäquat, z.B. aggressiv oder gewalttätig verhalten (vgl. Teigeler 2017, 23), wie in den Schilderungen Auszubildender klar ersichtlich wird.

4.1.1.3.1 Unterkategorie „Körperliche Nähe aushalten“

Herausforderungen im Umgang mit der Körperlichkeit zu pflegender Menschen sind in vielen Fällen konkretisierbar. Eine Auszubildende beschreibt die körperliche Nähe während der Körperpflege sowie insbesondere während der Intimpflege als extreme Herausforderungen. Sie persönlich fordert der direkte Körperkontakt zu einem beinamputieren Menschen, der sich auch nicht einmal mehr verbal äußern kann. Nach Bischoff-Wanner ist der Umgang mit fremden, alten und nackten Körpern für die zumeist jungen und gesunden Auszubildenden eine neue, oft schockartige Erfahrung (vgl. Bischoff-Wanner 2002, 82-83). Durch die „Veröffentlichung des Körperlichen“ (Gröning 2014, 13) während einer Pflegehandlung entsteht eine verletzungsoffene und beschämende Situation mit beängstigender Wirkung auf Auszubildende. Körperarbeiten sind mit allgemein tabuisierten, ekelerregenden Verrichtungen verbunden, wozu auch die Intimpflege gehört (vgl. Overlander 2001, 81; Gröning 2014, 86-87). Dafür holt sich die Auszubildende, die zwar in intimen Situationen fachlich kompetent sein muss, aber vor allem emotionale Bedürfnisse – sowohl des zu Pflegenden als auch eigene – zu berücksichtigen hat, Unterstützung. Alle Auszubildenden haben Gefühls- und Emotionsarbeit zu leisten, was für sie gerade zu Ausbildungsbeginn sehr anstrengend sein dürfte (vgl. Bischoff-Wanner 2002, 82-83; Gröning 2014, 13). In der Hausarbeit stellt die Auszubildende weiter dar, wie sie nach kurzer Zeit dazu angehalten wird, die Körperpflege schneller durchzuführen, wodurch sie nicht mehr auf Bedürfnisse des zu Pflegenden eingehen kann. Jedoch ermöglicht insbesondere die täglich notwendige Körperpflege eine menschenwürdige Pflege, weshalb sie pflegetheoretisch betrachtet größte Bedeutung hat (vgl. Gröning 2014, 109). Die Auszubildende versteht die Anweisung nicht, befolgt sie jedoch. Der Konflikt der Auszubildenden spiegelt insofern eine durch die Ökonomisierung der Pflege hervorgerufene Belastung, als aufgrund knapper Zeitressourcen der verstehende, achtsame und ressourcenorientierte Umgang mit pflegebedürftigen Menschen immer seltener gelingt.[36]

Eine weitere Auszubildende, die beschreibt, wie sie die Pflege eines Menschen in der letzten Lebensphase wahrnimmt, sieht hilf- und distanzlos dabei zu, wie dieser immer abhängiger wird und sich seiner Hilflosigkeit schämt. „Wer sich schämt, der verachtet sich und ist sich selbst fremd geworden“ (Gröning 2014, 80). Scham ist das bedeutendste und zugleich schmerzhafteste menschliche Gefühl, das Menschen empfinden, wenn sie den eigenen Körper nicht mehr selbstständig pflegen können, wodurch sie zugleich den sozialen Status verlieren (vgl. Gröning 2014, 79). Indem der Patient während der Körperpflege zunehmend Schamgefühle entwickelt, muss zwingend eine pflegerische Grenzsituation entstehen. Schamgefühle nämlich ängstigen Menschen (vgl. Immenschuh; Marks 2014, 16). Die Auszubildende aber will ihn durch ihr professionelles Verhalten unterstützen, indem sie versucht ihn nicht noch zusätzlich zu beschämen. Andernfalls riskiert sie, dass der Patient in der Pflegebeziehung passiv wird und in seiner Scham versinkt (vgl. Immenschuh; Marks 2014, 17).

„Pflegekunst“ (Gröning 2014, 100) zeigt sich darin, dass Pflegende durch eine gezielte Planung von Pflegemaßnahmen und durch die taktvolle Interaktion Schamgefühle zu pflegender Menschen reduzieren. Pflegekunst als professionelle Beziehung ist die Verschränkung pflegerischer Kompetenz mit professionellem Habitus, der wiederum Pflegende eigene Ängste überwinden lässt, wodurch erst eine ‚schamfreiere‘ Beziehung zum Pflegebedürftigen ermöglicht wird (vgl. Gröning 2014, 100 und 136). Ähnlich argumentieren Immenschuh und Marks (vgl. Immenschuh; Marks 2014, 21), die davon ausgehen, dass Pflegende damit beginnen, mit der Scham Anderer umzugehen, in-

[36] Zeit- und Personalzwänge in der Pflege sind von Pflegenden selbst nicht lösbar (vgl. Gröning 2014, 13); vgl. auch Abschnitt 4.2.1.1.

dem sie die eigene Scham enttabuisieren und ihr innerhalb der Pflegebeziehung Raum geben. Erst wenn sie diese persönliche Scham erkennen, dürften sie professionell und würdevoll mit beschämten Menschen umgehen.

Belastend ist wohl auch der Ekel, den Auszubildende im Umgang mit Körperlichkeit empfinden. Wie Scham begleitet der Ekel menschliche Naturhaftigkeit, Fleischlichkeit und Sexualität. Meistens sind Ekelgefühle verbunden mit unangenehmen Gerüchen, die von Ausscheidungen und Körperflüssigkeiten ausgehen und in Pflegesituationen mit körperlicher Nähe besonders stark sind, wobei die Distanz dazu dem Ekelhaften die Intensität nimmt. Scham und Ekel treten immer wieder gemeinsam auf (vgl. Gröning 2014, 82; Ringel 2011, 16 und 19). Dabei wird Ekel sowohl durch dessen emotionales Erleben bemerkbar als auch durch körperliche Veränderungen wie Übelkeit. Körpersprachlich zeigen Betroffene Ekel insbesondere durch persönliche Mimik (vgl. Ringel 2011, 14). Sich ekelnde Auszubildende haben häufig das Bedürfnis, dieses Gefühl und vor allem die sichtbaren Anzeichen des Ekels in jedem Fall zu unterdrücken. Sie suchen sogar bewusst die körperliche Nähe zum ‚Ekel erregenden' Menschen, um ihm zu zeigen, dass sie für ihn da sind. Dieses genuin altruistische Verhalten lässt sich wohl dadurch erklären, dass sich Auszubildende in zu pflegende Menschen einfühlen: *In solchen Situationen hat nicht nur der Patient mit sich zu kämpfen … (S_14_CR_12-13). Denn oftmals fühlt der Pflegebedürftige selbst Abneigung gegen sich (S_10_LW_6).* Auszubildende versuchen eigene Gefühle zu unterdrücken, um zu Pflegende nicht zusätzlich zu belasten. Im Spannungsfeld zwischen eigenen und fremden Gefühlen sind sie vom Ekel mehrfach belastet (vgl. Overlander 2001, 92), worauf sie unterschiedlich reagieren, um trotz Ekels Menschen pflegerisch zu unterstützen: Sie versuchen etwa Übelkeit zu überwinden, unterdrücken mimische Anzeichen von Ekel oder signalisieren *Ich bin da und es ist in Ordnung (S_10_LW_6).* Diese unbewussten Reaktionen sind als Emotionsarbeit zu bewerten (vgl. Gerhards 1988). Hochschild beschreibt drei Techniken der Gefühlsregulierung, die auch die oben angeführten Auszubildenden einsetzen: Mit dem Oberflächenhandeln wird erstens versucht äußere Anzeichen des Ekels zu unterdrücken. Die zwei weiteren Techniken werden beim inneren Handeln angewendet: Man versucht aktiv das Gefühl der Übelkeit zu überwinden, sodass Ekel gar nicht erst empfunden wird. Darüber hinaus werden negative Gefühle wie Ärger über die Situation nicht zugelassen, während gleichzeitig die Einfühlung in den Menschen erfolgt, indem signalisiert wird, dass alles gut ist, wie es ist (vgl. Hochschild 1990). Die von Hochschild beschriebenen Techniken sind zwar durchaus wirksam; falls sie aber dauerhaft eingesetzt werden, könnten sie dazu führen, dass echte und gezeigte Gefühle nicht mehr unterscheidbar sind (vgl. Hochschild 1990, 155).

Dass Ekelgefühle durch Gewöhnung und Training steuerbar sind, bestätigt Krey, die von einem „Abstumpfungsprozess" (Krey 2003, 45) spricht, wodurch indes nicht ausgeschlossen werden kann, dass entsprechende Gefühle unbewusst auf Auszubildende weiterwirken und deren pflegerisches Handeln beeinflussen. Auszubildende könnten gegebenenfalls zwar äußerlich gelassen reagieren, innerlich aber unter Druck geraten, weshalb sie persönliche Ekelgefühle ebenso wie den eigenen Umgang mit ekelerregenden Situationen stets bewusst verarbeiten sollten, wozu allerdings es unabdingbar wäre, dass sie über ihre Emotionen sprechen (vgl. Krey 2003, 44-47). Jedoch fällt es ihnen wohl durchaus schwer, gegenüber Pflegenden Ekel zu thematisieren. Eine Auszubildende berichtet, dass sie auf der neuen Station keine Schwäche zeigen will und den persönlich empfundenen Ekel verbirgt. Overlander bestätigt, dass Auszubildende über ihre Ekelgefühle nicht sprechen: Während nämlich Pflegende sich bei der Durchführung ‚ekelhafter' Pflegehandlungen gegenseitig ablösen, wechseln Auszubildende häufig die Station und müssen sich immer wieder neu in das Stationsteam integrieren. Aufgrund dieser ausbildungsbedingten Situation tun sie sich schwer damit, ihre Ekelgefühle anzusprechen und Pflegende um Unterstützung zu bitten (vgl. Overlander 2001, 91). Sprechen sich jedoch Auszubildende über Ekelerlebnisse nicht aus, distanzieren sie sich wahrscheinlich auch nach Dienstschluss nicht von ihren Ekelgefühlen; insbesondere ihres Geruchsgedächtnisses bleiben sie bewusst, selbst bei räumlicher Distanz, und laufen Gefahr in eine emotionale Dauerbelastung zu geraten: Während sie beruflich mit fremden Körperflüssigkeiten und Ausscheidungen ‚hantieren', können sie im privaten Umfeld das Tabu des Ekels gar nicht oder nur mit Einschränkungen ansprechen. Sprächen sie nämlich über Ekel, würde ihnen wohl als Konsequenz die soziale Stigmatisierung drohen (vgl. Krey 2003, 55-56; Overlander 2001, 89-91).

Zusammenfassend ist festzuhalten, dass Ekelsituationen Grenzsituationen sind und bleiben. Durch Sich-ekeln-können werden Pflegende und zu Pflegende vor Grenzüberschreitungen und Grenzverletzungen geschützt, die durch nichtkommunizierte und nichtreflektierte Ekelgefühle entstehen, weshalb es wichtig wäre, dass alle Pflegende – also Auszubildende eingeschlossen – sich ekeln können (vgl. Ringel 2011, 82). Nach Krey gibt es sogar eine „moralische Form der Ekelerregung“ (Krey 2003, 56): Auszubildende ekeln sich nicht nur vor Pflegebedürftigen, sondern auch vor Pflegenden, die sich respektlos gegenüber zu pflegenden Menschen verhalten.

4.1.1.3.2 Unterkategorie „Konfrontiert werden mit Aggression und Gewalt“
Auszubildende berichten davon, dass Pflegende pflegebedürftige Menschen dadurch entwürdigen, dass sie in deren Tagesablauf eingreifen, sie beleidigen und beschimpfen, abwerten und ihnen Angst machen. Oder sie begegnen ihnen in aggressiver oder gewalttätiger Art und Weise, unterlassen notwendige Pflegehandlungen, werden handgreiflich und fügen ihnen körperlichen Schaden und Schmerzen zu. Verlässt man die induktiv-exemplarische Ebene, lässt sich metasystematisch feststellen, dass Pflegende aktiv und passiv, körperlich und emotional, direkt und indirekt Grenzen verletzen (vgl. Osterbrink; Andratsch 2015, 43-54). Auszubildende belastet es immer wieder, dass aus Zeitmangel auf bittende, bedürftige Menschen keine Rücksicht genommen wird. Sie handeln insofern gegen ihr Berufsethos, als würdevolle Pflege grundsätzlich beziehungs- und bedürfnisorientiert sein sollte (vgl. Immenschuh; Marks 2014, 13). Der Zeitmangel lässt auch Pflegende zu „Opfer[n] struktureller Gewalt“ (Osterbrink; Andratsch 2015, 50) werden. Wahrscheinlich ist davon auszugehen, dass insbesondere die Ökonomisierung in der Pflege als ‚strukturelle Gewalt‘ zur Verrohung Pflegender führen kann; verlieren diese doch ihre Empathiefähigkeit und reagieren auf Wünsche pflegebedürftiger Menschen aggressiv und gewaltbereit (vgl. Gröning 2014, 19; Osterbrink; Andratsch 2015, 167-168).

Auszubildende erleben tatsächlich häufig, wie Pflegende unfreundlich, respektlos, ungerecht mit Pflegebedürftigen umgehen, wofür eine Auszubildende ein illustrierendes Beispiel gibt: Eine pflegebedürftige Patientin, die während des Wechsels der Inkontinenzvorlage ununterbrochen schreit, gibt auf Nachfrage an, sie habe vor dem Alleinsein Angst, und wird von der Pflegenden mit den scharfen Worten *Sie sind nicht unsere einzige Patientin und nicht der Mittelpunkt der Erde (S_14_KW_2_15-17)* zurechtgewiesen. Hier wirkt Gewalt als verbale Grenzverletzung.[37] Das Verhalten der Patientin ist nach Gröning wohl damit erklärbar, dass Pflegebedürftigkeit Angst bewirkt, wonach Pflegebedürftige die soziale und emotionale Nähe zu Pflegenden suchen, die aber häufig eine von ihnen nicht gewollte Nähe verweigern; wollen sie doch von zu pflegenden Menschen nicht vereinnahmt werden. Deshalb konzentrieren sie sich auf die fachliche Durchführung der Pflegehandlung und vermeiden jede – auch kommunikative – Beziehung (vgl. Gröning 2014, 150).

Eine andere Auszubildende schildert, wie Pflegende ungefragt, ohne Erlaubnis und gleichsam selbstverständlich in die Privatsphäre von zu pflegenden Menschen eindringen. So führen sie die Blutdruckmessung während der Körperpflege oder der Ausscheidung an den völlig entblößten Menschen durch. Jeder Eingriff in die Privat- und Intimsphäre verletzt Grenzen, weil ja die Beziehung zwischen Pflegenden und Gepflegten asymmetrisch ist (vgl. Osterbrink; Andratsch 2015, 29). Das deutliche Machtgefälle zwischen Pflegenden und Gepflegten wird durch die strukturellen Rahmenbedingungen im Krankenhaus wie etwa feste Tagesabläufe und die permanente Verfügbarkeit der zu Pflegenden noch verstärkt (vgl. Darmann 2000, 173). Besonders pflegebedürftige Menschen dürften durch die Abhängigkeit von Pflegenden die Möglichkeit autonomer Entscheidungen verlieren und müssen sich ‚mächtigen' Pflegenden fügen. Denn krankheitsbedingt treffen sie keine Entscheidung; oder aber ihnen fehlt die Kraft zum Widerstand. Darmann spricht von „zwingende[r] Macht" (Darmann 2000, 73).

Pflegende erzeugen die Depersonalisierung von Menschen, indem sie antizipierend für sie insofern handeln, als sie räumliche, körperbezogene und psychische Grenzen der zu pflegenden Menschen überschreiten (vgl. Osterbrink; Andratsch 2015, 29-30; Darmann 2000, 73-75): Sie betreten deren Zimmer ohne Anklopfen, beschauen die entblößten Körper, berühren deren Haut und ignorieren das Bedürfnis nach Intimsphäre (vgl. Stemmer 2001, 290-291). Weitere „zwingende Handlungen" (Darmann 2000, 77) sind beispielsweise Menschen nackt liegen zu lassen, Hygieneregeln zu missachten oder während

[37] In der oben beschriebenen Situation verletzt die Pflegende durch ihre Abwehr die seelische Scham der Patientin. Jeder Mensch sollte taktvoll behandelt werden. Taktgefühl ist der feinfühlige und empathische Umgang mit zu pflegenden Menschen, um diese vor Verletzungen zu schützen. Takt zeigt sich insbesondere durch eine auch sprachlich angemessene Distanz (vgl. Gröning 2014, 96-97).

Pflegehandlungen grob mit pflegebedürftigen Menschen umzugehen. Eine Auszubildende berichtet von einer Pflegenden, die einem zyanotischen Menschen auf die Hand schlägt, während dieser panisch nach einem sicheren Halt sucht – für die Auszubildende ein herzloses Verhalten, das damit erklärt werden könnte, dass Pflegende entweder ihr Mitleid verbergen, indem sie sich ‚kalt' zeigen, wodurch sie persönlicher Passivität und Ohnmacht entgegenwirken, oder eine aggressive (Körper)Sprache verwenden (vgl. Immenschuh; Marks 2014, 25-27). Darüber hinaus könnten Pflegende ‚Macht' ausüben, indem sie Menschen Schmerzen leiden lassen. In der Schilderung einer Auszubildenden begründet eine Pflegende, die ungeachtet des vor Schmerzen schreienden und weinenden Patienten die Körperpflege weiter durchführt, ihre Vorgehensweise damit, dass der zu Pflegende bereits Schmerzmedikamente erhielt. Diese Macht ist „verweigernde Macht" (Darmann 2000, 81), d.h. Pflegende bezweifeln oder ignorieren ‚angebliche' Bedürfnisse zu pflegender Menschen, sodass sie eine erforderliche Pflegehandlung nicht durchführen (vgl. Darmann 2000, 81-86). Hinzu kommt, dass Pflegende bewusst gegen den Willen zu Pflegender handeln, weil sie auf eine – aus ihrer Sicht heraus – zu geringe Distanz zu Pflegebedürftigen reagieren (vgl. Darmann 2000, 75-76). Nach Koch-Staube fühlen sie sich durch deren „körperliche Nähe, mit ihrer Nacktheit, ihren Geschlechtsorganen, mit ihren Ausscheidungen, ihren Gerüchen" (Koch-Staube 1997, 240) belästigt. Trotzdem können sie im Umgang mit Körpern zu pflegender Menschen nicht anders handeln als Grenzen zu überschreiten, indem sie in deren Privat- und Intimsphäre eindringen, weil sie in ekelerregenden Situationen intime Verrichtungen durchführen müssen (vgl. Osterbrink; Andratsch 2015, 160). Beispielsweise schildert ein Auszubildender, wie er eine an Juckreiz leidende Patientin wahrnimmt: *Ihr ganzer Körper und das Bett waren blutig. Überall hatte sie Kratzspuren und getrocknetes Blut kleben (S_10_SH_8).* Während er die Patientin säubert und darum bemüht ist, ihren Juckreiz zu lindern, will die Pflegende, mit der er diese Tätigkeit durchführt, seiner Wahrnehmung nach nur schnell fertig werden. Für andere Pflegende auf der Station – so in der Hausarbeit des Auszubildenden – ist die „Problempatientin" ein „Ei", deren Verlegung angestrebt wird, um sie nicht länger pflegen zu müssen. Die als „Ei" abgewertete Patientin wird bloßgestellt und nicht mehr als Mensch mit humanen und sozialen Bedürfnissen, sondern als mühsame, mechanisch zu tätigende Arbeit gesehen (vgl. Lauterbach 2013,

39). Goffman spricht treffend von „Entweihungen, das sind ritualisierte, aber auch unbeabsichtigte Zerstörungen der Ehre und Würde in der Regel mittels Gewalt, Verachtung oder mittels Schmutz oder Verweigerung der Pflege" (Goffman, zit. in Gröning 2014, 22). Die Pflegenden empfinden eine besondere Scham: (erstens) eine Körperscham, die in ihnen durch den blutverklebten, unsauberen Körper der Patientin aufgrund seiner kreatürlichen, fleischlichen Verletzlichkeit ausgelöst wird; (zweitens) eine soziale Scham, d.h. Pflege als Umgang mit unreinen Körpern wird als niedrige Arbeit bewertet und gesellschaftlich verachtet. Mit diesem doppelten Schamgefühl geraten Pflegende in Verzweiflung, werden aggressiv, verrohen und entwickeln die Neigung zur Gewalttätigkeit (vgl. Gröning 2014, 15-18). Waren Auszubildende in ‚aggressive oder gewalttätige Situationen' gegenüber pflegebedürftigen Menschen eingebunden, berichten sie, dass sie das Verhalten davon betroffener Pflegender nicht verstehen. Einige Auszubildende sprechen Pflegende zwar darauf an, werden aber häufig abgewiesen. Pflegende lenken vom Thema ab, begründen ihre Verhaltensweisen damit, dass alle Pflegenden auf der Station so handeln, oder reagieren ‚abgebrüht'. Auszubildende spüren, dass Pflegende Grenzen verletzen, können jedoch nichts dagegen unternehmen. Auch Stemmer stellt fest, dass Auszubildende Grenzverletzungen erkennen, verweist jedoch darauf, dass sie sich den „wahrgenommenen Notwendigkeiten" (Stemmer 2001, 292) unterordnen müssen. Dies bestätigt die Zusammenschau der Hausarbeiten der betroffenen Auszubildenden. Gleichzeitig äußern die Auszubildenden die Befürchtung, wie die kritisierten Pflegenden zu erkalten und das Leid von alten und kranken Menschen nicht mehr zu sehen.

Während Auszubildende in der Psychiatrie eingesetzt sind, empfinden sie meist großen Respekt und tiefe Angst, befürchten vor allem die Konfrontation mit aggressiven psychisch erkrankten Menschen, wobei sie nicht wissen, wie sie gegebenenfalls verbale oder sogar körperliche Angriffe deeskalieren könnten. „Verbale und/oder körperliche Attacke(n)" (Panke-Kochinke 2008, 25) psychisch kranker Menschen sind meist unbewusste Handlungen, keine Gewalthandlungen an sich und nicht persönlich gegen bestimmte Pflegende gerichtet; vielmehr sind psychisch Kranke aufgrund bestimmter Krankheiten aggressiv. Für Auszubildende ebenso wie für examinierte Pflegende dürfte Angst wohl die Kernemotion schlechthin sein. Auszubildende erleben seelische Gewalt, weil sie im Umgang mit aggressiven Menschen entweder vorgestellten, d.h. antizipierten oder tatsächlichen Bedrohungen ausgesetzt sind (vgl. Panke-Kochinke 2008, 26-31). Sie beschreiben ihre Unsicherheit in aggressionsbeladenen Situationen und wünschen sich klare, gleichsam aussagenlogische Verhaltensregeln. Kognitiv nachvollziehbare Denk- und Handlungsweisen sind jedoch wirkungslos, weil ängstliche, aggressive Menschen, die in ganz anderen „Sinnwelten" (Panke-Kochinke 2008, 33) leben, kognitiv nicht mehr erreichbar sind. Durch ein inneres Ungleichgewicht schlägt deren Angst möglicherweise irrational in Wut oder Gewalttätigkeit um. Auszubildende dagegen sehen sich in der Notwendigkeit, situativ angemessene Lösungen zu finden; d.h. Angst ist Ausgangspunkt sowohl von Gewalt als auch für deren Minimierung. Damit Auszubildende aggressiv handelnde Menschen verstehen, könnten sie versuchen deren Handlungslogik nachzuvollziehen; und zwar durch hermeneutisches Fallverstehen, sodass sie die angespannte Situation erfolgreich meistern und womöglich eigene Ängste verringern (vgl. Panke-Kochinke 2008, 33-36 und 53). Gleichzeitig müssen sie sich durch eine situationsangemessene Distanz schützen, um nicht persönlich verletzt zu werden (vgl. Panke-Kochinke 2008, 40-41). Beruflich ist Distanzierungsfähigkeit sicherlich unabdingbar, doch gerade für Auszubildende ist sie eine anspruchsvolle Herausforderung. Denn in der Pflege psychisch Kranker werden Pflegende zu deren „Hilfs-Ich" (Gröning 2014, 114), wodurch sie sich selbst verlieren könnten. Gröning zufolge riskieren sie im Sinne einer kritischen Klimax, persönlich entweiht, dann beschämt und „in der Massierung der Scham" (Gröning 2014, 114) aggressiv zu werden. Damit sie diesen zweifelsohne gewaltstimulierenden Risiken entgehen, wäre es wichtig, dass sie ausreichend Achtung und Respekt durch andere Menschen außerhalb der ‚Hilfs-Ich-Situation' erfahren. Durch Fixierungen werden Gepflegte und Pflegende geschützt, wobei Auszubildende dazu verpflichtet sind, Gewalt als legitimes Mittel der Fürsorge anzuwenden. Auch wenn sie zum Schutz eines Menschen handeln, empfinden sie dessen Fixierung als Belastung. Durch das notwendige Pflegehandeln wird der schutzbedürftige Patient zu einem „Störfaktor, der eine *gute Pflege* verhindert" (Panke-Kochinke 2008, 46; kursiv im Original).

Das Machtmittel der Fixierung ist zwar eine „zwingende Handlung" (Darmann 2000, 77), aber anders als die oben aufgeführten zwingenden Handlungen eine legitime Maßnahme, weshalb Pflegende sie offen als gegebenenfalls notwendig und unausweichlich verteidigen (vgl. Darmann 2000, 75-78). Doch nach Aussage von Auszubildenden würden Fixierungen als „insbesondere freiheitsbeschränkende Maßnahmen“ (Osterbrink; Andratsch 2015, 53) verharmlost und oft zu schnell vorgenommen, ohne überhaupt andere Maßnahmen zu erwägen.[38]

4.1.2 Schwierige Gespräche führen

Herausforderungen Auszubildender in schwierigen Gespräche wurden in die zwei Kategorien „Gespräche mit zu pflegenden Menschen und Angehörigen“ und „Gespräche mit Sterbenden und Angehörigen“ zusammengefasst.

4.1.2.1 Gespräche mit zu pflegenden Menschen und Angehörigen

4.1.2.1.1 Zu Ausbildungsbeginn Kontakt mit pflegebedürftigen Menschen aufnehmen

Schwierigkeiten entstehen, weil Auszubildende schüchtern und zurückhaltend sind, wie eine Auszubildende berichtet.

> *Schon dieser erste Einsatz hat mich verändert. Ich habe festgestellt, dass es mir anfangs gar nicht so leicht fiel, mit den Patienten wirklich in Kontakt zu kommen. Damals war ich sehr schüchtern und habe mich nicht getraut bzw. habe ich nicht gewusst, wie ich mit den Patienten kommunizieren kann bzw. soll. (S_14_MS_9)*

Sie findet bei der Körperpflege nicht die passenden Worte, sodass sie diese wortlos durchführen muss.

> *... wie ich denn mit dem Patienten ins Gespräch komme, wenn ich diesen zum Beispiel wasche, denn es war mir immer sehr unangenehm, vermutlich auch dem Patienten, solch eine Tätigkeit schweigend durchzuführen. (S_14_MS_9)*

Unsichere Auszubildende wissen, dass in der Pflegebeziehung Kommunikation wichtig ist. Im folgenden Zitat erläutert ein Auszubildender die Schwierigkeiten, mit dem Patienten ein gelungenes Gespräch zu führen, wobei er

---

[38] Auf ein weiteres Moment sei in diesem Zusammenhang hingewiesen: Pflegende empfinden nicht selten so große Angst vor möglichen Attacken von zu pflegenden Menschen, dass sie selbst aggressiv werden und diese vorschnell fixieren (vgl. Panke-Kochinke 2008, 53).

Angst davor empfindet, nicht sensibel genug mit Pflegebedürftigen zu sprechen.

Als mein erster Einsatz auf meinen Weg zum Gesundheits- und Krankenpfleger begann, trat ich den Patienten sehr schüchtern gegenüber. Zum Beispiel bei der Durchführung der Körperpflege musste ich mir jeden Satz überlegen. Dabei hatte ich große Angst etwas Falsches zu sagen, weil ich den direkten Kontakt mit kranken Menschen erst erlernen musste. Die einzigen Erfahrungen, die ich hatte, beschränkten auf ein einwöchiges Praktikum. Ich hörte den examinierten Pflegekräften bei ihren Patientengesprächen zu und versuchte dies nachzuahmen. Leider gelang es mir nicht sehr gut und dieses verstärkte meine Selbstzweifel. Ich musste einen Weg finden um mich zu verbessern. Daheim übte ich Sätze vor dem Spiegel, aber in den konkreten Situationen fehlten mir trotzdem die richtigen Worte. Ich wollte die Patienten in ihrer Situation aufmuntern. Sie sollten sich schließlich trotz Krankenhausaufenthalt wohl fühlen. Oft ging ich mit mir unzufrieden nach Hause und überlegte, was ich tun könnte. Dabei kamen mir oft Zweifel, ob dies auch der richtige Beruf für mein gesamtes Arbeitsleben ist. (S_14_MT_8-12)

Trotz vielfältiger Bemühungen gelingt es ihm nicht, ein Gespräch zu beginnen und zweifelt schließlich an sich selbst. Er will zwar durch die Wahl passender Worte eine angenehme Atmosphäre für pflegebedürftige Menschen schaffen, aber seine Unzufriedenheit lässt ihn fragen, ob er den richtigen Beruf gewählt hat.

4.1.2.1.2 Kommunikative Aufgaben der Ärzteschaft übernehmen

Auszubildende müssen Kommunikationsdefizite der Ärzteschaft ausgleichen, die zu schnell bzw. undeutlich spricht oder eine unverständliche Fachsprache verwendet.

Eine Auszubildende ist überfordert mit der Beantwortung medizinischer Fragen.

„Schwester, was machen die heute mit mir?“ oder „Was hat der Arzt heute bei Visite gesagt? Der hat so genuschelt, den hab ich gar nicht verstanden. Können Sie mir das nochmals erklären?“ sind Aussagen, die ich während der Ausbildung jeden Tag gesagt bekomme. Als Schülerin habe ich mich oft überfordert gefühlt, solche Fragen zu beantworten. Diese Sätze haben in mir Wut ausgelöst, da es die Aufgabe der Ärzte ist, die Patienten aufzuklären. Die Patienten hören nicht, was der Arzt sagt, und wenn sie es hören, dann verstehen sie kein Wort, da so viele Fachbegriffe verwendet werden, die sie noch nie zuvor gehört haben. Diese Situationen nerven mich, weil ich mich jedes

Mal frage: Warum wissen die Patienten besser Bescheid, wenn ich es ihnen erkläre, als wenn es ein Arzt erklärt? (S_14_MW_9-10)

Die defizitäre Kommunikation der Ärzteschaft lässt die Auszubildende wütend werden, weil sie in eine Situation gedrängt wird, für die sie nicht verantwortlich ist; wird sie doch dazu genötigt, zu pflegenden Menschen unverständliche Inhalte ärztlichen Sprechens ‚übersetzen' zu müssen. Patienten bedürfen insbesondere bei schlechten Prognosen intensiverer Gespräche. Eine Auszubildende bestätigt, dass zwar die Ärzteschaft den kranken Menschen die schlechte Nachricht eröffnet, aber Pflegende sie auf Nachfrage erläutern müssen.

Auch das Überbringen von schlechten Nachrichten in Bezug auf lebenslange Erkrankungen ist schwer. Die Überbringung wird zwar vom Arzt gemacht, aber viele Patienten trauen sich nicht, beim Arzt genauer nachzufragen. Die Schwestern werden oft viel gefragt und es ist unangenehm, auf solche Fragen zu antworten. Man ist in diesen Fällen auch oft „Kummerkasten" für die erkrankten Patienten. (S_10_RG_K_12)

Die Auszubildende wird zum „Kummerkasten", d.h. mit ihr wollen zu Pflegende ausführlich über alles sprechen, was mit der unbekannten Situation der ‚neuen' Erkrankung zusammenhängt.

Die professionelle Distanz in solchen Situationen zu wahren ist kompliziert. Man möchte für den Patienten da sein, muss aber auch für die anderen Patienten präsent sein. Will der Patient mit der Pflegekraft sprechen, so muss man Gesprächsbereitschaft zeigen. Aber diese darf nicht zu lange dauern. Das muss man dem Patienten zeigen. Es sollte nicht zu hart für den Patienten sein und er soll sich nicht abgelehnt vorkommen. Man sollte auch nicht zu tief in das Gespräch eingehen, da sonst möglicherweise die Unterhaltung nur schwer gestoppt werden kann. Bleibt man nur oberflächlich, so geht es dem Pflegepersonal nicht so nahe. (S_10_RG_K_12)

Die Auszubildende schildert insofern ein konflikthaltiges Dilemma, als sie sich zwar jedem einzelnen pflegebedürftigen Menschen voll widmen will, aber alle Menschen zu betreuen hat. Sie verfügt über wenig Zeit für ein ‚wirkliches' Gespräch mit dem Patienten, dem sie den Zeitmangel mitteilen muss, ohne ihn zu verletzen.

4.1.2.1.3 Verlust der Nähe-Distanz-Balance

Durch ‚echte' Kommunikation entstehen intensive Beziehungen, was eine

Auszubildende ausführlich am Beispiel ihrer Freundschaft mit einem kleinen, schwer erkrankten jemenitischen Mädchen schildert, das ohne Eltern in Deutschland behandelt wird.

Jedoch mit der Zeit betreute ich sie immer mehr und wir wurden Freunde. Ich brachte ihr ein wenig Deutsch und meinen Namen bei, sodass sie jeden Morgen, wenn ich ihr Zimmer betrat, schon meinen Namen rief und sich freute, dass ich da bin, und abends, wenn ich Spätdienst hatte und ich sie um 19.00 Uhr in ihr Bett brachte und ihr immer noch etwas vorgelesen habe und danach dann nach Hause gegangen bin, war sie immer so traurig, dass sie das Weinen anfing und ich oft, bis sie eingeschlafen war, noch an ihrem Bett gesessen bin. (S_10_LV_K_2)

Die Auszubildende kümmert sich um das Mädchen auch nach Dienstschluss. Sie fährt in ihrer Schilderung damit fort, dass sie sich als Berufsanfängerin aufgrund der intensiven Beziehung zu dem kranken Kind insofern wichtig fühlt, als sie für es da sein kann.

Als eines Tages wieder eine Blutentnahme anstand, war es genau das Gleiche, ... und ich fühlte mich in dieser Situation super, da ich dachte: „Du im ersten Kurs, die sich noch mit nichts auskennt und eigentlich von nichts eine Ahnung hat, hat jetzt eine so wichtige Rolle.“ Das war echt ein tolles Gefühl für mich. (S_10_LV_K_3)

Hinzu kommt, dass die für den befristeten Aufenthalt in Deutschland bestellte Pflegemutter und die Auszubildende um die Gunst des Mädchens konkurrieren.

Als ich einmal während des Frühdienstes in ihr Zimmer kam und etwas holen wollte, saß ihre Pflegemutter an ihrem Bett und schaute mich an, als ich hereinkam, und sagte nur mit einem Unterton: „Ach ja, da ist L... wieder, nun bin ich abgeschrieben.“ Da sich die Kleine freute mich zu sehen, aber der ‚Mutter‘ war ich ein wenig ein Dorn im Auge. Dies traf mich sehr, da ich das Mädchen gern hatte und mich nun von ihr zurückziehen musste. (S_10_LV_K_4)

Am letzten Arbeitstag auf der Station kommt es zur Trennung. Auszubildende und Patientin sehen sich zum letzten Mal. Sie fühlt Trauer und Angst um das Mädchen, das nach der Entlassung nach Hause zurückkehrt, ohne dass dessen medizinische Versorgung gesichert wäre.

> *Als ich dann schließlich die Station ... verlassen musste, war ich sehr traurig, da ich wusste, das kleine Mädchen muss wieder zurück in seine Heimat. Ich weiß, dass die medizinische Versorgung dort nicht so gut ist wie hier und wenn ich ehrlich bin, habe ich Angst um sie gehabt. Ich dachte mir, vielleicht wird sie dort sterben oder ihr wird es einfach nur schlecht gehen. Vielleicht muss man dort für die medizinische Versorgung in einem Krankenhaus eine Menge Geld zahlen. (S_10_LV_K_7)*

Im Rückblick erkennt die Auszubildende den Mangel an professioneller Abgrenzung und räumt fehlende Distanz ein.

> *Ich denke einfach, dass ich mich ihrer zu sehr angenommen habe und mit ihr ein zu persönliches Verhältnis aufgebaut habe. Das ist etwas, was ich bis heute immer noch nicht gelernt habe, ich lasse manche Geschichten der Patienten zu nah an mich heran und denke auch nach Dienstschluss zu viel darüber nach. Aber ich habe einfach noch keinen Weg gefunden damit klarzukommen. (S_10_LV_K_7)*

4.1.2.1.4 Mit schwierigen pflegebedürftigen Menschen und Angehörigen kommunizieren

In schwierigen Gesprächen werden häufig *unverständliche Reaktionen von Patienten und Angehörigen* (S_14_DE_4) sowie *undankbare und unhöfliche Patienten* (S_10_IL_K_34) erlebt.

Eine Auszubildende will helfen, pflegebedürftige Menschen aufzumuntern und ihnen etwas Gutes tun, wobei es ihr die zu Pflegenden nicht leicht machen.

> *Das nächste Thema, das mich beschäftigt hat, ist immer für eine gute Atmosphäre zu sorgen für die Patienten, obwohl es nicht immer leicht bei manchen Patienten ist. Während meiner praktischen Ausbildung habe ich gesehen, dass manche Patienten, die nicht so viel Pflegeaufwand benötigen, die Zeit mit bestimmten Wünschen wegnehmen von solchen Patienten, die einen ganz hohen Pflegeaufwand benötigen, wie z.B. bettlägerige Patienten oder Patienten, die nicht nur immobil sind, sondern sich nicht verständlich oder gar nicht äußern können oder Probleme mit der Sprache haben. Es gibt Patienten, die läuten und keine fünf Minuten warten können, obwohl wir ihnen erklären, dass es viele Patienten gibt, die man lagern muss, und deswegen hat das gedauert, bis dass jemand kommt. (S_14_AF_2_15)*

Die Auszubildende gerät durch Menschen in einen Konflikt, die eine hohe pflegerische Präsenz einfordern, weil sie auch andere Menschen versorgen muss, die ihre Bedürfnisse nicht artikulieren können. Für sie ist es eine Herausforderung, diese pflegerische Notwendigkeit zwar höflich, aber deutlich zu kommunizieren. Nicht nur zu Pflegende, sondern auch Angehörige benötigen Unterstützung. Eine Auszubildende fragt sich,

> *... wie werde ich den Angehörigen gerecht, ohne die Patienten zu vernachlässigen? (S_12_AF_5)*

Eine andere Auszubildende berichtet.

> *Und dann kommen die Angehörigen mit den verschiedenen Beschwerden, was ich vielleicht noch nicht mit genug Professionalität bewältigen kann. (S_14_AF_2_15)*

Wieder eine andere Auszubildende beschreibt ihre Erfahrungen auf einer Station, wo aufgrund Personalmangels mit Angehörigen nicht ausreichend gesprochen werden kann, deren Unzufriedenheit mit der momentanen Situation die unerfahrene Auszubildende hinnehmen muss.

> *Es ist viel zu wenig Personal auf der Station ... Oft wollen die betroffenen Menschen und Angehörigen einfach nur reden und jemanden, der zuhört. Das muss aber auch erst einmal gelernt sein. Der Umgang mit Angehörigen ist oft schwierig und braucht oft viel Geduld. So kann es einmal passieren, dass man als Pflegekraft den ganzen Frust, die Ungewissheit über die Situation und die Hilflosigkeit der Angehörigen abbekommt. (S_10_IL_K_43)*

4.1.2.1.5 Menschen in kritischen Situationen begleiten

Auszubildende fordert besonders der Umgang mit kranken Menschen, die in eine Krise geraten.

Einer Auszubildenden fällt es zu Ausbildungsbeginn schwer, emotionalen Menschen in fester Ruhe zu begegnen und entsprechend zu kommunizieren. In solchen Situationen alleine gelassen ist sie überfordert.

> *Als Gesundheits- und Krankenpflegerin ist Empathie im Kontakt mit Patienten unabdingbar. Patienten sind Menschen, die sich gerade in einer Sinn- und Lebenskrise befinden. Oft sind Patienten sehr emotional und Zweck von mir ist hierbei, dem Patienten Halt und Sicherheit zu geben. Gerade am Anfang meiner Ausbildung fiel es mir schwer, dies den Menschen zu geben. Oft war ich alleine überfordert und fand nicht die richtigen Worte. (S_14_TW_17)*

Eine andere Auszubildende stellt fest, trotz einer professionellen schulischen Vorbereitung sei jeder traumatisierte Mensch mit dessen Angehörigen eine Herausforderung für sie, weil sie situativ angemessene Entscheidungen treffen muss.

> *Ich habe anhand dieser Situationen festgestellt, dass man in der Krankenpflegeschule zwar wirklich gut und umfassend auf mögliche Belastungssituationen vorbereitet wird, allerdings kann man den Umgang mit traumatisierten Patienten und deren Angehörigen nie vollends üben. Jeder Patient ist eine Herausforderung für sich, bei der ich mir im Klaren darüber sein muss, wie weit muss und kann ich gehen, um ihm nicht zu nahe zu treten. (S_14_JS_23)*

Im folgenden Textausschnitt wird der Verlauf der krisenhaften Begegnung einer Auszubildenden mit einer emotional stark belasteten Patientin und deren Angehörigen konkretisiert.

> *Sie verlor innerhalb eines halben Jahres beide Beine. Da die Patientin den Verlust des ersten Unterschenkels noch nicht verarbeitet hatte und bei diesem schwierigen Lebensereignis keinen professionellen psychologischen Beistand hatte, fiel sie in ein noch tieferes Loch. Frau X war seit ihrer zweiten Amputation total apathisch oder verfiel in stundenlange Weinkrämpfe. Weder ihre Familie noch das Pflegpersonal konnten ihr gut zureden oder sie beruhigen. Oft stellte sie mir die Frage: „Warum ausgerechnet ich?" Ich konnte ihr diese Frage einfach nicht beantworten. Ich machte mir oft Gedanken, warum ich Frau X dies nicht beantworten konnte. Oft versuchte ich Frau X mein Mitgefühl und Verständnis für ihre traurige Lage zu zeigen, jedoch musste ich objektiv und ehrlich bleiben. Immer wenn ich die Station zu Dienstbeginn betrat, merkte ich, wie die Spannung in der Luft lag. Ich merkte, dass nicht nur meine Mitkollegen, sondern auch ich das Zimmer von Frau X immer mehr mieden. Es war eine schwierige Situation, da nicht nur die Patientin psychisch angeschlagen war, sondern auch ihre Angehörigen nervlich sehr belastet waren. (S_12_JD_7-8)*

Die Patientin überträgt ihre tiefe Trauer auf das Umfeld. Deren Frage, warum sie von der Amputation getroffen worden sei, kann die Auszubildende in ihrer Rat- und Hilflosigkeit nicht beantworten. Zunächst versucht sie ihr zwar empathisch, aber wahrhaftig zu begegnen. Schließlich meiden aufgrund der nicht aushaltbaren „Spannung" sowohl die Pflegenden als auch die Auszubildende den Umgang mit der Patientin, wobei auch die Angehörigen unter der psychischen Belastung leiden.

Im Gegensatz dazu berichtet eine weitere Auszubildende eine sie tief berührende Situation ungewollter Nähe, aus der sie sich nicht befreien kann, sodass sie die Balance zwischen Nähe und Distanz verliert.

> *Ich habe mich dafür entschieden, da mich diese Situation mehrere Tage beschäftigte, mich tief berührte und während einer benoteten praktischen Begleitung deutlich zum Vorschein kam, dass ich mit der Situation total überfordert bin und an meiner Grenze, was Nähe und Distanz angeht, angekommen bin. Auch möchte ich mit dieser Arbeit aufzeigen, dass ich mit der Situation und meinen persönlichen Kompetenzen völlig überfordert war. (S_12_SO_4-5)*

Sie schildert einen hochbetagten, stets gut gelaunten Mann, der sich immer für alle Pflegetätigkeiten bedankt, bei denen sie ihn unterstützt. Dann gibt sie folgendes Gespräch wieder.

> *Er sei so dankbar dafür, dass wir für ihn da sind und ihm helfen, obwohl er so ein schlechter Mensch sei. Ich fragte, warum er dieses Gefühl hat, ein schlechter Mensch zu sein. Herr B. fing an zu weinen und versucht mir schluchzend zu erzählen, wie er damals im Weltkrieg aus der Slowakei geflohen ist, er beschuldigt wurde, er, Bomberpilot, habe Frauen und Kinder getötet, als die Bomben abgeworfen wurden. Traumatische Erlebnisse aus dem Weltkrieg legte er mir dar, er fühlte sich schuldig und könne nicht mehr schlafen, seit Jahren belasten ihn diese Gedanken und Träume. Ich konnte ihn etwas beruhigen, was leider nicht lange anhielt, da er immer wieder schreckliche Erinnerungen äußert, weint und völlig aufgelöst aufzufinden war. (S_12_SO_7-9)*

Die Auszubildende hört, wie der Patient unter Tränen von seinen massiven traumatischen Kriegserlebnissen erzählt: Er sei dafür beschuldigt worden, als Bomberpilot wehrlose Menschen getotet zu haben, was ihn seit Jahren nicht mehr schlafen lässt. Für kurze Zeit kann die Auszubildende ihn beruhigen.

Trotz der schockierenden Erzählungen des aufgewühlten Patienten beschließt sie ihn am nächsten Tag im Zusammenhang mit ihrer benoteten Praxisbegleitung zu versorgen.

> *In der Hoffnung, ihm ginge es am nächsten Tag besser, ging ich am nächsten Tag in Begleitung eines Lehrers zu Herrn B. ins Zimmer, wo ich ihn zurückgezogen und weinerlich auffand. Ich ging zu ihm, nahm seine Hand und fragte, was los war. Es kreisten immer noch dieselben Gedanken in seinem Kopf herum, damals vom Krieg, der Gefangenschaft, die Bomben und seine toten Kollegen, zwischen denen er eines Tages aufwachte, er erzählte mir alles ganz genau. Ich setzte mich zu ihm, er lehnte sich an mich*

> *und versuchte mich zu umarmen. Ich war hilflos, ratlos, wusste nicht, was ich sagen sollte, wie ich ihn beruhigen konnte und wollte diese Nähe zu diesem Patienten eigentlich meiden. Hinter meinen Rücken stand mein Lehrer, der auf meine Reaktion wartete, was ich jetzt sagen würde und wie ich handle. Doch ich stand eisern da, musste mir selbst die Tränen verdrücken, weil ich zum einen mit der Situation überfordert war - und zum anderen tat mir Herr B. so leid, es muss furchtbar sein, so was miterleben zu müssen, Menschen zu töten und selbst zwischen toten Kameraden aufwachen zu müssen. Dieses Szenario spielte sich in meinem Kopf ab und ließ mir einen richtig dicken Kloß im Hals aufkommen. Irgendwie schaffte ich es, dass sich der Patient die Körperpflege durchführen ließ. Er bedankte sich hundert Mal bei mir, dass ich ihm ein offenes Ohr schenkte. Dabei hatte ich selbst ein total schlechtes Gewissen, weil ich ihm eigentlich gar nicht helfen konnte und keine guten Worte fand um ihn zu beruhigen. (S_12_SO_7-9)*

Der Patient erzählt der Auszubildenden wiederum ausführlich von persönlichen Kriegserlebnissen, dieses Mal allerdings sucht er auch deren Nähe, gegen die sie sich zwar körperlich sträubt, die sie aber widerwillig zulässt. Gleichzeitig spürt sie hinter sich die Anwesenheit des Lehrers, von dem sie beobachtet wird. Mit unterdrückten Tränen reagiert sie sowohl aufgrund des Gefühls, mit der Situation überfordert zu sein, als auch aus Mitleid mit dem Patienten nicht, um dann doch die Körperpflege durchzuführen; allerdings schlechten Gewissens, weil sie ihn in ihrer Hilflosigkeit nicht beruhigen kann. Dieses Erlebnis lässt die Auszubildende nicht los.

> *Doch mich beschäftigten diese Gedanken weiterhin, wieso konnte ich in diesem Moment nichts sagen? Was hätte ich sagen können um ihn zu beruhigen? Und was hätte ich sagen können um die Situation für mich leichter zu machen und das Ganze nicht so nah an mich heranzulassen? Zu diesem Zeitpunkt zweifelte ich sehr an meinen Kompetenzen! An meiner Fähigkeit eine gute Gesundheits- und Krankenpflegerin zu werden. Ich konnte zwar ganz genau meine Grenze erkennen, aber nicht situationsgerecht damit umgehen. Ich war mir in diesem Moment meiner Stärken und Schwächen nicht bewusst und konnte nicht flexibel auf die sich verändernde Bedingung reagieren. (S_12_SO_11-12)*

Die Auszubildende überdenkt zwar ausführlich das ihrer Bewertung nach nicht situationsangemessene Verhalten während der belastenden Praxisbegleitungssituation, kennt aber nicht ihre Stärken und Schwächen, um die eigene Überforderung zu bewältigen. Sie zweifelt an ihren Kompetenzen einschließlich ihrer beruflichen Eignung.

4.1.2.1.6 Begleitung Angehöriger in Krisen

Die Krankheit eines Menschen wirkt sich auf sein familiäres Umfeld aus, wobei die Betreuung Angehöriger fester Teil einer entsprechenden Pflegesituation ist.

Eine Auszubildende berichtet von einer Wachkomapatientin, die sie während des Einsatzes in der Wohngruppe einer ambulanten Intensivpflegestation pflegt.

> *In diesem Bericht handelt es sich um eine Patientin, die durch die Erkrankung in ihrem eigenen Körper gefangen ist und von ihrer Familie auf unterschiedliche Art und Weise unterstützt wird; eine Situation, die mir sehr nahe ging und mich nicht losließ. Sie zeigt deutlich, ... wie schwierig der Umgang mit der erkrankten Person ist - sowohl für das Pflegepersonal als auch für Angehörige. (S_11_AJ_4)*

Die Auszubildende wird emotional davon berührt, dass die Familienmitglieder – hier die Eltern der Patientin und deren Sohn – mit der schwierigen Situation unterschiedlich umgehen.

> *Die Eltern von [der Patientin] A. erzählten mir jedes Mal, wie schrecklich sie es finden, dass ihr einziges Kind [d.h. der Sohn von A.] seine Mutter seit dem tragischen Ereignis nie gesehen hat, obwohl sie ein sehr gutes Verhältnis zueinander hatten. Man merkte richtig die Wut in der Stimme der Großeltern. Zugegebenermaßen konnte ich den Sohn schon verstehen - vielleicht war er immer noch nicht dazu bereit, seine Mutter in solch einem Zustand zu sehen, und wollte die schönen Erinnerungen mit ihr nicht durch ihren Anblick zerstören? Ich versetzte mich in seine Lage und der Gedanke daran, dass meine Mutter ihr Leben komatös im Bett verbringen müsste, war mehr als schrecklich! Wenn man einen Menschen verliert, der einem sehr viel bedeutet, der einen großgezogen hat und der nicht nur Mutter, sondern gleichzeitig auch bester Freund ist bzw. war, dann muss man auch damit rechnen, dass die Reaktion heftig ausfällt, wenn dieser Mensch plötzlich fehlt. Nur wie sollte ich das so den Großeltern sagen? So direkt konnte ich das natürlich nicht. Ich meinte nur, dass es für ihn bestimmt immer noch schwer ist, dieses Ereignis zu verarbeiten, und er noch Zeit braucht. „Ach, der braucht eine Tracht Prügel", war die Antwort. Ich merkte, dass es nicht einfach war, als Außenstehender richtig zu antworten, aber vielleicht waren es auch die Angehörigen, die keine andere Meinung akzeptierten und der Frage nach dem „Warum" (ihr Sohn seine Mutter nicht besucht hatte) nicht auf den Grund gingen, sondern nur ihre Vermutungen spielen ließen? (S_11_AJ_6)*

Die Großeltern sind wütend auf den Enkel, weil er die kranke Mutter noch nie besucht hat. Dessen Verhalten versucht die Auszubildende zu verstehen, indem sie sich einfühlend fragt, ob er noch nicht dazu bereit wäre, die komatöse Mutter zu sehen. Sie findet den Gedanken an den möglichen Verlust eines geliebten Menschen schrecklich und rechnet dabei mit einer starken Abwehrhaltung der davon betroffenen Angehörigen. Nicht offen mit dieser persönlichen Einschätzung auf die Vorwürfe der Großeltern reagieren zu können, belastet sie. Sogar ihre nur vorsichtige Äußerung, für den Enkel sei es bestimmt immer noch schwer, das Ereignis zu verarbeiten, und er brauche noch Zeit, wird von den Großeltern abgelehnt.

4.1.2.2 Gespräche mit Sterbenden und Angehörigen

4.1.2.2.1 Sterbenden und Angehörigen gegenüber nicht die passenden Worte finden

Eine Auszubildende muss dem Sohn einer Patientin deren unmittelbar bevorstehenden Tod mitteilen.

> *Relativ am Anfang des ersten Ausbildungsjahres wurde ich mit so einer emotionalen Situation konfrontiert. Eine Patientin auf der Gynäkologie verstarb in meinem Beisein. Ihr Sohn kam auf mich zu und bat um Hilfe, weil mit seiner Mama etwas nicht in Ordnung sei. Als ich das Zimmer betrat, musste ich feststellen, dass die Frau im Sterben lag. Ich musste dem Sohn beibringen, dass seine Mama versterben wird und dass es wichtig ist, dass er jetzt bei ihr ist. ... Dieser Moment war sehr schwer für mich. Ich wusste nicht, wie ich mich gegenüber dem Mann und auch gegenüber der sterbenden Frau verhalten sollte. (S_14_CW_2_11-12)*

Die Auszubildende weiß zwar, dass sie dem Sohn raten muss seiner moribunden Mutter beizustehen, weiß aber nicht, wie sie mit beiden betroffenen Personen sprechen soll.

Eine weitere Auszubildende fragt sich, was sie antworten soll, als ihr eine Mutter vom Tod des eigenen Kindes erzählt.

> *Was sagt man in solch einer Situation? Kann in so einem Moment überhaupt noch etwas Positives sagen? Wie reagiert man am besten? (S_10_VS_K_11)*

Eine dritte Auszubildende belastet es, nicht zu wissen, wie es Sterbenden kurz vor dem Tod geht.

> *Für mich war es sehr schwer, mich im ersten Ausbildungsjahr mit dem Thema Sterben und Tod auseinanderzusetzen. Vor allem war mir nicht bewusst, ob der Patient Schmerzen hat oder wie es ihm kurz vor dem Tod ging, und andererseits musste ich viel über die Angehörigen nachdenken, was man ihnen sagen muss, wie man ihnen das sagt, wie man reagiert, wenn sie weinen. (S_12_MJ_2)*

Sie denkt häufig darüber nach, was sie Angehörigen Sterbender sagen muss, wie sie dabei vorgehen soll und wie sie weinenden Angehörigen professionell begegnet.

Wieder eine andere Auszubildende berichtet, wie sie sich die Pflege und Betreuung Sterbender vorstellt und welche Schwierigkeiten damit sie hat.

> *Als Pflegeperson muss man eine Anlaufstelle für Probleme und offene Fragen für den Patienten sein. Man begleitet den Pflegebedürftigen auf seinem letzten Lebensweg und versucht so zu pflegen, dass die Wünsche und Bedürfnisse des Betreuten im Vordergrund stehen. Dies gestaltet sich oft als schwierig, da man das Gefühl hat, dass man die Bedürfnisse und Wünsche des Patienten nicht kennt. Natürlich spricht man mit Angehörigen, aber wissen diese oft so genau, wie der Pflegebedürftige über das Sterben gedacht hat bzw. wie es sich dieser vorstellt? Es fällt schwer, mit dem Sterbenden selbst über den Tod und seine Ängste zu sprechen, da es ja in der heutigen Gesellschaft meist ein Tabu-Thema ist und man als Pflegekraft nicht weiß, ob der Patient darüber sprechen möchte. (S_10_LW_2)*

Die Auszubildende tut sich hart damit, Bedürfnissen und Wünschen Sterbender zu entsprechen, weil sie diese nicht kennt. Sie erfährt auch von den Angehörigen nicht, wie sich der Patient das eigene Sterben vorstellt. Weil sie unsicher ist, ob dieser über das gemeinhin tabuisierte Sterben sprechen will, wagt sie nicht, mit diesem über dessen Ängste zu sprechen.

Eine weitere Auszubildende kritisiert, dass sie erst im dritten Ausbildungsjahr zum Thema Sterben und Tod unterrichtet worden ist.

> *Ein großes Problem, finde ich, ist, dass der Unterricht über Tod und Sterben erst im dritten Kurs stattfindet. Das Wissen hätte mir sehr in dieser Situation geholfen. Auch der Umgang mit Beschuldigungen von Seiten der Patienten und Angehörigen hätte mir vorher mehr gebracht als erst jetzt. Oft musste ich viel einstecken und wusste keinen Hintergrund dazu. (S_10_IL_K_47)*

Mit Professionswissen hätte sie Anschuldigungen von zu pflegenden Menschen und Angehörigen aktiv begegnen können, anstatt diese nur hinzunehmen.

4.1.2.2.2 In Gesprächen mit Sterbenden und Angehörigen die professionelle Distanz verlieren

Ein Auszubildender schildert eine ihn stark berührende Begegnung beim Gebet mit einem sterbenden Patienten und dessen Ehefrau.

> *Sie bedankte sich und erzählte mir von ihrem Leben und dass ihr Ehemann wohl bald sterben müsste. Aus diesem Grund hat sie auch den Vorhang von zuhause mitgenommen, dass er noch einmal den häuslichen Geruch in der Nase hätte. ... Nun kniete sich die Dame ans Bett, faltete die Hände und wollte beten, in diesem Moment, ich weiß auch nicht warum, fragte ich sie, ob sie Unterstützung bräuchte. Also sprach ich, auch mit gefalteten Händen am Bett stehend, ein paar Worte, die mir noch aus der Bibel einfielen und mir gerade in den Sinn kamen. Die Tränen musste ich zurückhalten, was in dieser Stimmung wirklich schwer war. Am Ende meiner Worte bedankten sich die beiden älteren Herrschaften mit einem Lächeln bei mir und ich machte dann das, wofür ich gekommen war, nämlich die Vitalzeichen zu messen. Es war während der Messung ganz ruhig im Zimmer, wir waren wohl alle darüber sehr ergriffen, was gerade hier geschehen war. Ich zitterte etwas beim Anlegen der Blutdruckmanschette. Zudem hatte ich eine Gänsehaut, die deutlich an meinen Armen sichtbar war. Als ich nach getaner Arbeit das Zimmer verließ, war ich fix und fertig, irgendwie ausgelaugt. (S_12_AF_12-13)*

Nachdem der Auszubildende der Ehefrau des Patienten spontan angeboten hat, am Gebet teilzunehmen, spricht er einige Worte mit und bemüht sich dabei nicht zu weinen. Während der anschließenden Blutdruckmessung nimmt er die Stille im Raum wahr, die er damit erklärt, dass alle Anwesenden von der Situation berührt sind. Als er das Zimmer verlässt, ist er total erschöpft. Weil ihn die Situation lange Zeit intensiv beschäftigt hat, erinnert er sich in vergleichbaren Situationen immer daran.

> *Allein dass mir dieses Ereignis noch immer in genauer Erinnerung ist, zeigt, wie es mich beschäftigt hat und immer wieder in die Gedanken zurückkommt, wenn ähnliche Situationen eintreten. (S_12_AF_16)*

Aufgrund fehlender Erfahrungen fürchtet sich eine Auszubildende vor schwierigen Gesprächen mit den Angehörigen Verstorbener.

> *Doch ich habe auch gemerkt, dass mir manchmal einfach die langjährige Erfahrung fehlt, um spontan auf schwierige Situationen zu reagieren und spontan mit ihnen umgehen zu können. Trotz allem habe ich manchmal immer noch Angst und bin nervös vor schwierigen Gesprächen mit den Angehörigen. Denn es ist immer eine unangenehme Aufgabe. Natürlich gab es auch Situationen, die mich verunsichert haben. Der Umgang mit den Angehörigen, die richtige Wortwahl und passende Antworten. Aber vor allem, dass ich Gefühle für eigentlich ‚fremde' Menschen hatte. Es war ungewöhnlich, einem ‚fremden' Menschen so nahe kommen zu können, was in meinem Beruf mehr als der Fall ist. Durch die tägliche Pflege und den täglichen Kontakt baut man oft eine persönliche Beziehung auf, die einem allerdings nicht ‚zu nahe' gehen sollte. (S_10_VS_K_23-24)*

Die Auszubildende empfindet schwierige Gespräche mit Angehörigen als unangenehm. Während sie darüber verunsichert ist, nicht zu wissen, was sie sagen soll, wird sie vor allem durch ihre Gefühle fremden Menschen gegenüber irritiert. Sie empfindet die im Pflegeberuf übliche Nähe zu Fremden als ungewohnt. Sie weiß um die Wichtigkeit professioneller Distanz trotz entstehender persönlicher Beziehungen.

Eine weitere Auszubildende bittet Pflegende in emotionalen Situationen um Unterstützung, weil sie sich sehr davor fürchtet, mit den Anforderungen von Sterbenden und Angehörigen nicht professionell genug umzugehen.

> *Hauptsächlich in Situationen, in denen die Emotionen von Patienten und Angehörigen ‚überkochen' und sehr schlecht kontrollierbar werden, wendet man sich oft an die Pflegekräfte, um Unterstützung und ggf. auch Vermittlung zu erfahren. Der Eintritt dieser Fälle bereitete mir teilweise große Angst, da ich es mir nicht zutraute, in einer solchen Situation kompetent genug zu handeln, um die Erwartungen von Patienten und Angehörigen zu erfüllen. In der konkreten Situation fürchtete ich mich davor, etwas Falsches zu sagen beziehungsweise taktlos zu erscheinen. Diese Angst, einen Fehler in einer solch wichtigen, angespannten und kritischen Situation zu begehen, lähmte mich förmlich und nahm mir die Möglichkeit und auch die Bereitschaft, mich mit einer gewissen Distanz zu persönlichen Empfindungen mit eben diesen Situationen zu beschäftigen. Während der Phase meiner persönlichen Reflexion ergab sich für mich eine weitere Erkenntnis - mein eigener Umgang mit Nähe und Distanz zu von mir zu betreuenden Patienten war zu diesem Zeitpunkt sehr unsicher und von mir weniger stark gewichtet, als es retrospektiv gesehen nötig gewesen wäre. Die Empathie und das emotionale Ge-*

spür, das ich mein Eigen nennen darf, setzte ich zu dieser Zeit für mich sehr unvorteilhaft ein, indem ich mich selbst viel zu sehr von den Emotionen und der kritischen Situation des Patienten und seiner Angehörigen beeinflussen ließ. Dass ich mir selbst und schließlich auch meinen Patienten durch diese unprofessionelle Verhaltensweise mehr schadete als half, erschloss sich mir in dieser Situation nicht. (S_14_LF_10-12)

Die Auszubildende fürchtet sich davor, wegen unpassender Worte als indiskret wahrgenommen zu werden. Weil sie große Angst vor einem Fehler in einer angespannten und kritischen Situation hat, ist sie handlungsunfähig und auch nicht dazu bereit, sich emotional distanziert mit schwierigen Gesprächssituationen auseinanderzusetzen. Wenn sie ihren Nähe-Distanz-Umgang mit zu pflegenden Menschen reflektiert, bewertet sie sich selbst als sehr unsicher und kommt im Rückblick zur Erkenntnis, ihn ernster nehmen zu müssen. Sie sieht, dass sie ihr selbst und den pflegebedürftigen Menschen unbemerkt mehr schadet als hilft, nachdem sie es zugelassen hat, von emotionalen zu pflegenden Menschen und Angehörigen stark berührt zu werden.

4.1.2.2.3 Pflegende lassen pflegebedürftige Menschen in Krisensituationen alleine zurück

Ein Auszubildender schildert, wie eine Patientin bei der Visite erfährt, dass sie bald sterben wird.

Schließlich war es Zeit für die Visite und wie jeden Tag gingen wir mit dem Arzt von Patientenzimmer zu Patientenzimmer. Für eine schätzungsweise 50-jährige Patientin hatte der Arzt leider eine sehr schlechte Diagnose und Prognose. Bei ihr hatten sich bereits im gesamten Körper Metastasen gebildet und man gab ihr noch ein paar Monate zu leben; es war keine Therapie mehr möglich. Genauso kurz und knapp angebunden und total distanziert teilte der Arzt dies der Patientin mit. Die Pflegekraft stand einfach nur daneben ohne sich zu rühren. Und ich wusste auch nicht, was ich nun machen sollte. Natürlich brach die Patientin in Tränen aus, aber meine Kollegen gingen nicht darauf ein, sondern verließen das Zimmer. Draußen vor der Tür fragte ich dann, ob ich nochmals nach der Patientin sehen und etwas für sie tun könnte. Die Reaktion der Pflegekraft darauf war: „Das kannst du schon machen, wenn dir das wichtiger ist als die weitere Visite.“ Ich ging erneut zu der Patientin. ... Als ich das Zimmer wieder betrat (es war nicht viel Zeit vergangen, seit wir das Zimmer verließen), saß sie am Bettrand und weinte noch. Ich wusste nicht so recht, was ich machen sollte, also nahm ich mir einen Stuhl und setzte mich neben sie. Ich wollte ihr damit signalisieren, dass ich jetzt Zeit für sie habe. Ich nahm ihre Hand und merkte, wie sie meine Hand ganz fest drückte, und dann liefen ihre Tränen noch mehr. Auch ich musste mich sehr beherrschen, nicht auch noch in Tränen auszubrechen, da ich solch eine Situation vorher noch nicht erlebt hatte. Für ein bis zwei Minuten saßen wir einfach da, es fielen keine Worte. Dann löste sie ihre Hand, schenkte mir ein kurzes, aber ernst gemeintes Lächeln und sagte: „Danke, T...“ Ich fragte, ob sie noch etwas brauche; sie verneinte. Dann legte sie sich ins Bett und ich verließ das Zimmer. (S_12_TS_1_5-9)

Der Auszubildende nimmt wahr, wie der Arzt der betroffenen Patientin die schlechte Prognose lapidar mitteilt, und bewertet dessen Art als vollkommen unpersönlich. Er steht genau wie die Pflegekraft nur da und fühlt sich handlungsunfähig. Obwohl die Patientin zu weinen begonnen hat, verlassen die an der Visite Beteiligten das Zimmer. Mit Erlaubnis der Pflegenden geht der Auszubildende zurück in das Zimmer der am Bettrand sitzenden und weinenden Patientin. Um ihr zu signalisieren, dass er jetzt für sie da ist, setzt er sich zu ihr. Beide nehmen sich eine kurze Zeit lang an der Hand; sie weint noch mehr. Weil er eine solche Situation noch nicht erlebt hat, kann der Auszubildende selbst kaum die Tränen zurückhalten. Dann lässt die Patientin dessen Hand los und bedankt sich lächelnd. Nachdem der Auszubildende das Zimmer verlassen hat, nimmt er wieder seine Arbeit auf, ohne von der Pflegenden auf die weinende Patientin angesprochen zu werden.

Meine Kollegin sprach mich nicht mehr auf die Situation an und ich sagte ebenso nichts mehr dazu. Aber in meinem Inneren begann es zu arbeiten. Ich ließ diese Situation immer wieder Revue passieren und kam zu dem Entschluss, dass ich meiner Ansicht nach absolut richtig gehandelt habe. Ich ärgerte mich sehr über das Verhalten meiner Kollegin, als sie in diesem Moment einfach nichts zu der Patientin sagte und nur wortlos danebenstand. Sie hätte ihr doch zumindest die Hand auf die Schulter legen können oder sagen, dass sie gleich noch einmal nach ihr sehen wird, da jetzt gerade Visite ist. (S_12_TS_1_10)

Erst später denkt der Auszubildende so lange über die erlebte Situation nach, bis er sich sicher ist, richtig gehandelt zu haben. Er ärgert sich über das passive Verhalten seiner Kollegin der Patientin gegenüber, da er meint, sie habe zumindest signalisieren müssen, dass sie später für diese da sei. Obwohl der Auszubildende weiß, wie wichtig ein angemessenes Nähe-Distanz-Verhältnis für die psychische Gesundheit Pflegender ist, fordert er von ihnen Empathie, wenn sie Menschen in einer Krisensituation vorfinden.

Natürlich ist es sehr wichtig, das richtige Verhältnis von Nähe und Distanz zu wahren. Man darf auch nicht die Schicksale der Patienten zu seinen eigenen Schicksalen werden lassen, sonst geht man mit der Zeit psychisch zugrunde. Aber ein gewisses Maß an Anteilnahme - so finde ich - muss dem Patienten zukommen und wir als Pflegekräfte müssen für unsere Patienten in schwierigen und kritischen Situationen da sein. (S_12_TS_1_12)

Auch nach der oben berichteten Situation versteht der Auszubildende nicht, warum die Pflegende sich gegenüber der Patientin gleichgültig verhalten hat.

Eine Sache ist für mich allerdings unbeantwortet geblieben - und zwar im Hinblick auf das desinteressierte Verhalten der examinierten Pflegekraft: Lassen einen der ständige Stress und Druck bzw. die teilweise vorherrschenden verbesserungswürdigen Arbeitsbedingungen derart abstumpfen, dass einem das Patientenschicksal so kalt lässt? Oder hat es andere Gründe? Eine Antwort auf diese Frage konnte ich bis jetzt - ungefähr eineinhalb Jahre nach dem Ereignis - noch nicht finden. (S_12_TS_1_22)

Er fragt sich (ohne Antworten zu wissen), ob die schlechten Arbeitsbedingungen das ‚Kaltwerden' Pflegender verursachen oder ob es anders begründbar ist.

4.1.2.2.4 Den letzten Wunsch des Sterbenden nicht erfüllen können

Ein sterbender Patient, der von der berichtenden Auszubildenden gepflegt wird, reagiert enttäuscht auf die Mitteilung, dass er einen letzten Ausflug nicht unternehmen kann, und löst damit in ihr einen Zwiespalt aus.

Einen weiteren Patienten betreute ich in der ersten Woche auf der Station. Es war ein Herr Mitte 40 mit Kolon-CA, der Primärtumor hatte bereits metastasiert. ... In den letzten zwei Wochen des Patienten wollte die Station für ihn organisieren, dass er ein letztes Mal noch seinen Weiher sehen konnte, doch aufgrund seines immer schlechter werdenden Gesundheitszustandes konnte dieser Wunsch leider nicht mehr erfüllt werden. Als dann noch der Satz „Aber das werde ich alles nie wiedersehen!" fiel, wurde mir bewusst, mit welchen belastenden Pflegesituationen eine Gesundheits- und Krankenpflegerin in Konflikt geraten kann. Die notwendige Distanz in solch einer Situation ... zu halten ist sehr schwer. Nähe und Distanz in dem Beruf Gesundheits- und Krankenpflege sind sehr bedeutend. Ich darf nicht auf den Patienten zugehen ohne Gefühl und ohne Einfühlungsvermögen, sprich nicht mit einem Satz wie „Ach, das wird schon wieder!" den Patienten anlügen und ihm falsche Hoffnungen machen. Das zeigt, dass zu viel Distanz zu dem Patienten besteht. Wiederum im Patientenzimmer in Tränen auszubrechen, die Geschichte des Patienten nach Hause mitzunehmen, den eigenen Alltag von diesen Patienten bestimmen zu lassen, einfach seinen Beruf zu nah an sich heranzulassen ist auch wieder nicht korrekt. (S_10_RR_K_4)

Die Auszubildende verfügt in emotionalen Situationen über eine geringe professionelle Distanz: Einerseits darf sie mit dem Patienten nicht gefühllos und unehrlich kommunizieren. Andererseits soll sie vor ihm nicht weinen und dessen belastendes Schicksal Teil des eigenen Alltags werden lassen. Nachdem sie die oben berichtete Situation erlebt hat, fragt sie sich:

Was sage ich zu dem Patienten? Wie reagiere ich? Wie gehe ich damit um? Was kann ich tun um die letzten Tage des Patienten angenehm zu gestalten?
Geantwortet habe ich zu diesem Zeitpunkt dem Patienten nichts, ich war überfordert. Ich habe möglichst schnell versucht auf ein anderes Thema zu kommen, habe meine Pflegetätigkeiten zügig verrichtet und bin rasch aus dem Zimmer gegangen. Draußen habe ich eine Schwester von diesem einen Satz erzählt und sie gefragt, wie sie reagiert hätte, sie konnte mir keine Antwort geben. An diesem Tag konnte ich mit dem Thema Nähe und Distanz nicht umgehen, ich habe niemand weiteren nach einer Möglichkeit gefragt, wie ich reagieren hätte können. Es gibt auch keine ‚Generallösung' für dieses Thema, man muss situationsgerecht handeln. Als ich an diesem Tag zuhause war, dachte ich darüber nach, was ich antworten hätte können, ich fand keine Antwort darauf. 18 Monate später nahmen wir im Unterricht das Thema ‚Nähe und Distanz' durch sowie ‚Wie gehe ich mit Sterbenden um?' Da wurde mir bewusst, wie ich reagieren hätte können. (S_10_RR_K_7-8)

Die überforderte Auszubildende geht nicht auf die Aussage des Patienten ein und lenkt das Gespräch auf ein anderes Thema. Nachdem sie ihre Aufgaben erledigt hat, verlässt sie zügig das Zimmer. Sie erhält auch von der Pflegenden, die sie um Rat fragt, keine Antwort, bleibt distanzunfähig und befragt keine anderen Menschen mehr. Sie geht davon aus, dass sie immer situativ-individuell handeln muss. Auch zuhause denkt sie ergebnislos über eine richtige Antwort nach, auf die sie erst eineinhalb Jahre später kommt, nachdem sie in den Themen Nähe und Distanz sowie Umgang mit Sterbenden unterrichtet worden ist. Nach ihrer Überzeugung haben ausnahmslos alle Auszubildenden Schwierigkeiten damit Sterbenden zu begegnen, weil sie häufig alleine gelassen werden.

Für Auszubildende ist es nicht einfach, mit so einer Situation zurechtzukommen. Sie werden mit sterbenden Patienten konfrontiert und oft, nicht immer, mit der Situation allein gelassen. In der theoretischen Ausbildung wird über das Thema ‚Sterben und Palliativpflege' leider erst im dritten Jahr gesprochen, doch viele werden schon viel früher damit in der praktischen Ausbildung konfrontiert. Ein Leben endet und Patienten sterben, das ist jedem klar, doch wie man damit umgeht, muss man erst erlernen und man muss seine eigenen Erfahrungen in diesem Themengebiet machen und für sich selber herausfinden, wie man mit diesen Situationen umgehen kann. (S_10_RR_K_11-12)

Erst im dritten Ausbildungsjahr lernen Auszubildende theoretische Handlungsmöglichkeiten kennen; doch gleich am Anfang ihrer praktischen Ausbildung müssen sie sich schon mit Sterbenden auseinandersetzen. Die Auszubildende weiß, dass Menschen auch sterben, doch den Umgang damit muss sie durch eigene Erfahrungen erlernen.

4.1.2.2.5 Mit den verzweifelten Angehörigen des Verstorbenen kommunizieren

Eine Auszubildende wird durch den Umgang mit verzweifelten Angehörigen besonders stark gefordert.

Es kamen noch viele Momente, in denen dieses Thema für mich zur Überforderung geführt hat. Das Schlimme ist nicht die Arbeit mit dem Patienten, sondern die Angehörigen und die Verzweiflung, die der Verlust eines Menschen mit sich bringt. (S_12_JB_13-14)

Einer weiteren Auszubildenden fällt die Kommunikation mit Angehörigen über Verstorbene, die sie betreut hat, schwer.

Der Umgang mit den Angehörigen des Gestorbenen ist auch nicht einfach, da man eine Beziehung zu dem Patienten aufgebaut hat und nun mit den Angehörigen darüber sprechen muss. (S_10_RG_K_9)

Eine dritte Auszubildende empfindet weniger Angst vor dem Sterben von Menschen als vor der Kommunikation mit den davon betroffenen Angehörigen. Dabei muss sie nämlich das auch emotional geprägte Verhältnis zwischen Nähe und Distanz jeweils situativ austarieren.

Jedoch ist es oft nicht die Tatsache, dass jemand verstorben war, an sich, die mir so Angst machte. Es war eher die Konfrontation mit den Angehörigen. Wie überbringt man eine schlimme Nachricht? Wie nahe darf ich den Angehörigen kommen? Welche Gefühle darf ich zulassen? (S_10_VS_K_12)

Eine andere Auszubildende vermeidet den Kontakt zu Angehörigen aus Angst davor, deren Fragen nicht beantworten zu können und darüber hinaus keine passenden Worte für die Beileidsbekundung zu haben.

> *Als die Angehörigen zum Abschiednehmen kamen, habe ich den Kontakt zu ihnen gemieden, da ich Angst hatte, dass sie mir Fragen stellen, die ich aufgrund mangelnder Erfahrung nicht beantworten könnte. Zudem wusste ich nicht, wie ich mit den Angehörigen umgehen soll und wie ich mein Beileid ausdrücken sollte. (S_12_PW_9-10)*

Wieder eine andere Auszubildende berichtet von ihrer Ratlosigkeit im professionellen Umgang mit Angehörigen Verstorbener.

> *Es ist enorm wichtig, die Angehörigen richtig zu betreuen, eine Gesprächsebene zu finden und diese nicht ‚abzutrösten', bis sie einen Arzt sprechen können. Ich befand mich auch am Anfang in dieser Situation, als ich nicht mehr wusste, wie ich die Angehörige weiterhin betreuen kann. Angefangen hat es während meines Jahrespraktikums ... Bei meinem damaligen Einsatz auf einer Station kam ich zum ersten Mal richtig mit dem Thema Tod, Patient und Angehörige in Berührung. In der Frühschicht eines Tages verstarb eine Patientin. Die Angehörigen waren vor Ort. Ihr Ehemann, der zuvor bis zum letzten Atemzug jeden Tag an ihrem Bett gesessen ist, und zwei ältere Söhne, die ihre Mama nochmals sehen wollten. Ich erinnere mich, als wäre es erst gestern gewesen, wie ihre Angehörigen das Zimmer verließen und auf mich zukamen, drückte ich ihnen fest meine Handfläche an das Schulterblatt und äußerte mein Beileid. Ich stand da und wusste nicht, wohin mit meinen Gedanken, ich dachte viel darüber nach, was ich ihnen noch sagen konnte und was davon hilfreich wäre. Die Pflegekraft kam zum richtigen Zeitpunkt und nahm mir diese Situation ab. Es war eine ‚Erleichterung' für mich in diesem Moment. (S_14_VR_3-5)*

Die Auszubildende wird während des Jahrespraktikums zum ersten Mal mit Sterbenden und deren Angehörigen konfrontiert. Sie erinnert sich der Familienangehörigen einer gerade verstorbenen Patientin, denen sie in ihrer Aufregung knapp kondoliert, obwohl sie eigentlich noch mehr Trostworte zu ihnen sprechen will. Als sie von einer Pflegekraft abgelöst wird, ist sie erleichtert.

In der Hausarbeit einer weiteren Auszubildenden reagiert eine Angehörige heftig, als sie vom Tod der Schwester erfährt.

> *Wie ich danach erfuhr, war dies eine weitere Schwester der Patientin, zu der sie aber keinen Kontakt hatte. Die Schwester hat es nur flüchtig erfahren und war daraufhin*

> *gleich gekommen. Die Frau konnte sich nur schwer beruhigen und war sichtlich überfordert mit der Situation und den Gefühlen, die auf sie zukamen. Dies war eine der Situationen, die mich regelrecht überfordert haben. Ich werde es nie vergessen, wie ich mich in diesem Moment gefühlt habe. Ich war einfach panisch. Ich konnte auch zugegebenermaßen dabei keinerlei Distanz wahren, da es mich sehr berührte. Für mich war es oft schwierig, Nähe und Distanz abzugrenzen, da ich für alle Menschen das Beste wollte und eventuell auch die Augen davor verschlossen habe, dass nicht allen Menschen geholfen werden kann. (S_12_JB_9-10)*

Die tief berührte, panisch überforderte Auszubildende kann sich nicht von dem Erlebnis distanzieren. Ihre mangelnde Abgrenzungsfähigkeit erklärt sie damit, dass sie damals nicht wahrhaben wollte, nicht allen Menschen helfen zu können.

4.1.2.3 Zusammenfassung und Diskussion

Auszubildende dürften Gespräche mit pflegebedürftigen Menschen und Angehörigen besonders dann belasten, wenn eine – intensive – emotionale Nähe zu Betroffenen und zu deren Angehörigen entsteht. In den Hausarbeiten schildern Auszubildende annähernd gleiche Situationen, die zu emotionalen Beanspruchungen führen. Zusammenfassend gibt es sechs ‚Szenarien': Emotionale Beanspruchung entsteht in Gesprächssituationen,

1. die gleichzeitig mit körperlicher Nähe zu pflegebedürftigen Menschen verbunden sind;
2. in denen ‚schwierige Inhalte' thematisiert werden;
3. in denen intensive Beziehungen zu pflegebedürftigen Menschen bestehen;

dann in Gesprächssituationen

4. mit ‚schwierigen', d.h. fordernden zu pflegenden Menschen und Angehörigen;
5. mit emotional belasteten zu pflegenden Menschen und Angehörigen;
6. mit Sterbenden bzw. mit Angehörigen sterbender oder verstorbener Menschen.

Auszubildende beschreiben häufig, dass sie unsicher sind, wenn sie anspruchsvolle Gespräche führen, denn keinesfalls wollen sie durch ‚falsche' Worte Gefühle von Pflegebedürftigen und Angehörigen verletzen, sondern Betroffene und Beteiligte professionell unterstützen. Eine Auszubildende beschreibt ihren pflegerischen Anspruch:

> *Als Gesundheits- und Krankenpflegerin ist Empathie im Kontakt mit Patienten unabdingbar ... Oft sind Patienten sehr emotional und Zweck von mir ist hierbei, dem Patienten Halt und Sicherheit zu geben (S_14_TW_17).*

Auszubildende leisten Gefühlsarbeit, indem sie zu Pflegende und deren Angehörige in besonderen Lebenslagen unterstützen; aber in emotionalen Situationen überschreiten sie eigene emotionale Grenzen insoweit, als sie nicht nur mit den Betroffenen fühlen, sondern auch mit ihnen leiden. Gefühlsarbeit ist unverzichtbarer Teil pflegerischer Arbeit, denn Pflegende begegnen kranken, pflegebedürftigen Menschen, die in Ausnahmesituationen lernen müssen mit einer veränderten Lebenssituation umzugehen, d.h. sie sind dazu gezwungen, sich mit der ‚neuen' Krankheit auseinanderzusetzen und sie anzunehmen. Während des Krankenhausaufenthalts übernehmen sie zudem eine passive Rolle, die als „empfangende Objekthaltung" (Bischoff-Wanner 2002, 53) für Menschen schwer erträglich ist, womit sie sich allerdings abfinden müssen.

Auch im Umgang mit Sterben und Tod leisten Pflegende Gefühlsarbeit, indem sie während der letzten Lebensphase Sterbende und deren Angehörige begleiten und unterstützen. Nach dem Tod eines Menschen sind sie für die trauernden Hinterbliebenen da (vgl. Bischoff-Wanner 2002, 53). Gefühlsarbeit, die stets mit Körperarbeit verschränkt ist, wird ad hoc geleistet, d.h. Pflegehandlungen haben immer auch eine emotionale Komponente (vgl. Strauss et al. 1980, 635). Darüber hinaus ist Gefühlsarbeit unterschiedlich ausgeprägt: Durch Trostarbeit versuchen Pflegende die Stimmung von zu pflegenden Menschen positiv zu beeinflussen. Sie leisten ferner Fassungsarbeit, wenn sie weinende Menschen und deren Angehörige beruhigen. Mit Identitätsarbeit unterstützen sie zu Pflegende bei existenziell bedeutsamen Veränderungen (vgl. Strauss et al. 1980, 648; Wittneben 2001, 607). Pflegende begleiten kranke Menschen und Angehörige emotional, wenn sie die situativ bedingte Not erkennen, wodurch Gefühlsarbeit „Mittel zum Zweck [wird], kein Zweck an sich" (Bischoff-Wanner 2002, 65) ist.

Arbeit leisten gemeinhin nicht nur Pflegende, sondern auch Erkrankte, wenn sie lernen mit den Auswirkungen ihrer Erkrankung weiterzuleben. Pflegende unterstützen diese Lernprozesse durch pflegerische Basisarbeitsleistungen, d.h. durch interaktionsintensive Pflegehandlungen wie Informations-, Aushandlungs-, Gefühls- und Wohlbefindensarbeit (vgl. Hellige 2002, 75). Unterließen Pflegende die emotionale und soziale Unterstützung und orientierten sie sich ausschließlich an den „teilweise aggressiven medizinischen Behandlungsmethoden“ (Corbin 1994, zit. in Hellige 2002, 19), würden sie nach Corbin „eine Absage an [ihre] moralische Verantwortung“ (Corbin 1994, zit. in Hellige 2002, 19) erklären.

Wenn Ausbildende von schwierigen Gesprächen berichten, führten sie diese meist mit Menschen, die aufgrund ihrer Erkrankung mit einschneidenden Lebensveränderungen konfrontiert wurden und sich in unterschiedlichen Krankheitsphasen befanden. So berichten Auszubildende von Menschen, die zu Krankheitsbeginn die Diagnose erfuhren, während andere sich in einer kritischen Phase und wieder andere in der letzten Lebens- bzw. Sterbensphase befanden. Speziell chronische Krankheiten verlaufen mit unterschiedlichen physiologischen, psychologischen und soziologischen Phänomenen. Indem Pflegende nach dem Illness-Trajectory-Framework-Modell[39] (vgl. Corbin; Strauss 2004) arbeiten,[40] unterstützen sie Menschen dabei, die Krankheit anzunehmen, mit ihr zu leben und zu sterben (vgl. Hellige 2002, 70-71).Viele Auszubildende berichten, dass diese Arbeit ihnen häufig schwerfällt und dass sie von entsprechenden emotional anrührenden Situationen meist lange betroffen waren. Pflegende haben einen sehr engen, meistens auch intimen Kontakt zu Menschen, die sie pflegen, wodurch sie neben dem physischen vor allem auch das emotionale Leid der Betroffenen erleben und zusammen mit ihnen durchleiden (vgl. Hellige 2003, 63). Dazu kommt, dass Pflegende die Pflege alter Menschen und chronisch Kranker oft geringer schätzen als medizinorientierte, technisierte Tätigkeiten (vgl. Hellige 2002, 28), sodass sie sie keine Bewältigungsarbeit nach Corbin und Strauss leisten. Stattdessen müssen sich kranke Menschen und deren Angehörige der somatisch-technischen Ausrichtung von Pflege fügen (vgl. Hellige 2002, 11), die sich am medizinischen und ökonomischen, d.h. „laute[n] Wissen“ (Hellige 2005, 693) orientiert. Doch Pflegende, die interaktiv-dialogische Beziehungsarbeit leisten, reflektieren situationsadäquat, denken kritisch und nehmen sich bewusst Zeit für ‚echte‘ Gespräche. Hellige nennt das für Beziehungsarbeit nötige Wissen „eingekörper-

[39] ‚Illness-Trajectory-Framework‘ ist mit ‚Krankheitsverlaufskurve‘ (vgl. Hellige 2002, 70) übersetzbar.

[40] Solche Arbeiten sind körperbezogene Arbeit, medizinisch-technische Arbeit, Informationsarbeit und Kooperationsarbeit, Aushandlungsarbeit, Sicherheitsarbeit, Wohlbefindensarbeit, Gefühlsarbeit, Biografiearbeit (vgl. Hellige 2002, 74-75).

tes Wissen“ (Hellige 2005, 693) oder auch „Naturance Knowledge“ (Hellige 2005, 693). Eine Auszubildende kann diese Beziehungsarbeit vermutlich deshalb nicht leisten, weil ihr *manchmal einfach die langjährige Erfahrung fehlt ..., die richtige Wortwahl und passende Antworten ...* (S_10_VS_K_23-24). Mit anderen Worten: Sie hat noch nicht gelernt, in Gesprächen mit zu pflegenden Menschen und Angehörigen die situativ bedeutsamen Sinnzusammenhänge wahrzunehmen, um Betroffene in allen Krankheitsphasen zu unterstützen, damit diese selbstständig mit ihrer Krankheit umgehen (vgl. Hellige 2005, 698). In der theoretischen Pflegeausbildung ist „Naturance Knowledge“ nicht vermittelbar, weil ja Auszubildende dieses Erfahrungswissen sich zwar sukzessive, aber ausschließlich durch die Reflexion ihrer Erfahrungen aneignen können. Sicherlich ist eine so verstandene Beziehungsarbeit anspruchsvoll und anstrengend. Folglich sollten Beziehungsarbeitende eine stabile Berufsidentität haben (vgl. Hellige 2005, 699). Auszubildende berichten in ihren Hausarbeiten immer wieder von schwierigen Gesprächssituationen, die zu sechs ‚Szenarien‘ (siehe oben) zusammengefasst werden können, worin Auszubildende Beziehungsarbeit leisten, die allerdings verschiedene Gründe hat.

4.1.2.3.1 Unterkategorie „Gespräche mit zu pflegenden Menschen und Angehörigen“

Zu 1. Körperliche Nähe zu pflegebedürftigen Menschen. Zu Ausbildungsbeginn wissen Auszubildende meist noch nicht, wie sie mit zu Pflegenden kommunizieren sollen. Insbesondere die schweigende Körperpflege fällt ihnen schwer, insofern sie nichts Falsches sagen wollen sowie ihre Kommunikationskompetenz und sogar die berufliche Eignung bezweifeln. Zu den Herausforderungen im Umgang mit der Körperlichkeit (vgl. 4.1.1) kommt die emotionale Beanspruchung, wenn richtige Worte fehlen. Nach Bischoff-Wanner haben Belastungen, die durch die ‚grenzüberschreitende‘ Körperarbeit entstehen, Auswirkungen auf die Gefühlsarbeit und dadurch auf die Kommunikation (vgl. Bischoff-Wanner 2002, 62). Zudem fehlt Auszubildenden gerade zu Ausbildungsbeginn für eine empathische Gesprächsführung häufig „Naturance Knowledge“ (Hellige 2005, 693). Pflegende bewerten zwar „Körperbewirtschaftungszeiten“ (Hellige 2005, 694) als Arbeitsleistung, ignorieren aber oft Beziehungsarbeit als Voraussetzung der Körperarbeit. So werden Auszubildende zwar dazu angeleitet, wie sie Körperpflege durchführen sollen, lernen aber meistens nicht, wie sie dabei situationsangemessen und an den Bedürfnissen zu Pflegender orientiert kommunizieren können. Dieses Kommunikationsdefizit belegt die folgende Aussage eines Auszubildenden: *Daheim übte ich die Sätze vor dem Spiegel, aber in den konkreten Situationen fehlten mir trotzdem die richtigen Worte* (S_14_MT_8-12).

Zu 2. ‚Schwierige' Gesprächsthemen. Auszubildende sehen sich immer wieder dazu gezwungen, die defizitäre Gesprächsführung der Ärzteschaft auszugleichen, wobei sie ‚schwierige' Inhalte besprechen, d.h. entweder Fragen außerhalb ihres Aufgabenbereichs oder besonders unangenehme Fragen dann beantworten müssen, wenn kranke Menschen von der Ärzteschaft über eine schlechte Prognose nur oberflächlich informiert wurden und deshalb ein ‚wirkliches' Gespräch mit den Auszubildenden suchen. Denn eben noch gesund werden diese Menschen jetzt mit einer schweren Krankheit konfrontiert und äußern Zukunftsängste (vgl. Corbin; Strauss 2004, 47), womit Auszubildende sie nicht alleine lassen wollen. Allerdings sind Pflegende allein schon rechtlich nicht dazu befugt, die erkrankten Menschen aufzuklären, die aufgrund von Erkrankungen zur Ärzteschaft als Ansprechpartner kommen, die sie zu informieren hat. Pflegende hingegen stehen in keiner therapeutischen Beziehung zu den Erkrankten und sind daher nicht für ‚medizinische' Gespräche verantwortlich (vgl. Bischoff-Wanner 2002, 61). Die Pflegebeziehung ist oftmals durch körperliche und emotionale Nähe geprägt, weshalb sich unzulänglich aufgeklärte Menschen mit ihren Fragen an Pflegende wenden, die aber von der Ärzteschaft über die Belange betroffener Menschen meistens nur insoweit informiert werden, als sie ärztliche Anweisungen erhalten und durchführen. Sie arbeiten in einer von der Ärzteschaft dominierten Hierarchie, können eigene Meinungen zu medizinischen Belangen nicht einbringen und geraten in einen Konflikt (vgl. Osterbrink; Andratsch 2015, 218): Falls sie die ärztliche Aufgabe der Aufklärung erkrankter Menschen übernehmen, riskieren sie es, gegenüber den betroffenen Menschen falsche, unvollständige oder widersprüchliche Aussagen zu treffen, sodass sie kranken Menschen und deren Angehörigen ‚medizinische' Gespräche verweigern (vgl. Darmann 2000, 91-92). Auszubildende, die es als ihre Aufgabe ansehen, über die Sorgen von zu Pflegenden Gespräche zu führen, sehen sich nicht selten als *Kummerkasten* (S_10_RG_K_12); fühlen sie sich doch oft selbst nicht dazu in der Lage, mit Themen wie Krankheit,

Sterben und Tod umzugehen (vgl. Darmann 2000, 91). Darüber hinaus dürften ihnen für ‚emotionale' Gespräche die zeitlichen Ressourcen und die professionelle Distanz zu betroffenen Menschen fehlen. Auszubildende interagieren wie Pflegende ununterbrochen mit vielen zu pflegenden Menschen. Solche Interaktionen könnten wohl als Dilemmata bezeichnet werden; sind sie ja einerseits geprägt durch andauernde körperliche und emotionale Nähe, andererseits durch Diskontinuität, sodass Gespräche zwischen Auszubildenden und zu pflegenden Menschen häufig oberflächlich bleiben dürften (vgl. Bischoff-Wanner 2002, 62-63).

Zu 3. Intensive Beziehungen zu pflegebedürftigen Menschen. Durch einen zu intensiven Kontakt mit zu pflegenden Menschen könnten Auszubildende die Distanz verlieren; grenzen sie sich doch nicht immer genügend von ihnen ab. Eine Auszubildende schildert, wie die Freundschaft mit einem jemenitischen Mädchen dazu führt, dass sie nach dessen Entlassung so starke Anteilnahme nimmt, dass sie Angst um das Kind empfindet und sich von ihm nicht distanziert. Sie fühlte sich in das Mädchen ein und verlor die Distanz zu ihm. Die Auszubildende leistete insofern eine unprofessionelle Beziehungsarbeit, als sie keine angemessene Distanz wahrte. Um sich zukünftig besser abzugrenzen und zu einer ‚guten' Beziehungsarbeiterin zu werden, müsste sie Nähe-Distanz-Erfahrungen reflektieren, wodurch sie nach und nach eine stabile Berufsidentität entwickeln und sich selbst schützen könnte (vgl. Hellige 2005, 699).[41]

Zu 4. ‚Schwierige' zu pflegende Menschen und Angehörige. Auszubildende erwehren sich häufig fordernden kranken Menschen und deren Angehörigen nicht, obwohl sie sich pflegeaufwändigeren Menschen widmen müssen, und wissen nicht, wie sie ihnen den Zeitmangel kommunizieren können. Ohne genug Zeit für Kranke und Angehörige müssen sie damit rechnen, deren negative Emotionen zu spüren. ‚Schwierige' Menschen ohne Compliance behindern pflegerische Arbeit, fallen aus der ‚Patientenrolle' und fordern Pflegende, d.h. sie nehmen nicht hin, dass sie von ihnen nicht gemäß der eigenen Vorstellungen gepflegt werden (vgl. Osterbrink; Andratsch 2015, 164). Darob verärgerte

[41] Die Auszubildende fand nach eigener Angabe auch im dritten Ausbildungsjahr noch keinen Weg, um sich von den ‚Geschichten' zu pflegender Menschen zu distanzieren.

Pflegende reagieren damit, dass sie fordernde Menschen scharf zurückweisen,[42] was vermutlich damit zu erklären ist, dass sie meinen, als professionell Pflegende nicht respektiert zu werden (vgl. Darmann 2000, 97 und 156). Auszubildende jedoch tadeln zu Pflegende und Angehörige nicht, weil sie sich dazu verpflichtet fühlen, für eine *gute Atmosphäre* (S_14_AF_2_15) zu sorgen, wodurch sie in einen Teufelskreislauf geraten, da sie fortwährend glauben, sich verteidigen und ihr Handeln rechtfertigen zu müssen. Damit sie im Umgang mit ‚schwierigen' Menschen und Angehörigen eigene Bedürfnisse angemessen kommunizieren und solche Gesprächssituationen bewältigen, benötigen sie sicherlich viel Übung und Erfahrung.

Zu 5. Emotional belastete zu pflegende Menschen und Angehörige. In Krisensituationen wollen Auszubildende zu pflegende Menschen und deren Angehörige möglichst professionell begleiten, verfolgen hohe pflegerische Ansprüche und empfinden jede einzelne Situation als individuelle Herausforderung, die sie immer wieder neu meistern. Regelmäßig fragen sie sich, was sie hätten sagen können. Gleichzeitig wollen sie in der Kommunikation mit zu Pflegenden und Angehörigen keinesfalls persönliche Grenzen überschreiten. Oftmals überfordern sie sich, wenn sie emotionale Gespräche führen. Pflegebedürftige Menschen aber erwarten in der Regel keine psychotherapeutische Beziehung, sondern wünschen sich fürsorgliche Präsenz, wohlwollendes Verständnis und einfühlsames Zuhören, jedoch keine tiefe emotionale Beziehung (vgl. Bischoff-Wanner 2002, 66-67). Darmann verweist darauf, dass Pflegende und Auszubildende einen falschen, weil abstrakten Anspruch verfolgen, intensive Gespräche mit zu pflegenden Menschen und Angehörigen zu führen. Dies ist nicht pflegerische Aufgabe, auch wenn manche Pflegende vermuten, zu Pflegende bedürften emotionaler Gespräche, wozu sie allerdings nicht in der Lage sind, sodass sie eigenen Ansprüchen nicht gerecht werden und ein schlechtes Gewissen haben (vgl. Darmann 2000, 157).

Auszubildende schildern in ihren Hausarbeiten oft eindrucksvoll, wie sie emotionale Krisengespräche mit zu Pflegenden führten, wobei sie irrationale Momente mit Nähe-Distanz-Problemen erlebten: Einige flohen, andere entzogen sich der intensiven Nähe nicht oder nur schlecht. Eine Auszubildende berichtet, dass sie wie andere Pflegende auf der Station mit einer beinamputierten

---

[42] Vgl. Abschnitt 4.1.1.2.2

Patientin, die sich mit der veränderten Lebenssituation nicht abfindet, nicht umgehen kann, sodass alle das Zimmer der Patientin meiden und sich der Pflegesituation entziehen. Nach Gröning könnte das Verhalten der anstrengenden Patientin mit ihrer Kastrationsscham erklärt werden. Durch die Verstümmelung ist die Patientin ‚unvollständig'. Ihr Körper ist nicht mehr intakt und wird von ihr als hässlich empfunden. Die Scham bewirkt das Gefühl in ihr, der Natur ausgeliefert zu sein. Nicht nur die Schönheit, sondern auch Ehre und Würde sind betroffen (vgl. Gröning 2014, 88-89). Mit dem Verlust beider Beine zerbricht das Selbstbild der Patientin (vgl. Corbin; Strauss 2004, 67). Die Normalität geht verloren; nach der Amputation ist sie ist eine Andere als zuvor. Goffman spricht von einer „beschädigten Identität" (Goffman, zit. in Hellige 2002, 183). Damit die Patientin mit dem anderen Körperbild weiterleben kann, müsste sie Identitätsarbeit leisten und steht vor der Herausforderung, ihre „Identität durch Selbst-Erfahrung neu [zu] bewerten" (Hellige 2002, 181). Pflegende müssten sensibel mit der Patientin umgehen, um gemeinsam mit ihr das andere Verhältnis zwischen Körperbild und Selbstbild herauszuarbeiten; d.h. sie müssten auch einer ängstlichen, wütenden oder enttäuschten Patientin zuhören, was der Kern der Identitätsarbeit wäre.

Zuhörende Pflegende könnten zu Pflegende bei der Kontextualisierung und Bewältigung des eigenen Schicksals, bei der Identitätsrekonstruktion und der künftigen Lebensplanung unterstützen (vgl. Corbin; Strauss 2004, 85-88). Die oben bereits angeführte Auszubildende berichtet weiter, dass Pflegende zwar zunächst versuchen, Identitäts- und Biografiearbeit zu leisten, dann aber genervt der Patientin die Beziehungsarbeit verweigern. Es liegt die Vermutung nahe, dass sie sich subtiler Verschleierungsstrategien bedienen, wenn sie nicht begründen, warum sie Pflegehandlungen vorenthalten (vgl. Darmann 2000, 103). Der Auszubildenden gelingt es wie auch den Pflegenden nicht, die verzweifelte Patientin in ihrer kritischen Lage zu unterstützen; vielmehr ziehen sich die Pflegenden aus der Pflegebeziehung zurück. Für die Auszubildende bleibt offen, warum sie der Patientin nicht helfen konnte, obwohl sie Mitgefühl zu zeigen versuchte.

Eine andere Auszubildende schildert, wie ein aufgrund von schrecklichen Kriegserfahrungen traumatisierter Patient während der Körperpflege emotional zusammenbricht. Während ihrer Praxisbegleitung muss sie damit umgehen, dass der Patient die körperliche Nähe zu ihr sucht, die sie gegen ihren

Willen aushält, um ihn zu beruhigen. Das Erlebnis reflektiert sie dahingehend, dass sie sich nicht abgrenzte und ihr entsprechende Kompetenzen fehlen. Anders als im oben geschilderten Fall entzieht sie sich nicht der Situation, sondern hält die Nähe des Patienten aus. Doch auch sie fragt sich, was sie hätte tun können, und fühlt sich dadurch belastet, dass sie unfähig war, ihren eigenen Bedürfnissen zu folgen und sich abzugrenzen.[43]

Aufgrund der Nähe zu pflegebedürftigen Menschen und Angehörigen werden Auszubildende immer wieder mit familiären Lebens- und Leidensgeschichten konfrontiert, in persönliche Entscheidungsfindungen eingebunden, sollen dazu Stellung nehmen und beratend zur Seite stehen. Eine Auszubildende berichtet davon, dass sie aufgrund der Krankheit einer Wachkomapatientin in einen ihr fremden Familienkonflikt gerät. Die Großeltern der Patientin berichten ihr die Wut darüber, dass der Enkelsohn seine Mutter nicht besucht. Die Auszubildende versteht den Enkelsohn durchaus, weiß allerdings nicht, wie sie auf die Vorwürfe der Großeltern reagieren soll. Ihr fällt eine professionelle Gesprächsführung schwer und sie fragt sich, wie sie richtig kommunizieren könnte.

Alle oben geschilderten Narrativa zeigen, dass Auszubildende in Konfliktgesprächen unsicher sind und an die eigene Professionalität zu hohe Ansprüche stellen, weshalb sie an emotionale Grenzen kommen und an ihren Erwartungen scheitern. Frustriert über ihr ‚Versagen' könnten sie vielleicht zynisch, aggressiv und gewalttätig werden oder sogar den Beruf aufgeben. Dagegen dürften ein an der tatsächlichen, objektivierbaren Wirklichkeit orientiertes Pflegeverständnis sowie eine stabile Berufsidentität Auszubildenden einen emotionalen Selbstschutz gewähren und verhindern, dass sie an sich selbst scheitern (vgl. Darmann 2000, 170; Hellige 2005, 699).

---

[43] Pflegende helfen normalerweise zu pflegenden Menschen bei der Alltagsbewältigung, indem sie zu ihnen eine „stützende, sorgende und akzeptierende Beziehung [eingehen], deren Ziel *nicht* die Persönlichkeitsveränderung oder -entfaltung ist" (Bischoff-Wanner 2002, 62; kursiv im Original). Bischoff-Wanner verweist darauf, dass Pflegende nicht dafür qualifiziert sind, Menschen mit psychischen Problemen zu therapieren (vgl. Bischoff-Wanner 2002, 63). In beiden Fällen, die oben beschrieben worden sind, ist es fraglich, ob die Auszubildenden den traumatisierten Pflegebedürftigen überhaupt hätten helfen können; eher wäre an die Hinzuziehung psychologischer Expertise zu denken.

4.1.2.3.2 Unterkategorie „Gespräche mit Sterbenden und Angehörigen“
Zu 6. Sterbende bzw. Angehörige sterbender oder verstorbener Menschen. Auszubildende haben besondere Beziehungen zu Sterbenden und Angehörigen. Wie bei den anderen fünf ‚Szenarien‘ erleben sie intensive, von Emotionalität und Sprachlosigkeit geprägte Situationen und begleiten darüber hinaus Sterbende auf dem letzten Lebensweg. Entsprechend bedürfnisorientiert wollen sie Sterbende pflegen, wagen es aber meistens nicht, diese nach Wünschen zu fragen, weil sie nämlich nicht wissen, ob und gegebenenfalls wie sie das Tabu Sterben und Tod thematisieren können.

Pflegende betreuen Sterbende überwiegend alleine, während sich die Ärzteschaft dagegen zurückzieht (vgl. Osterbrink; Andratsch 2015, 151). Auszubildende berichten, dass sie während der Betreuung Sterbender in unerwartete, überraschende Situationen geraten; vermitteln doch in vielen Fällen sie (und nicht die Ärzteschaft) Sterbenden und Angehörigen möglichst schonend den nahen Tod, wobei sie häufig Angst davor empfinden, über Sterben und Tod zu sprechen. Diese Angst führen sie meistens darauf zurück, dass sie erst im dritten Ausbildungsjahr theoretisches Wissen zur Führung von Gesprächen mit Sterbenden erwerben. Eine Auszubildende schreibt: *Das Wissen hätte mir sehr in dieser Situation geholfen* (S_10_IL_K_47). Mit entsprechenden Kenntnissen ausgestattet hätte sie auf heftige Anschuldigungen besser reagiert.

Der nahende Tod zwingt Menschen dazu, sich mit ihm abzufinden. In der Abwärtsphase kämpfen sie einerseits „mit einem versagenden Körper und seinen täglichen Höhen und Tiefen in der Performanz“ (Corbin; Strauss 2004, 316). Andererseits wollen sie ihr Leben gut abschließen, d.h. „mit Identitätsschlägen fertig ... werden und [die] Schließungsakte ... vollziehen“ (Corbin; Strauss 2004, 316). Im Sterbeprozess leisten sie Biografiearbeit. Haben sie sich zuvor mit dem Tod nicht auseinandergesetzt, könnten sie jetzt komplexe Anpassungsprobleme erleben; werden sie doch durch den zerfallenden Körper behindert. Werden Sterben und Tod durch das Auf und Ab im Krankheitsverlauf hinausgezögert, können Menschen mit dem Leben nur schwer oder gar nicht abschließen, wobei deren Alltag vom Kampf mit dem Körper, der Auseinandersetzung mit der veränderten Identität und der Gestaltung der verbleibenden Lebenszeit bestimmt wird. Dann unterstützen Pflegende vor allem die Biografiearbeit der Menschen, indem sie ihnen dabei helfen, mit Leben, Krankheit und Tod fertigzuwerden (vgl. Corbin; Strauss 2004, 316-317).

Die oben zitierte Auszubildende hätte sich Theoriewissen, also „laute[s] Wissen“ (Hellige 2005, 693) gewünscht, um in Gesprächen mit Sterbenden handeln zu können. Allerdings kann wohl davon ausgegangen werden, dass Theoriewissen alleine nicht ausreicht. Denn nur durch Reflexion von Erfahrungen können Auszubildende professionelle Beziehungsarbeit leisten (vgl. Hellige 2005, 699; Bischoff-Wanner 2002, 276). In den Hausarbeiten schildern Auszubildende besonders häufig Gespräche mit Sterbenden sowie mit Angehörigen sterbender oder verstorbener Menschen. Sie alle bestätigen den persönlichen Mangel an emotionaler Distanz, den sie damit begründen, dass sie in Gesprächen den persönlich-privaten Bereich Sterbender und ihrer Angehörigen berühren. Sie sind sowohl bei ihnen während aller Sterbephasen als auch bei den trauernden Angehörigen nach dem Versterben, wodurch sie sich fremden Menschen nähern. In dieser Nähe nehmen sie persönlich großen Anteil am Schicksal der betroffenen Menschen und könnten die Distanz verlieren. Den eigenen Distanzverlust reflektiert eine Auszubildende damit, dass sie durch ihr *emotionale*[s] *Gespür* (S_14_LF_10-12) belastet wurde. Ein anderer Auszubildender schildert, wie er im gemeinsamen Gebet mit einem Sterbenden und dessen Ehefrau die Fassung verliert. Einerseits wissen Auszubildende, dass Nähe für die Pflegebeziehung unabdingbar ist; andererseits sollen sie auch Distanz zum pflegebedürftigen Menschen wahren. Sie erleben folglich „starke kognitive Dissonanzen“ (Bischoff-Wanner 2002, 86), wodurch sie in ihrer beruflichen Identität gefährdet werden. Sie wollen Gefühlsarbeit leisten, können sich aber oftmals nicht distanzieren und entwickeln sogar Schuldgefühle, die wiederum Emotionsarbeit erfordern, d.h. ständige Arbeit an eigenen Gefühlen, ohne die nach Bischoff-Wanner eine dehumanisierte Pflege insofern drohen dürfte, als Pflegende Ängste und Belastungen unterdrücken und mit der Zeit nichts mehr fühlen können (vgl. Bischoff-Wanner 2002, 86). Damit wird vermutlich die ‚kalte‘ Reaktion einer Pflegenden erklärbar:

Ein Auszubildender schildert, wie eine Patientin nach der Visite alleine zurückgelassen wird, nachdem sie von einem Arzt über den tödlichen Verlauf ihrer Krankheit informiert wurde. Während die Pflegende ebenfalls den Raum verlässt, setzt sich der Auszubildende schweigend zur weinenden Patientin und hilft ihr dabei, die Fassung zurückzugewinnen, womit er Gefühlsarbeit leistet (vgl. Wittneben 2001, 607). Besonders nach schlechten Diagnosen sind gefühlsbezogene Arbeitsarten wichtig. Dem Auszubildenden gelingt es, durch

Beruhigungsarbeit die Ängste der Patientin zu mildern (vgl. Corbin; Strauss 2004, 42). Einerseits weiß der Auszubildende, dass professionelle Distanz wichtig ist; andererseits sind Distanz und Anteilnahme gleichzeitig möglich, weshalb er die ‚Flucht' der Pflegenden nicht versteht. Seiner Vermutung nach zeigen Pflegende aufgrund schlechter Arbeitsbedingungen kalte bis gar keine Gefühle. Darüber hinaus könnten weitere Erklärungen versucht werden: Pflegende verändern (erstens) eigene pflegerische Ansprüche und distanzieren sich von Pflegebedürftigen, um sich selbst vor dessen Nähe zu schützen. Sie waren (zweitens) vielleicht schon in der Ausbildung ohne Vorbilder für gute, gelebte Gefühlsarbeit; lernten sie allerdings keinen professionellen Umgang mit Gefühlen, könnten sie in die oben skizzierte Dissonanz zwischen Nähe und Distanz geraten (vgl. Bischoff-Wanner 2002, 82). Die Visite ist (drittens) von Macht und Hierarchie bestimmt. Im Beisein des weisungsbefugten Arztes konnte womöglich die Pflegende nicht anders handeln, da schließlich der Arzt ebenfalls nicht bei der Patientin blieb. Nach Darmann könnten möglicherweise Pflegende aufgrund ihrer Ohnmachtserfahrungen bezüglich der Ärzteschaft nicht mehr störungsfrei mit zu pflegenden Menschen kommunizieren (vgl. Darmann 2000, 172).

Auszubildende pflegen sterbende Menschen und erleben, dass Angehörige in ihrer ersten Trauer häufig zusammenbrechen. Eine Auszubildende berichtet davon, wie schwer es ihr fällt, die Enttäuschung eines Sterbenden über einen nicht erfüllten letzten Wunsch auszuhalten, findet keine Worte und begründet die Sprachlosigkeit damit, dass sie nicht die richtige Balance zwischen Nähe und Distanz fand. Sie weiß zwar, dass es keine generalisierbaren Handlungsanweisungen im Umgang mit Sterbenden gibt, aber dennoch ist sie sich sicher, dass sie durch zuvor im Unterricht erworbenes Wissen besser mit der Situation hätte umgehen können. Doch über das unterrichtlich vermittelte Wissen hinaus benötigen Auszubildende Pflegepraxis, um mit den Gefühlen Sterbender umzugehen. Sie sollten nicht nur fachlich, sondern vor allem auch menschlich angemessen handeln, um eine „theoriegeleitet[e], aber praxisorientiert[e] Dienstleistung" (Osterbrink; Andratsch 2015, 154) zu erbringen. Nur durch praktische Einübung und Förderung erwerben sie empathisch-kommunikative Kompetenz (vgl. Bischoff-Wanner 2002, 18). Auszubildende berichten Distanz- und Trostfindungsprobleme auch gegenüber trauernden Angehörigen Verstorbener und stehen insofern vor einer besonderen Herausforderung, als sie emotionale Angehörige zu trösten haben, während sie gleichzeitig selbst durch die nahe Beziehung zum Verstorbenen betroffen sind. Dann leisten sie meistens schweigend Gefühlsarbeit; sind sie doch für Angehörige da und zeigen durch Berührungen Anteilnahme, wobei sie sich dennoch davor ängstigen, Trauernden zu begegnen. Eine Auszubildende schreibt: *Das Schlimme ist nicht die Arbeit mit den Patienten, sondern die Angehörigen und die Verzweiflung, die der Verlust eines Menschen mit sich bringt. (S_12_JB_13-14).*

Zusammenfassend ist festzuhalten, dass viele Pflegende und Ausbildende wohl zu hohe Ansprüche an sich selbst stellen, wenn sie Sterbende und Trauernde begleiten (vgl. Müller; Pfister 2014, 17). Sie wollen die Lebensqualität Sterbender verbessern, ihnen bei der Regelung letzter Dinge helfen, mit ihnen den Lebenssinn suchen und sie bei der schwierigen Beantwortung ethisch-moralischer Probleme unterstützen. Oft dürften ‚anspruchsvolle' Pflegende, deren Arbeitsbedingungen schlecht sind, zu idealistisch sein. Außerdem sind häufig die Ansprüche Pflegender auch falsch, denn nicht alle Menschen wollen über Sterben und Tod sprechen (vgl. Radbruch; Rolke 2014, 60 und 63).

4.1.3 In ethische und moralische Konflikte und Dilemmata geraten

Für Belastungen Auszubildender in ethischen und moralischen Problemsituationen lassen sich zwei Unterkategorien unterscheiden, nämlich „Fertig werden mit kritischen Entscheidungen" und „Suizidversuch und Suizid von zu pflegenden Menschen erleben".

4.1.3.1 Fertig werden mit kritischen Entscheidungen

4.1.3.1.1 Alte Menschen lassen sich nicht helfen

Eine Auszubildende schildert ein für sie schreckliches Ereignis während ihres ersten Einsatzes: Eine hilfsbedürftige Patientin verweigert alle Unterstützungsmaßnahmen der Söhne.

> *Meine erste erschreckende Situation war in meinem ersten Einsatz. Wir bekamen auf die Unfallstation eine Dame, die seit einer Woche in einem Sessel gesessen hatte, da sie nicht mehr aufstehen konnte bzw. wollte, weil sie sich den Schenkelhals gebrochen hatte. Sie saß eine Woche lang in diesem Sessel. Hat in diesem Sessel uriniert, Stuhlgang abgesetzt, sich nicht gewaschen und das Essen von ihren Söhnen bringen lassen.*

> *Sie ist nicht aufgestanden und hat ihren Söhnen verboten den Rettungswagen zu rufen. Einem der Söhne wurde es zu viel und hat letztendlich den Rettungswagen gerufen. Dadurch, dass sie sich nicht hat helfen lassen wollen, war nicht nur der Schenkelhalsbruch ein Problem, sondern auch ihr Gesäß, da dieses wund war (Dekubitus Grad 4). Ich dachte Tage lang darüber nach, hatten die Söhne zu viel „Angst" vor ihrer Mutter oder warum haben sie nicht früher den Rettungswagen gerufen, warum ist man so stur als alter Mensch, warum will man sich nicht helfen lassen, ist aber danach wütend, dass die Situation sich nicht rasch bessert? (S_14_KP_12-13)*

Nachdem die Patientin sich den Schenkelhals gebrochen hat, bleibt sie eine Woche lang auf einem Sessel sitzen, wo sie ohne Körperpflege auch die Urin- und Stuhlausscheidungen verrichtet. Deren Söhne bringen ihr zwar das Essen, dürfen aber zunächst keine professionelle Hilfe holen, bis schließlich ein überforderter Sohn gegen ihren Willen die Krankenhauseinweisung veranlasst, wo nicht nur deren Schenkelhalsbruch, sondern auch ein Dekubitus behandelt werden muss. Die Auszubildende sucht Gründe für das fragliche Verhalten: Angst der Söhne; Starrsinn und Wut der Patientin.

4.1.3.1.2 Angehörige wünschen sich Erlösung für pflegebedürftige Menschen
Beim Anblick einer unheilbaren Patientin problematisiert eine Auszubildende die Menschenwürde an sich.

> *Bei ihrem Anblick empfand ich viel Mitleid und Trauer, denn man fragt sich ständig, ob das überhaupt ein menschenwürdiges Leben ist, wenn es weder vor- noch zurückgeht. Sogar ihre Eltern sagten, dass sie sich endlich Erlösung für ihre Tochter wünschten und kein Wunder mehr erwarten würden! Und das kann ich auf jeden Fall verstehen! Ich nahm den Kummer auch mit nach Hause und musste öfter an A., ihr Schicksal und ihre Eltern, die voller Wut, Trauer und Hoffnungslosigkeit sind, denken. (S_11_AJ_7)*

Die sehr traurige Auszubildende leidet mit den wütenden, traurigen und hoffnungslosen Eltern mit, die sich Erlösung für die Patientin wünschen.

4.1.3.1.3 Kinder lassen den Tod von Eltern nicht zu
Eine Auszubildende berichtet, wie stark und lange es sie belastet, dass sehr alte, unheilbar erkrankte Eltern mit allen Mitteln therapiert werden sollen.

Mich belastet es über einen längeren Zeitraum, wenn ich Patienten habe (meist schon 80 oder 90 Jahre alt), die an einer unheilbaren Erkrankung leiden, physisch und psychisch nicht mehr können und auch nicht mehr wollen, aber trotzdem immer noch alles versucht wird, sie am Leben zu erhalten. Meist wollen es die Kinder so, doch mir kommt es oft so vor, dass auch hier die Angehörigen nicht genau informiert und aufgeklärt sind, auch im Hinblick zum Thema Tod und Sterben. „Ich kann meine Mutter doch nicht einfach sterben lassen, ich muss ihr doch helfen!" Diesem ethischen Dilemma begegnet man immer wieder im Berufsalltag. ... Meist sagen die Angehörigen, dass sie Angst haben vor der Trauer oder dass sie es nicht akzeptieren können, dass die Mutter auf einmal nicht mehr da sei. (S_14_MW_11)

Die Auszubildende vermutet, dass die Angehörigen sich im Dilemma zwischen Sterbenlassen und Helfenwollen befinden, weil sie nicht ausreichend über Sterben und Tod informiert sind. Ferner wird Angst vor der Trauer nach dem Verlust geäußert.

Eine weitere Auszubildende belastet zu Beginn der Ausbildung fehlendes Wissen über das Sterben.

Da es sich um ein Ereignis in meinem frühen Ausbildungstand handelt, brachte dies viele Probleme mit sich. Durch Mangel an Fachwissen traten zusätzlich Schwierigkeiten auf. (S_12_SH_5)

Für die Auszubildende ergeben sich ethische Fragen, wie folgender Fall zeigt.

Nach Besprechung der Ärzte mit Frau F.s Tochter äußerte diese den Wunsch ihrer Mutter die Therapie einer Dialyse zukommen zu lassen. Die Ärzte folgten diesem Wunsch und somit bekam die Patientin täglich Dialyse über einen Shaldon-Katheter. Fünf Tage darauf verstarb Frau F. an den Folgen ihrer schweren komplexen Erkrankung. Um herauszuarbeiten, was für mich emotional belastend war, kommt die examinierte Gesundheits- und Krankenpflegerin H. hinzu. Durch die länger andauernde Schichtarbeit in dem Bereich, in dem Frau F. lag, war H. sehr von der Situation betroffen. Es stellte sich die Frage, warum wurde, obwohl eine palliative Behandlung angestrebt wurde, nun die Option einer Dialyse genutzt. Das Mitgefühl mit Frau F. war nun so stark, dass H. die anderen Mitarbeiter bat in einen anderen Bereich zu wechseln. Unmittelbar darauf stellte ich mir die Frage, welche Gefühle das Ereignis bei mir ausgelöst hat. Ich war sehr schockiert über das Handeln der Ärzte und sehr betroffen, dass Frau F. ihre Autonomie nicht vertreten konnte. So suchte ich das Gespräch mit H., diese schilderte mir ihr Empfinden und begründete den Wechsel in einen anderen Bereich. H. musste, um die professionelle Distanz aufrecht zu erhalten, Abstand zu dem Ereignis nehmen.

Belastende Aspekte, speziell auf das Erlebnis bezogen, die mich beeinflusst haben, möchte ich nun aufführen:

- *Warum wird die Selbstbestimmung der Patientin nicht gewahrt?*
- *Wird die Patientin unnötig weiter therapiert?*
- *Wieso endet das Leben augenscheinlich so unwürdig?*
- *Mitgefühl mit der Patientin?*
- *Wieso wurde nicht mehr getan, um den Willen der Patientin zu achten?*

(S_12_SH_8-16)

Gegen die ursprünglich geplante Palliativversorgung wird die multimorbid erkrankte Patientin gegen ihren Willen, aber auf Wunsch der Tochter dialysiert. Betroffen verweigert die Pflegende H. die Fortsetzung der Pflege. Auch die Auszubildende schockt es, dass der Wille der Patientin nicht geachtet wird. Nach einem Gespräch mit H. problematisiert sie Veranlassung, Sinn und Zweck lebensverlängernder Maßnahmen. Die Patientin verstirbt fünf Tage später. Die Auszubildende erläutert im folgenden Textausschnitt ihre Gefühle, die das oben berichtete Ereignis ausgelöst haben.

Bestürzung und Trauer waren bei mir die Kernemotionen. Zudem war ich verwirrt über die Entscheidung der Ärzte eine Dialyse durchzuführen. Durch meinen niedrigen Ausbildungsstand konnte ich dieser Frage nicht näher auf den Grund gehen. Ich selbst fand zu diesem Zeitpunkt keine medizinisch ersichtliche Veranlassung, die eine solche Therapie rechtfertigte. Die anderen Pflegekräfte konnten auf mein Nachfragen hin nur antworten, ich solle mich bei den Ärzten erkundigen. Durch den mangelnden Kontakt zu den Ärzten konnte ich diese Problematik nicht klären. (S_12_SH_18)

Sie ist bestürzt und traurig. Weil sie aufgrund fehlenden Wissens die ärztliche Entscheidung zur Dialyse nicht versteht, fragt sie andere Pflegende, die sie wieder an die Ärzteschaft verweisen. Weil sie zu ihr keinen Kontakt hat, bleibt sie verständnislos.

4.1.3.1.4 Angehörige geben den Pflegenden die Schuld am Tod von alten und kranken Menschen

Pflegende belastet die Wut Angehöriger.

Die Angehörigen, die selten zu Besuch kamen, waren erbost über den Zustand der Patientin und gaben der Pflege und den Ärzten die Schuld an dem Ist-Zustand. Diese Angehörigen wurden auch mit Missgunst auf Station von Kollegen und Ärzten gesehen und die Kommunikation war mehr als angespannt und der Zustand der Patientin verschlimmerte sich von Tag zu Tag. Die Ärzte konnten nichts mehr unternehmen, um den Zustand der Patientin zu verbessern, und palliative Maßnahmen sollten ergriffen werden. Mit diesen Maßnahmen waren die Angehörigen nicht einverstanden und verlangten unnötige Untersuchungen und für mich kam es zu einem ethischen Konflikt. Ich verstand die Haltung der Angehörigen nicht gegenüber der Patientin und empfand die vielen Untersuchungen als Quälerei für diese. Nach einigen Tagen verstarb die Patientin und die Wut der Angehörigen entlud sich am Pflegepersonal. Uns wurde vorgeworfen nicht genügend getan zu haben und schuld am Tod der Patientin zu sein und solche Anschuldigungen waren emotional belastend. (S_14_DE_15-16)

Die aggressiv kommunizierenden Angehörigen geben Pflegenden und der Ärzteschaft die Schuld für den schlechten Zustand der bald präfinalen und deshalb palliativ zu betreuenden Patientin. Die Angehörigen lehnen diese Behandlung ab und verlangen weitere Untersuchungen, die – so die Auszubildende – unnötig und für die Patientin qualvoll sind, die dann verstirbt. Die wütenden Angehörigen werfen den Pflegenden vor, nicht genug getan zu haben, und machen sie für den Tod verantwortlich.

4.1.3.1.5 Die Ärzteschaft informiert Angehörige über das Versterben eines Menschen nicht zeitnah

Eine Auszubildende schildert ihren Schock darüber, dass ein Arzt Angehörigen einen würdigen Abschied verwehrt.

Als ich fertig war, kam noch einmal ein Arzt zur Leichenschau. Ich fragte ihn, ob die Angehörigen noch einmal kommen wollten, um sich zu verabschieden, da ich wusste, dass sie ein sehr inniges Verhältnis zu ihr hatten. Er sah mich ganz entgeistert an, als wäre ich von einem anderen Stern, und gab mir zur Antwort, dass er jetzt nicht mitten in der Nacht die Angehörigen aus dem Bett reißen würde, weil es bei dem Alter der Frau ja absehbar gewesen wäre. Ich brauchte ein paar Sekunden um das zu verdauen und vor allem zu realisieren, dass das kein Scherz von ihm war. Ich stellte mir in diesem Moment vor, dass es meine Mutter oder meine Oma wäre, dass ich mich, wenn überhaupt, erst in der Pathologie von ihr verabschieden könnte. Hier, in diesem Zimmer, wo sie so friedlich lag, mit Bildern auf ihrem Nachttisch und schönen Blumen. Ich sah sie noch einmal an und wünschte mir innerlich, dass irgendjemand doch ihre Verwandten informiert hätte. Leider war dies nicht so. Zwei Stunden später fuhren ein Pfleger einer anderen Station und ich Frau M. in die Pathologie. ... Als ich die letzte Nacht antrat, erfuhr ich vom Spätdienst, dass die Familie sehr aufgebracht war, dass sie erst stundenlang nach dem Tod von Frau M. darüber informiert wurde. (S_10_MH_K_5-7)

Der Arzt teilt der Auszubildenden auf Nachfrage mit, dass er die Angehörigen über das Versterben nicht informiere, weil er sie nachts nicht stören wolle; aufgrund des Alters der Patientin sei deren Tod erwartbar gewesen. Die verständnislose Auszubildende malt sich aus, sie könne sich von Mutter oder Oma allenfalls in der Pathologie verabschieden. Obwohl sie den Angehörigen einen Abschied in schöner Atmosphäre wünscht, muss sie die Verstorbene in die Prosektur bringen. Am nächsten Abend erfährt sie, dass die Familie der Verstorbenen über die späte Benachrichtigung empört ist.

4.1.3.2 Suizidversuch und Suizid von zu pflegenden Menschen erleben

4.1.3.2.1 Selbsttötung schwerkranker Menschen

Eine Auszubildende erfährt, dass ein ihr privat bekannter Patient nach einem Sprung aus dem Fenster tödlich verletzt worden ist.

> *Einen Schlaganfallpatienten, den ich betreut habe, kannte ich aus privatem Umfeld, er litt unter Aphasie und es war keine Besserung in Sicht. Nach ein paar Tagen wurde er auf die Privatstation verlegt und von dahin auf eine Rehaklinik, in der er dann aus dem Fenster sprang, da er so nicht weiterleben wollte. Der Sprung aus dem Fenster endete tödlich. Als ich diese Nachricht erfuhr, war es ein Schock für mich, es war der zweite Mensch innerhalb von drei Monaten, den ich pflegte und der sich dann aufgrund einer schweren Diagnose umbrachte. Dies war ein halbes Jahr, nachdem ich die Ausbildung begonnen hatte, doch ich fühlte mich immer noch nicht bereit einen Toten zu sehen. (S_14_FB_9)*

Die schockierte Auszubildende, die zum zweiten Mal innerhalb von drei Monaten von der Selbsttötung eines schwer erkrankten, von ihr gepflegten Patienten erfährt, sucht den Anblick eines Toten zu vermeiden.

4.1.3.2.2 Selbsttötung moribunder Menschen

Eine Auszubildende berichtet über einen Patienten, dessen unerfüllter Wunsch nach Sterbehilfe ihn dazu veranlasst, sich zu erschießen.

> *Ich bekam mit, wie der Patient die Ärzte fragte, ob er sich in die Schweiz zur assistierten Sterbehilfe einweisen lassen könnte. Er gab den Ärzten an, dass er das bittere Leiden bis zum Ende ohne Aussicht auf Linderung für sinnlos empfindet. Sie erklärten ihm, dass das aus bestimmten Gründen nicht möglich sein würde. Dieses Thema wurde na-*

türlich auf der Station diskutiert. Die Meinungen waren dazu zweigeteilt. Für mich persönlich war dies ein komisches Gefühl, da ich nicht wusste, was für den Patienten am besten wäre. Auf der einen Seite verstand ich ihn, aber auf der anderen Seite nicht. Dass man selbst den Tod in die Hand nimmt, war für mich nicht recht. Mein Standpunkt ist, wenn man solch ein Leiden hat, kann man durch die heutige Palliativmedizin den Patienten ganzheitlich versorgen. (S_14_CW_1_6-7)

Die Auszubildende, welche die kontroverse Sterbehilfediskussion auf der Station als ambivalent empfindet, weiß sich nicht zu positionieren. Einerseits versteht sie den sterbewilligen Patienten, andererseits lehnt sie aufgrund möglicher Palliativmaßnahmen aktive Sterbehilfe ab. Sie fährt in ihrer Hausarbeit mit der Mitteilung fort, der Patient habe sich erschossen.

Auf der Patientenliste stand sein Name nicht mehr. Alle vom Pflegepersonal erzählten uns, dass Herr S. am Sonntag Suizid begangen hat. Er hat sich mit einer Schreckschusspistole im Zimmer erschossen. Er war zu diesem Zeitpunkt alleine. Im Nachbarzimmer vernahm das Pflegepersonal einen lauten Knall. Man konnte ihm nicht mehr helfen. Wir alle waren sehr geschockt von diesem Vorfall. Das Personal, das ihn gefunden hatte, war wütend, weil er das im Krankenhaus gemacht hatte. Sie erzählten von einem Abschiedsbrief. In dem stand, dass das Personal keine Schuld hatte und dass es sein eigener freier Wille war zu sterben. Im Brief stand auch, dass er gefunden werden wollte, da er alleinlebend war. Meine Gedanken dazu waren: Wie hätte ich reagiert, wenn ich Dienst gehabt hätte? Hätte man das verhindern können? (S_14_CW_1_11-14)

Die Pflegenden sind sehr geschockt und wütend darüber, dass der Patient sich auf ihrer Station getötet hat. Im Abschiedsbrief erläutert er Gründe und Ziele seines Handelns: Als Alleinlebender will er nach seinem Tod im Krankenhaus gefunden werden. Die Auszubildende fragt sich, wie sie gegebenenfalls reagiert hätte und ob die Selbsttötung hätte verhindert werden können. Pflegende, die zum Zeitpunkt des Suizids anwesend gewesen sind, berichten ihr von Hilfsangeboten zur Verarbeitung des Vorfalls durch Gespräche.

Die Betroffenen erzählten, dass die Kripo und Seelsorge auf die Station kamen. Die Seelsorge hat ihnen Hilfe angeboten, das Geschehene zu verarbeiten. Das fand ich sehr gut und sehr wichtig. Denn hier hilft nur Reden, Reden. Ich selber fand es nachteilhaft, dass dem übrigen Personal, das an diesem Tag nicht da war, keine Seelsorge angeboten wurde. Schließlich hatten wir ja auch mit dem Patienten lange Zeit zu tun. Es wurde zwei Tage über diesen Vorfall noch geredet und dann nicht mehr. Für mich war diese Situation schwierig und ich habe sehr oft darüber nachgedacht. (S_14_CW_1_15)

Die Auszubildende befürwortet hilfreiche Gespräche, kritisiert jedoch, dass diese dem nur mittelbar betroffenen Personal nicht angeboten werden, da sie ja den Patienten auch lange Zeit gepflegt hat. Während der Vorfall nur noch zwei Tage auf der Station besprochen wird, wird er von der Auszubildenden weiterhin als schwierig empfunden und bleibt deshalb Thema ihrer Gedanken. Nach zwei Jahren der Ausbildung stellt die Auszubildende fest, zu Ausbildungsbeginn werde im Theorieunterricht zwar die Grundpflege gelehrt, im Gegensatz dazu der Umgang mit Sterben und Tod aber kaum. Die deshalb überforderte und unwissende Auszubildende muss intuitiv handeln.

> *Dieser Vorfall liegt jetzt genau zwei Jahre zurück. Im ersten Unterrichtsblock war unser Hauptthema die grundpflegerische Versorgung eines Patienten. Der Umgang mit Tod und sterbenden Patienten war leider fast kein Thema. Dadurch fühlte ich mich überfordert, da ich dazu noch kein Wissen besaß. Ich musste auf mein Bauchgefühl hören. Natürlich weiß man vor der Ausbildung schon in etwa, was auf einen zukommen wird, aber praktisch ist es anders als in der Vorstellung. (S_14_CW_1_22)*

Vor der Ausbildung hat sie sich vorgestellt, wie es sein werde, mit Tod und Sterben konfrontiert zu werden, doch in praxi erfährt sie beides anders.

Eine weitere Auszubildende schildert ihre starke Betroffenheit darüber, dass ein ihr sehr sympathischer Patient aufgrund seiner jahrelangen großen Schmerzen den Freitod gewählt hat. Damit wird sie zum ersten Mal in ihrem Leben konfrontiert.

> *Er hat alle Medikamente verweigert, am nächsten Tag hat er sich erschossen und hat noch einen Abschiedsbrief geschrieben. So etwas habe ich noch nie erlebt und das ging mir sehr nahe, weil ich den Patienten echt gemocht habe, das war so ein netter Mann. Ich hatte nach diesem Vorfall noch paar Tage dieses Bild im Kopf, wie der Boden voller Blut war, wie der Patient am Boden lag und neben ihm die Waffe und an der Decke das Einschussloch. Ich habe heute noch ein komisches Gefühl, immer wenn ich im ...-Block in ein Zimmer mit der Nummer 18 hineingehe. Da ist immer mein erster Blick an die Decke. Ich verstehe den Patienten schon, wenn er seit circa vier Jahren solche massiven Schmerzen hat - und nichts bringt mehr, keine Tabletten, keine Infusionen mehr und kein Cannabis mehr. Er wollte nur schmerzfrei sein. Meiner Meinung nach ist es für ihn gut ausgegangen, er ist jetzt schmerzfrei und hat bekommen, was er wollte, aber man müsste das nicht im Krankenhaus machen, es gibt andere Methoden als den Freitod zu wählen, z.B. auf die Palliativstation gehen, da hätte er mehr Schmerzmittel bekommen als bei uns auf Station, da hatte er eine bessere Betreuung, hat das Personal mehr Zeit für jeden einzelnen Patienten. (S_14_NB_12-13)*

Noch einige Tage später hat sie das Bild des erschossenen Patienten auf dem Boden des Zimmers im Kopf, sodass sie nach wie vor ein komisches Gefühl empfindet, wenn sie einen ähnlichen Raum betritt. Zwar versteht sie, dass der Patient endlich schmerzfrei sein wollte, und billigt dessen Entscheidung zur Selbsttötung. Dazu sieht sie allerdings Handlungsalternativen mit einer individuell angepassten sowohl qualitativ als auch quantitativ besseren Betreuung.

4.1.3.2.3 Selbsttötungsversuche psychisch erkrankter Menschen

Ein Auszubildender erzählt von einem depressiven Patienten, der sich in einem Supermarkt anzünden und dadurch sich selbst töten will.

> *Ich werde das Bild, wie Herr W. vor der Kasse steht, nie mehr vergessen. Herr W. war ein 38-jähriger, 1,90 m großer, breit gebauter Mann, der in dieser Sekunde mit einem verzweifelten Gesichtsausdruck ein Feuerzeug in seinen Mund hielt und mehrmals versuchte es zu zünden. Ich dachte in diesem Moment gar nichts. Ich lief los, schlug Herrn W. das Feuerzeug aus der Hand, packte seinen Arm im Polizeihandgriff und zerrte ihn aus dem Geschäft. Vor dem Geschäft angekommen, übergab ich den Patienten der anderen Pflegekraft. Meine Hände zitterten vor Adrenalin und ich konnte nur sehr angestrengt sprechen. ... Auf der geschlossenen Station angekommen, wurde der Patient sofort medizinisch durchgecheckt, bekam eine Infusion und wurde zur Sicherheit fixiert. ... Ich hielt vor seinem Bett Sitzwache. Nach zehn Minuten des Schweigens entschuldigte sich Herr W. plötzlich bei mir. Er meinte, es war eine Kurzschlussreaktion, und er fing an zu weinen. Mein Dienst war zu Ende. Ich ging sehr nachdenklich in die Umkleide. Hätte ich es verhindern können? Hätte ich besser aufpassen müssen? Was denken die Ärzte und Pflegekräfte jetzt von mir? Ich verspürte Schuldgefühle, die ich mir versuchte durch den Ablauf der Situation gut zu reden. Mit mir in der Umkleide war ein Pfleger der gleichen Station, mit dem ich mich persönlich sehr gut verstand. Ich schaute zu ihm hinüber und ich glaube, er merkte, dass mich der Vorfall mit Herrn W. etwas beunruhigte. Ich fragte ihn, ob ich daran schuld bin, dass es so weit kam. Er erwiderte sofort mit „Nein!" Er erklärte mir, dass es in der Psychiatrie Situationen gibt, die man als Pflegekraft einfach nicht verhindern kann. Auch wenn man noch so gut aufpasst, hat man bei Patienten mit psychischen Erkrankungen nie zu hundert Prozent alles im Griff. Denn Patienten mit so einer Erkrankung sind unberechenbar! (S_11_FB_18-20)*

Der aufgeregte, fast sprachlose Auszubildende entreißt dem Patienten das Feuerzeug und bringt ihn zu einer Pflegekraft, die vor dem Geschäft wartet. Wieder auf der Station zurück hält er vor dem Bett des mittlerweile medizinisch versorgten und fixierten Patienten Sitzwache, der sich weinend für seine Affekthandlung entschuldigt. Nach Dienstende fragt sich der Auszubildende in der Umkleide, ob er den Vorfall mit mehr Achtsamkeit hätte verhindern können und was die Ärzteschaft und Pflegende von ihm dächten. Im Wissen um das alternativlose Handeln versucht er gedanklich Schuldgefühle zu reduzieren. Als der sichtlich beunruhigt wirkende Auszubildende bemerkt, dass er einem ihm vertrauten Pfleger auffällt, fragt er ihn, ob er für den Tötungsversuch verantwortlich sei. Der Pfleger verneint und erklärt, dass es im Umgang mit psychisch Erkrankten immer unberechenbare, von Pflegenden nicht verhinderbare Situationen gebe.

4.1.3.3 Zusammenfassung und Diskussion

Auszubildende, die im Pflegealltag ethisch und moralisch reflexionswürdige Situationen erleben, berichten von Themen mit „großer Reichweise und Brisanz“ (Linde 2018, 57) ebenso wie von komplexen Alltagsproblemen. Konfrontiert werden sie beispielsweise sowohl mit lebensverlängernden Maßnahmen und Suizid als auch mit dem Autonomiewunsch pflegebedürftiger Menschen (vgl. Linde 2018, 57). Die meistens vielschichtigen ethisch-moralischen Probleme sind von Pflegenden nur durch die „Öffnung aller Sinne“ (Remmers 2018, 5) lösbar, d.h. Pflegende vollziehen pflegerische Handlungen, die ethischen Kriterien genügen, sofern sie jedem einzelnen Menschen für sich achtsam begegnen, wodurch sie selbst zu „leiblichen Beteiligt[en]“ (Remmers 2018, 6) werden.

Reflexionswürdige Pflegesituationen sind moralisch und zugleich ethisch. Diese bewusst disjunktive, gegen die Alltagssprache gewendete Aussage ist näher zu erläutern: Pflegebedürftige Menschen benötigen die Zuwendung Pflegender, die jene unterstützen, wenn sie einen motivationalen Anlass zum pflegerischen Handeln erkennen, was von ihren moralischen Vorstellungen, insbesondere von Empathie und Solidarität abhängt. Pflegerisches Handeln wird ethisch, falls Pflegende persönliche Einstellungen, Zuneigungen und Wertschätzungen „moralisch ‚kodiert‘“ (Remmers 2018, 9) haben. Allerdings bleiben sie nach der ‚Kodierung‘ moralisch handelnde Personen (vgl. Remmers 2018, 9), sodass sie ethische Fragen unter Rückgriff auf ihre Moral beantworten. Der schwierige Zusammenhang von Ethik und Moral wird am Problem einer gemeinsam zu findenden pflegerischen Entscheidung eines Pflegeteams klar: In jeder Situation sind mehrere Handlungen möglich. Wählt ein Teammitglied eine davon, bewertet es diese als ‚richtig‘, wobei es von persönlicher

Ethik und subjektiver Moral abhängig ist. Ist nun eine gemeinsame Entscheidung des Teams zu treffen, wünscht jedes Teammitglied die eigene Vorstellung von der ‚richtigen' Handlung durchzusetzen. Im Team entstehen starke Spannungen und die Teammitglieder geraten in emotionale Konflikte, weil sie nicht hinnehmen können, dass die je eigene Moral unwirksam ist und nicht zur Entscheidung führt.[44] Pflegende können also eine ethisch nachvollziehbare Entscheidung nur treffen, wenn sie persönliche Emotionen reflektieren, subjektive Werte analysieren und ihre Rollen klären (vgl. Baumann-Hölzle; Riedel; Dinges 2018, 32).

4.1.3.3.1 Unterkategorie „Fertig werden mit kritischen Entscheidungen"

Auszubildende berichten häufig ethisch-moralisch fragwürdige Erlebnisse, die sie eher passiv erleben, d.h. sie selbst sind nicht beteiligt, aber sie erleben, dass zu Pflegende, Angehörige, die Ärzteschaft und Pflegende ethisch-moralische Entscheidungen treffen. Als Außenstehende fragen sie sich, welche Haltung sie dazu einnehmen, finden keine Antworten auf ihre Fragen und fühlen sich belastet. Eine Auszubildende beschreibt ihre persönliche Beanspruchung:

> *Bestürzung und Trauer waren bei mir die Kernemotionen. Zudem war ich verwirrt über die Entscheidung der Ärzte ... Ich selbst fand ... keine medizinisch ersichtliche Veranlassung, die eine solche Therapie rechtfertigte (S-12_SH_18).*

Ein ethisches Problem und deren moralische Bewertung führen zum Konflikt oder Dilemma.

Ein Konflikt entsteht in „Situation[en], die durch ein offensichtliches ethisches Defizit oder ethisches Fehlverhalten gekennzeichnet [sind]" (Salloch et al. 2016, 274, zit. in Linde 2018, 58). Pflegende reflektieren erlebte Konfliktsituationen, um sich situationsangemessen zu verhalten; verhalten sie sich unangemessen, dürften sie möglicherweise Grenzen im pflegerischen Handeln verletzen. Beispielsweise in Situationen mit enger Nähe zu pflegebedürftigen Menschen sollten sie auf die richtige Nähe-Distanz-Balance achten, ohne die sie zu pflegende Menschen beschämen und entwürdigen würden oder sich von

[44] Die Spannungen und Konflikte können sich steigern, wenn dem Team weitere Personen anderer Berufsgruppen wie zum Beispiel die Ärzteschaft angehören.

deren Schicksal nicht distanzieren könnten (vgl. Linde 2018, 58).[45] Der Begriff des Konflikts soll an zwei Beispielen, die den Hausarbeiten der Auszubildenden entnommen sind, näher erläutert werden: Eine Auszubildende berichtet, dass Angehörige ihre Wut über den Tod einer Patientin an Pflegenden entladen: *Uns wurde vorgeworfen nicht genügend getan zu haben und schuldig am Tod der Patientin zu sein und solche Anschuldigungen waren emotional belastend (S_14_DE_15-16)*. Die Auszubildende weiß nicht, wie sie einerseits mit dem ungerechten Verhalten der Angehörigen ihr gegenüber, andererseits mit ihnen selbst angemessen umgehen soll. Pflegende begleiten Sterbende und Angehörige meistens bis zum Tod, wobei sich in dieser Phase des ‚Auf und Ab' der Zustand der sterbenden Menschen ständig ändert. Hoffnung wird für Sterbende und Angehörige zur „sinngebende[n] Emotion" (Kränzle 2018, 102). Angehörigen fällt es oft schwer, Leiden und Sterben von Menschen machtlos anzusehen. Nach deren Tod behalten sie das Bild davon in ihrer Erinnerung (vgl. Geiger 2018, 131). Verstorbene werden Leichen, sie selbst Hinterbliebene. „Die Zeit ist … eingeteilt in ein ‚Davor' und ‚Danach'" (Daiker 2018, 153). Nach der „Sterbetrauer" (Daiker 2018, 153) folgt die „Todestrauer" (Daiker 2018, 154). In beiden Trauerzeiten belastet Pflegende der Umgang mit Angehörigen aufgrund deren starker Emotionalität. Angehörige begreifen den Tod nicht und reagieren darauf unterschiedlich: häufig mit Zustimmung, Dankbarkeit oder Erleichterung; allerdings auch mit negativen Reaktionen wie Verzweiflung oder Schockstarre, denen sich hilflose Pflegende aufgrund der pflegerischen Verantwortung nicht entziehen können (vgl. Daiker 2018, 154). Denn ihre Aufgabe und Pflicht ist es, den Verstorbenen zu versorgen und für Angehörige da zu sein (vgl. Geiger 2018, 131). Der Auszubildenden fällt genau dieses ‚Dasein' aufgrund der Beschuldigungen Angehöriger schwer; weiß sie doch nicht, wie sie sich in dieser Situation richtig verhalten soll, und erlebt einen Konflikt.

Eine andere Auszubildende berichtet, dass sie die Eltern einer schwerkranken Patientin, die deren Tod herbeisehnen, zwar versteht, aber nicht zur professionellen Distanz fähig ist. Das Leiden Sterbender dürfte Zeugen von Leiden reflexiv werden lassen. Denn ausgedrücktes, wahrgenommenes Leiden belastet und provoziert das ‚Mit-Leiden' Anderer, das ihre Werte erschüttert,

[45] Vgl. auch die Abschnitte 4.1.1 und 4.1.2.

ihnen Hoffnung nimmt und sie am Lebenssinn zweifeln lässt. Nur mit Reflexivität und damit verbundener Sensibilität kann Leid erträglich werden (vgl. Riedel 2018, 93-94). Die Auszubildende fragt sich, ob das Leben der Patientin *ein* [noch] *menschenwürdiges Leben* (S_11_AJ_7) ist, wobei sie der Gedanke an die Patientin wütend, traurig und hoffnungslos macht. Weil sie sich allerdings vom Schicksal sowohl der Patientin als auch derer Eltern nicht zu distanzieren vermag, erlebt auch sie einen Konflikt.

Im Gegensatz zum Konflikt stehen sich beim Dilemma „gleichwertige … Werte, Normen und Prinzipien gegenüber, die sich gegenseitig ausschließen“ (Rufer; Baumann-Hölzle 2015, 8, zit. in Linde 2018, 58). In einem Dilemma reflektieren Pflegende über mindestens zwei Handlungsmöglichkeiten und treffen zum Abschluss der Reflexion eine werteorientierte Entscheidung (vgl. Linde 2018, 57-58). Eine Auszubildende berichtet, dass sich eine ältere Patientin durch ihr verweigerndes Verhalten selbst geschädigt hatte. Warum deren Söhne nicht früher eingriffen, versteht die Auszubildende nicht. Obwohl alte Menschen aufgrund altersbedingter Krankheiten oft vulnerabel sind, wollen sie so lange wie möglich autonom leben und lassen sich nicht unterstützen. Denn können sie den eigenen Körper nicht mehr kontrollieren, empfinden sie Angst und Scham, sodass sie persönliche Bedürfnisse ignorieren und sich selbst vernachlässigen. Falls Pflegende situativ zu entscheiden haben, ob sie auch gegen den Willen alter Menschen pflegerisch gebotene Handlungen durchführen sollen, wägen sie ab, ob Betroffene noch selbst über ausreichend Autonomie- und Entscheidungskompetenz verfügen oder nicht (vgl. Kiemel; Göpfert 2018, 115). Sie stecken im Dilemma zweier pflegerisch-ethischer Werte, insofern sie zwischen Autonomie und Fürsorge wählen müssen (vgl. Kiemel; Göpfert 2018, 119-120). Die Auszubildende fragt sich, ob die Söhne aus Angst vor der Mutter nicht eingriffen. Deren Zögern jedoch könnte nicht mit der Angst, sondern vor allem mit deren Dilemma erklärt werden. Sie wogen vermutlich ab, ob sie die autonome Entscheidung der Mutter respektieren oder ihr in dieser Situation die Autonomie nehmen und gegen ihren Willen eine fürsorgliche Entscheidung treffen sollten. Die Patientin zeigte sich auch während des Krankenhausaufenthaltes nicht kooperativ, was die Auszubildende ratlos werden lässt: *warum ist man so stur als alter Mensch, warum will man sich nicht helfen lassen, ist aber danach wütend, dass die Situation sich nicht rasch bessert? (S_14_KP_12-13)* Nach Darmann haben Pflegende nur beschränkte Verantwortung. Zwar klären sie einen nicht kooperativen pflegebedürftigen Menschen über die möglicherweise ungünstigen Folgen von Entscheidungen auf, aber Entscheidungen selbst überlassen sie ausschließlich ihm. So lange trifft derjenige Entscheidungen selbst, als er sich und andere Menschen durch seine Handlungen nicht schädigt. Falls er tatsächlich ein ‚Schädiger' wird, provoziert er ein Dilemma, weil er durch sein Verhalten Pflegende dazu verpflichtet, stellvertretend für ihn zu entscheiden. Grundsätzlich ist davon auszugehen, dass nicht eindeutig bestimmbar ist, wann ein pflegebedürftiger Mensch tatsächlich sich oder Dritte schädigt. Darmann schlägt drei Kriterien eines ethisch plausiblen Entscheidungsverfahrens vor: (erstens) die Selbstbestimmung, d.h. Autonomie des Menschen; (zweitens) die pflegerische Fürsorge für den pflegebedürftigen Menschen und (drittens) die Abwägung, inwieweit Kosten für das allgemeine Gesundheitssystem sozial verträglich sind (vgl. Darmann 2001, 264-265). Um auf den oben vorgestellten Fall zurückzukommen: Zur Behandlung des Dekubitus könnten Pflegende der Patientin die Autonomie nehmen, die ja in ihrer Wut die Zusammenarbeit verweigert. Diese Entscheidung könnten sie mit der tatsächlich schweren Selbstschädigung der Patientin, der gebotenen pflegerischen Fürsorgepflicht sowie mit den wahrscheinlich deutlich höheren Behandlungskosten begründen. Doch es könnte auch sein, dass Pflegende sich dafür entscheiden, die Patientin autonom sein zu lassen, weil sie deren Menschenwürde in gar keinem Fall antasten wollen.

Immer wieder werden Auszubildende durch ethisch-moralische Konflikte und Dilemmata stark verunsichert und emotional belastet. Damit sie in Problemsituationen richtig entscheiden und gut handeln können, ist es notwendig, dass sie eine reflektierte Haltung einnehmen und darüber hinaus eine stabile Berufsidentität entwickeln. Denn so zeigt sich professionelles Pflegehandeln (vgl. Linde 2018, 60). Begegnen nämlich Auszubildende in Pflegehandlungen „menschlichen Versehrbarkeiten" (Remmers 2010, in Linde 2018, 60), empfinden sie Mitgefühl, sogar Mitleid und sind irritiert. Erst in der analysierenden Auseinandersetzung damit gelangen sie wohl zu einer reflektierten Haltung und festigen dadurch die eigene Berufsidentität (vgl. Linde 2018, 59-60).

Besonders häufig berichten Auszubildende kritische Entscheidungen über das (Weiter)Leben von schwerkranken Menschen, wobei Auszubildende vor allem zwei Probleme belasten: (erstens) die Hinauszögerung des Todes und (zweitens) ein Suizid bzw. Suizidversuch. Begleiten Pflegende Schwerkranke in der „‚man kann nichts mehr tun'-Phase" (Glaser; Strauss 1995, 154), verändern sie das Pflegeziel, insofern sie ihnen das Sterben erleichtern wollen, damit diese schmerzfrei sterben. Wie Leben „in geeigneter Weise" (Glaser; Strauss 1995, 154) enden kann, darüber ist man sich uneins. Niemand weiß, wann Menschen sterben. Die Phase zwischen Leben und Tod ist für unterschiedliche Erwartungen aller Beteiligten offen. Pflegende wollen Sterbende würdevoll begleiten, weshalb sie die bloß technische, sinnlose Lebensverlängerung missbilligen, die ja mit zusätzlichen Schmerzen für Sterbende verbunden sein könnte. Letztlich aber entscheidet die Ärzteschaft darüber, wann nichts mehr getan werden kann. Konfrontiert mit der ärztlichen Anordnung lebensverlängernder Maßnahmen, obschon nichts mehr machbar ist, fragen sich Pflegende, wie sie der ärztlichen Entscheidung begegnen sollen (vgl. Glaser; Strauss 1995, 154-155). Eine Auszubildende schildert, wie sie die ärztliche Entscheidung belastet, eine lebensbedrohlich erkrankte Patientin nur wenige Tage vor deren Tod zu dialysieren: *Ich war sehr schockiert über das Handeln der Ärzte und sehr betroffen (S_12_SH_8-16).* Die Entscheidung der Ärzteschaft war auf ein Gespräch mit der Tochter der Patientin zurückzuführen, die die lebensverlängernde Dialyse gewünscht hatte. Angehörigen fällt es oft schwer, den Tod eines vertrauten Menschen zu akzeptieren, und verleugnen den nahen Tod, um sich selbst zu schützen. Folglich fordern sie sogar entgegen ärztlicher Empfehlungen, ‚austherapierte' Sterbende weiter zu behandeln. Dass sie damit den Sterbeprozess verlängern und gegebenenfalls entgegen der Wünsche der betroffenen Sterbenden handeln, nehmen sie – womöglich unbewusst – in Kauf (vgl. Belan; Schiller 2016, 98-99).

Pflegende und die Ärzteschaft geraten häufig in ein Dilemma; müssen sie doch entscheiden, was ‚wertvoller' ist: (erstens aus der Angehörigenperspektive) die schutzwürdige Erhaltung des Lebens oder (zweitens aus der Perspektive Betroffener) das ‚Sterbenlassen'. Pflegende und die Ärzteschaft sind dazu aufgefordert, eine reflektierte Entscheidung zu treffen (vgl. Baumann-Hölzle; Riedel; Dinges 2018, 32-33), wozu es „einer Haltung der Verantwortung" (Riedel et al. 2017, 165, zit. in Baumann-Hölzle; Riedel; Dinges 2018, 33) bedarf. Die Auszubildende berichtet von einer Pflegenden, die aufgrund persönlicher Betroffenheit über die ärztliche Entscheidung zur Dialyse die Pflege der Patientin verweigerte, weil ursprünglich palliative Maßnahmen geplant waren:

Das Mitgefühl ... war nun so stark, dass H. die anderen Mitarbeiter bat in einen anderen Bereich zu wechseln (S_12_SH_8-16). Die Pflegende ist in ihrer pflegerischen Selbstbestimmung eingeschränkt, weiß sie doch, dass sie eigenen moralischen Ansprüchen einer guten Pflege nicht mehr genügt, und gerät in „moralische[n] Stress" (Wöhlke 2018, 44), weil sie entgegen der eigenen pflegerischen Perspektive eine falsche Entscheidung hinnehmen muss. Also gibt sie die pflegerische Verantwortung ab (vgl. Wöhlke 2018, 43-44). Pflegende brauchen „moralische Widerstandskraft" (Wöhlke 2018, 45), um belastende Stresssituationen zu meistern, weshalb Auszubildende von Beginn der Ausbildung an darin gefördert werden sollten, psychisch belastbar zu sein und in moralischer Autonomie den Mut zur pflegerischen Selbstwirksamkeit zu haben.

4.1.3.3.2 Unterkategorie „Suizidversuch und Suizid von zu pflegenden Menschen erleben"

Die zweite Belastung Auszubildender ist die Selbsttötung schwerkranker oder moribunder Menschen, die nicht weiterleben wollen oder Angst vor dem Sterben äußern, wie den Hausarbeiten Auszubildender entnommen werden kann: *dass er das bittere Leiden bis zum Ende ohne Aussicht auf Linderung für sinnlos empfindet (S_14_CW_1_6-7).* Auszubildende fragen sich, ob diese Menschen keinen anderen, ‚besseren' Weg als den Suizid hätten wählen können. Auch dass sie um Sterbehilfe bitten, ist Inhalt der Berichte: Eine Auszubildende meint, es sei nicht richtig, dass *man selbst den Tod in die Hand nimmt (S_14_CW_1_6-7).* Nach dem Suizid des Patienten fragt sie sich, wie *man das [hätte] verhindern können (S_14_CW_1_6-7)*, und kann nicht antworten. Pflegende bewerten den Suizid von Menschen im Krankenhaus oftmals als persönlichen Kontrollverlust, da diese Menschen ganz alleine über ihren Tod entscheiden. Nach Glaser und Strauss verstehen Pflegende die Selbsttötung schwerkranker Menschen und können nachvollziehen, dass sie sich aufgrund von Schmerzen selbst töten, fühlen mit ihnen und reagieren erleichtert. Doch sie akzeptieren nicht, dass sich Menschen ausgerechnet im Krankenhaus töten (vgl. Glaser; Strauss 1995, 79 und 197), wie eine Auszubildende bestätigt:

> *Ich verstehe den Patienten schon, wenn er ... solche massiven Schmerzen hat ... meiner Meinung nach ist es gut für ihn ausgegangen ... aber man müsste das nicht im Krankenhaus machen (S_14_NB_12-13).*

Pflegende werden durch den unerwarteten Suizid von zu pflegenden Menschen überrascht. Denn ohne Zeit, sich darauf einzustellen, sind sie fassungslos. Ferner sind sie für diese Menschen verantwortlich und fragen sich, ob sie deren Suizid hätten verhindern können (vgl. Glaser; Strauss 1995, 224-225).[46]

Pflegende, die moralisch-ethischen Problemen kranker Menschen in einem hierarchisch strukturierten Gesundheitssystem begegnen, geraten immer wieder in Stress, weil sie erleben, dass mit betroffenen Menschen ‚falsch' umgegangen wird. Mit der allmählichen Erschöpfung der eigenen Empathie geben sie sogar den Beruf auf (vgl. Doppelfeld, in Wöhlke 2018, 42). Aufgrund der vorwiegend medizindominierten Krankenhausstrukturen stecken sie in institutionellen Zwängen, wodurch sie daran gehindert werden, situativ moralisch richtig zu handeln. Zwar stehen sie in der Entscheidungshierarchie unten, halten es aber für ihre Pflicht, Betroffene (und Angehörige) vor falschen Entscheidungen Anderer zu schützen (vgl. Wöhlke 2018, 42-43). Der Schutz betroffener Menschen ist im Allgemeinen pflegeethische Selbstverpflichtung Pflegender. Handeln sie allerdings nach ärztlicher Anweisung, sind sie nicht autonom; wollen sie nun ethisch handeln, müssen sie über persönlich gegebene „Handlungs- und Willensfreiheit unabdingbar" (Giese 2018, 22) verfügen können. Eine Auszubildende berichtet eine Situation, in der sie durch ärztliche Weisung davon abgehalten wurde, die Angehörigen einer verstorbenen Patientin über deren Tod zu informieren, sodass sie sich nicht verabschieden konnten:

> *Als ich die letzte Nacht antrat, erfuhr ich vom Spätdienst, dass die Familie sehr aufgebracht war, dass sie erst stundenlang nach dem Tod von Frau M. darüber informiert wurde (S_10_MH_K_5-7).*

In hierarchischen Entscheidungssituationen sind Pflegende durch die besondere Nähe zu betroffenen Angehörigen belastet. Im Sinne des „professional commitment" (Remmers 2000, 309) müssen sie sich prüfen, wie sie einerseits ihrer Verantwortung möglichst gut genügen und andererseits sich emotional abgrenzen. So dürfte es ihnen gelingen, die anstrengende Spannung zwischen eigener pflegeberuflicher Autonomie und der Verpflichtung, ärztliche Weisungen zu befolgen, auszuhalten (vgl. Remmers 2000, 309). Auszubildende könn-

---

46 Erleben Auszubildende Suizidversuche psychisch Kranker, fragen sie sich ebenfalls, ob sie verantwortungsvoll handelten und den Suizidversuch hätten verhindern können.

en wohl nur richtig entscheiden und handeln, wenn sie im reflexiven Diskurs mit anderen Beteiligten ein professionelles Selbstverständnis entwickeln. Denn in konkreten Entscheidungssituationen können sie nicht auf rationales Theoriewissen der Pflegeausbildung bauen (vgl. Giese 2018, 23), sondern entscheiden und handeln wohl erst dann richtig, wenn sie berufliche Identität haben, mit der sie die eigenen Werte kennen, womit sie in die Lage versetzt sind, alltägliches Pflegehandeln zu bewerten. Wenn sie aber in problematische Situationen geraten, verlieren sie vermutlich schnell die Orientierung, weil sie das widersprüchliche Verhältnis von moralischen Überzeugungen, persönlichem Denken und tatsächlichem Handeln erkennen. „Identitätskrisen sind [deshalb als] Orientierungskrisen" (Dallmann; Schiff 2017, 7) zu bezeichnen und umgekehrt. Auszubildende beschreiben in ihren Hausarbeiten Problemsituationen, die zu Orientierungslosigkeit führten. Eine Auszubildende beispielsweise versteht nicht, warum eine schwerkranke Patientin kurz vor ihrem Tod noch therapiert wird:

> *Zudem war ich verwirrt über die Entscheidung der Ärzte ... die anderen Pflegekräfte konnten auf mein Nachfragen hin nur antworten, ich solle mich bei den Ärzten erkundigen. Durch den mangelnden Kontakt zu den Ärzten konnte ich diese Problematik nicht klären (S_12_SH_18).*

Wie wichtig es ist, dass Auszubildende Orientierungswissen haben, ist damit erklärbar, Ethik sei eine „kritische Theorie des Ethos" (Dallmann; Schiff 2017, 8); d.h. konkret sind die Auszubildenden für die Zusammenhänge einer Problemsituation sensibel: Sie berücksichtigen beispielsweise deren Entstehung und Struktur oder prüfen kritisch jeweils wirkende Handlungsorientierungen und Verhaltensregeln, wozu sie allerdings nicht in der Lage sein dürften, weil sie während der praktischen Ausbildung häufig den Lernort wechseln, sodass sie sich immer wieder völlig neu orientieren müssen, um ähnliche Problemsituationen richtig zu bewerten (vgl. Dallmann; Schiff 2017, 8-9). Die bereits oben angeführte Auszubildende stellt sich grundsätzliche Orientierungsfragen:

> *Wird die Patientin unnötig weiter therapiert? Wieso endet das Leben augenscheinlich so unwürdig? ... Wieso wurde nicht mehr getan um den Willen der Patientin zu achten? (S_12_H_8-16)*

Ein weiterer Gesichtspunkt kommt hinzu: Haben sich Auszubildende am Einsatzort orientiert, müssen sie immer wieder die eigene aktuelle Position klären, indem sie etwa die Aufgabenverteilung, die (in)formelle Hierarchie oder den Umgang mit zu Pflegenden analysieren. Mit jeder orientierenden Positionierung führen sie den Abgleich mit anderen Positionen durch, und zwar immer abhängig von eigenen Vorstellungen guter Pflege; d.h. sie gehen von der eigenen Berufsidentität aus, wobei sie häufig erleben, dass ihr Suchen und Finden der eigenen Berufsidentität vorläufig, störungsanfällig und kompromisshaft ist (vgl. Dallmann; Schiff 2017, 8-9). Nochmals kann der oben zitierte Bericht einer Auszubildenden herangezogen werden: Zwar hat sie im Gespräch mit einer Gesundheits- und Krankenpflegerin über deren Positionierung gesprochen: *So suchte ich das Gespräch mit H., diese schilderte mir ihr Empfinden (S_12_SH_8-16).* Aber bis zuletzt konnte sie sich selbst nicht dazu positionieren, ob sie die ärztlich angeordnete Therapie der moribunden Patientin billigt oder nicht; denn sie fand niemanden, mit dem sie darüber hätte sprechen können. Damit Auszubildende selbst irgendwann in moralisch-ethischen Problemsituationen Entscheidungen ausschließlich ‚aus guten Gründen' treffen können, sind sie während der Ausbildung an jedem Einsatzort bei der Orientierung, Positionierung und Findung beruflicher Identität zu begleiten. Tatsächlich bestätigt eine weitere Auszubildende mit folgender Aussage, dass sie die entsprechende Begleitung benötigt hätte:

> *Der Umgang mit Tod und sterbenden Patienten war leider fast kein Thema. Dadurch fühlte ich mich überfordert, da ich dazu noch kein Wissen besaß. Ich musste auf mein Bauchgefühl hören. Natürlich weiß man vor der Ausbildung schon in etwa, was auf einen zukommen wird, aber praktisch ist es anders als in der Vorstellung (S_14_CW_1_22).*

Auszubildende erleben eine problematische Situation häufig als persönliches ethisch-moralisches Dilemma, weil sich „Wissen und Lebensform nicht immer entsprechen" (Dallmann; Schiff 2017, 11). Beruflich können sie eigenen hohen Ansprüchen nicht genügen, weil sie unter Hierarchie und Personalnot leiden, wodurch überfordert sie immer wieder in die „Normenfalle" geraten und „Coolout" oder „Dropout" (Kellner 2011, in Giese 2018, 26) erleben.[47]

[47] Vgl. Kapitel 2.

Abschließend sei festgehalten, dass Auszubildende eine angemessene Förderung erhalten sollten, wenn sie ein pflegeethisches Selbstverständnis entwickeln. Nicht dadurch werden sie gefördert, dass sie durch „ethische Imperative" (Giese 2018, 27) überfordert werden, sondern eine Begleitung erfahren, die sorgfältig und kritisch überlegt ist und sich mit ihren Ansprüchen eher zurückhält. Mit einem angemessen entwickelten Selbstverständnis von guter Pflege sollten sie zwischen den Bedürfnissen Betroffener und den Umständen des Pflegehandelns abwägen können (vgl. Giese 2018, 28).[48]

4.1.4 Sterben und Tod aushalten

Innerhalb der Herausforderung „Sterben und Tod aushalten" lassen sich die Unterkategorien „Mit der Endlichkeit des Lebens konfrontiert werden", „Sterben von Kindern aushalten und die Trauer der Eltern mitempfinden" und „Verstorbene versorgen" unterscheiden.

4.1.4.1 Mit der Endlichkeit des Lebens konfrontiert werden

4.1.4.1.1 Sterben und Tod von Menschen erleben

Eine Auszubildende belastet die Plötzlichkeit des Versterbens.

> *Am meisten belastete mich anfangs das plötzliche, unerwartete Sterben, da es für mich ein komisches Gefühl war, dass ein Leben von einem Moment zum anderen beendet ist und ich es miterlebt habe. (S_14_AW_10)*

Eine weitere Auszubildende erlebt die Auseinandersetzung mit der menschlichen Sterblichkeit als eine sehr schwierige Aufgabe. Vor ihrer Ausbildung von Sterben und Tod kaum betroffen, tut sie sich zu Ausbildungsbeginn umso schwerer, mit Sterben und Tod professionell umzugehen.

---

[48] Nach einer Studie von Rester et al. (Rester et al. 2017, in Hirsmüller; Schröer 2018, 194) fühlen sich Pflegende stärker als andere Berufsgruppen belastet, wenn sie ethisch-moralische Konflikte erleben. Auf die wahrgenommene Beanspruchung wird mit Arbeitsunzufriedenheit, Krankheit und Berufsausstieg reagiert. Damit Pflegende – und Auszubildende – problematischen Situationen standhalten, sind sie in ihrer Resilienz zu fördern (vgl. Hirsmüller; Schröer 2018, 191).

Im ersten Jahr meiner Ausbildung stellte die Konfrontation mit der Endlichkeit des menschlichen Lebens eine sehr große Herausforderung für mich dar, da ich in meinem bisherigen Leben mit dieser Thematik nur sehr wenig belangt worden war. Umso schwieriger war es somit für mich, nun auf professioneller Ebene mit dem großen Thema „Sterben und Tod" fachlich korrekt umzugehen. (S_14_LF_9)

Eine dritte Auszubildende berichtet, dass sie Sterben innerhalb der Familie schon kennt, aber noch nie einen Toten gesehen hat.

Vor meiner Ausbildung habe ich noch nie einen Toten gesehen. Ich hatte zwar in der Familie Kontakt mit dem Sterben bekommen, doch habe mich weiter noch nie damit auseinandergesetzt. Im Gegenteil, ich habe dieses Thema immer innerlich verdrängt, weil es mir Angst machte. Umso größer war die Angst jetzt in meinem Beruf Sterbende und Tote zu versorgen und zu betreuen. Als ich anschließend im ersten Praxisblock war, hatten wir viele todkranke Menschen, die oft noch sehr jung waren. Einer, den ich intensiv betreut hatte, brachte sich kurz vor Weihnachten auf meiner Einsatzstation um und meine Patientin, die ich aufgrund Patientenmangel auf Station für die Begleitung ausgewählt hatte, war präfinal und starb am darauffolgenden Tag. ... Dies alles setzte mir anfangs sehr zu und es brauchte Zeit, dies alles verarbeiten zu können. (S_14_FB_3-4)

Vor Ausbildungsbeginn hat sie die Auseinandersetzung mit Sterben und Tod aus Angst vermieden; umso mehr fürchtet sie in der Ausbildung den pflegerischen Umgang mit Sterbenden und Toten. Während sie in ihrem ersten Praxiseinsatz viele junge schwerkranke Menschen pflegt, wird sie mit der Selbsttötung eines von ihr intensiv betreuten Patienten ebenso konfrontiert wie mit dem Versterben einer von ihr zur Praxisbegleitung ausgewählten präfinalen Patientin. Für die Bewältigung dieser ihr anfangs sehr nahe gehenden Erlebnisse benötigt sie viel Zeit.

Eine weitere Auszubildende kann erst im dritten Ausbildungsjahr angstfrei mit dem Tod von Menschen umgehen.

Fast zwei Schuljahre habe ich gebraucht um mit dem Thema Tod richtig umgehen zu können, oft haben mich ... Ängste geplagt. Ich hätte mir von Seiten der Schule gewünscht, dass dieses Thema schon im ersten Ausbildungsjahr behandelt wird. ... Mir persönlich hätte das bestimmt Sicherheit gegeben, da ich früher verstanden hätte, was der Tod wirklich bedeutet. Im Weiteren hätte ich schon ein paar Wege gewusst mit schwierigen Schicksalen gut umgehen zu können. Natürlich sagt man, wenn man ins ‚kalte Wasser geschmissen wird', ist dies oft der beste Weg zu lernen, doch in manchen

Situationen wünscht man sich auch ‚Wolken', auf die man fällt. (S_14_FB_25-27)

Im Rückblick vermisst sie die Thematisierung von Tod schon im ersten Ausbildungsjahr, weil sie dadurch verunsichert worden ist, dass sie die Tragweite des Todes nicht erfasst. Sie geht davon aus, dass sie dann wohl Krisensituationen besser hätte meistern können. Zwar kennt sie die Meinung, man lerne durch die Bewältigung schwieriger Aufgaben – ohne theoretische Vorbereitung – besonders erfolgreich, aber gerade in existenziellen Situationen wünscht sie sich das Gegenteil.

4.1.4.1.2 Sterben und Tod von zu pflegenden Menschen an sich heranlassen

Eine Auszubildende belastet der unerwartet häufige Kontakt mit schwer erkrankten Menschen.

Für mich war ein Krankenhaus dazu da, Menschenleben zu retten und gesunde und glückliche Patienten zu entlassen. Dass ich aber mit so vielen todkranken und nicht überlebensfähigen Kindern und Erwachsenen konfrontiert werde, habe ich nicht erwartet. Es war für mich die letzten Jahre sehr schwierig, mit solchen Diagnosen umzugehen, weil ich ein Mensch bin, der sehr vieles mit sich selbst ausmacht und dem es schwer fällt, Berufliches und Privates zu trennen. Ich gebe offen zu, dass ich auch nach der Arbeit ständig mit den Gedanken auf Station bin. (S_10_EG_K_4)

Weil sie krisenhafte Erlebnisse am Arbeitsplatz alleine zu verarbeiten sucht, kann sie sich davon auch in der Freizeit nicht distanzieren.

Ein Auszubildender spricht von seinen Gefühlen, als er darüber informiert wird, dass eine hochbetagte Patientin unerwartet verstorben ist.

Eine weitere Woche war ich nun für Frau W. zuständig. ... Doch dann kam die Nachricht vom Nachtdienst: „Zimmer XXX ist leer, Frau W. hatte heute Nacht zwei Herzinfarkte und ist daran verstorben." ... Als ich diese Nachricht hörte, machte sich ein ganz komisches Gefühl in mir breit. Es war eine Mischung aus Entsetzen, Trauer und Unverständnis. Ich wusste, dass Frau W. mit ihren 89 Jahren schon in einem fortgeschrittenen Alter war und auch ihr Zustand immer schlechter wurde. Aber dass sie von heute auf morgen stirbt, damit hätte ich nicht gerechnet. Doch zum Nachdenken war nicht lange Zeit. Die Arbeit rief und es waren sehr viele Patienten auf Station, die Hilfe benötigten. Erst als ich zu Hause war und einen klaren Kopf hatte, konnte ich noch einmal über Frau W. nachdenken. Wie ich schon beschrieben habe, hatte ich zu dieser Patientin ein sehr gutes Verhältnis. Und dazu kam, dass sie die Patientin war, bei der ich meine ersten Erfahrungen als Pflegeschüler gemacht habe. Und jetzt war sie auch noch die erste Patientin, durch die ich lernen musste, dass das Krankenhaus leider nicht nur ein Ort der Freude ist, in der Menschen geheilt werden. Sondern dass es auch ein Ort ist, an dem Menschen die letzten Tage ihres Lebens verbringen. (S_11_FB_8-9)

Der erschrockene und traurige Auszubildende versteht trotz des hohen Alters der Patientin deren Tod nicht. Weil er zunächst andere Menschen zu unterstützen hat, denkt er erst nach Dienstschluss über ‚seine erste' ihm sehr sympathische Patientin nach, die er lange gepflegt hat. Durch deren Tod erfährt er, dass Menschen im Krankenhaus gesunden, aber auch versterben.

Eine weitere Auszubildende berichtet, dass sie von verstorbenen Menschen träumt, die sie intensiv gepflegt hat.

Kurze Zeit später war Herr B. verstorben. Frau S. starb mittags. Herrn B. und Frau S. pflegte ich zehn Tage hintereinander, stundenlang (ich war Schüler und durfte natürlich immer waschen). Herr B. erzählte mir immer sehr viel über seine Familie und seinen Job, während ich bei ihm war und ihn pflegte. Bei Frau S. war stets ihr Mann an ihrer Seite, der mir Geschichten von früher erzählte und wie seine Frau früher gewesen war. Als ich nach diesem Tag nach Hause ging, war ich ziemlich kaputt. Auch in dieser Nacht träumte ich von Herrn B., wie er so am Boden lag und ich ihm nicht helfen konnte. Es dauerte ein paar Tage, bis ich diesen Tag verarbeitet hatte. Es ist normal, dass Menschen sterben, es passiert jeden Tag und wir müssen es irgendwie - jeder auf seine Weise - verarbeiten, sonst gehen wir daran kaputt. (S_14_KP_17-18)

Erschöpft benötigt sie lange Zeit, bis sie für sich das Versterben der beiden Menschen aufgearbeitet hat. Auch wenn sie um die Alltäglichkeit des Sterbens weiß, ist ihr bewusst, dass sie einen gelingenden Umgang mit der Belastung finden muss, damit sie gesund bleibt.

4.1.4.1.3 Das Sterben eines Menschen als Qual wahrnehmen

Ein Auszubildender schildert seine Eindrücke von den letzten Tagen im Leben eines isolierten Tumorpatienten.

Es war in meinem ersten Einsatz im ersten Ausbildungsjahr. Herr K. ist auf die Station ... gekommen, die Isolierstation des Hauses. ... So saß er nun da, von seinem Tumor entstellt, nicht in der Lage zu sprechen oder zu hören, immer mit der Luft und dem aufsteigenden Schleim kämpfend, allein isoliert im letzten Zimmer des Ganges, auf sein Ende wartend. Die meisten Schwestern hatten Angst vor ihm. Er war von stattlicher Natur und sie befürchteten, so sagten sie, dass er in einem klaren Moment vielleicht aggressiv werden könnte. Sie wussten aber, so glaube ich, genauso wenig wie ich, wie man mit seiner Situation umgehen sollte. Über eine Woche saß er in diesem Zimmer. Am Tag bekam er ungefähr zwei Stunden Besuch von seiner Schwester. Den Rest der Zeit war er allein. Er starb in der Nacht. ... Ich habe ihn zusammen mit einer Schwester an diesem Morgen in die Pathologie gefahren. Seine Gesichtszüge und sein ganzer Körper waren entspannt. Er hatte endlich Erlösung gefunden. Ich war an diesem Morgen das erste Mal sehr froh darüber, dass ein Mensch gestorben ist. Ich glaube, ich werde diesen Patienten nie vergessen. (S_10_SH_12-13)

Der Auszubildende beschreibt einen entstellten, erstickenden, moribunden Patienten, der abseits in einem Isolierzimmer untergebracht ist. Aufgrund dessen kräftiger Statur äußern die Pflegenden Furcht vor eventuellen Tätlichkeiten, weil – so die Annahme des Auszubildenden – sie nicht wissen, wie sie mit dem sterbenden Patienten umgehen sollen, der über eine Woche lang alleine im Isolierzimmer verbringt; die täglich zweistündigen Besuche der Schwester ausgenommen. Nachdem der Patient nachts verstorben ist, wird er vom Auszubildenden und einer Pflegenden in die Prosektur gebracht. Der Auszubildende nimmt wahr, dass der Verstorbene gelöst wirkt, und ist zum ersten Mal im Leben über den Tod eines Menschen erleichtert. Im Anschluss reflektiert der Auszubildende über das Erlebnis in fünf Punkten.

1. *Ich habe mich hilflos gefühlt. Ich habe nicht verstanden, dass man dem Patienten nicht besser helfen konnte, und verstehe es heute noch nicht.*
2. *Ich empfand dieses Zimmer, in dem der Patient saß und wartete, immer als eine Art ‚Todeszelle'.*
3. *Ich habe nicht verstanden, warum man ihn nicht auf die Palliativstation verlegte.*
4. *Dieser Fall hatte mir zum ersten Mal den Tod als Erlösung nähergebracht, darüber bin ich dankbar.*
5. *Ich reflektiere diesen Fall immer noch nicht, ohne selbst dabei sehr emotional zu werden. (S_10_SH_14-19)*

Der hilflose Auszubildende versteht bis heute nicht, dass keine bessere Betreuung des Patienten möglich gewesen ist. Er begreift das Isolierzimmer als ‚Todeszelle' und versteht nicht, warum eine palliative Versorgung des Patienten nicht möglich gewesen ist. Dankbar erkennt er den Tod als Befreiung. Darüber reflektiert er nach wie vor nur mit starken Gefühlen.

4.1.4.1.4 Den Todeskampf eines Menschen erleben

Eine Auszubildende berichtet darüber, wie sie einen sterbenden Mann gemeinsam mit Pflegenden nach einem Sturz in das Bett zurückhebt.

> *Er wollte aus dem Bett auf einen Stuhl und ist während dessen vor dem Bett kollabiert. Zu viert hoben wir den Mann wieder ins Bett und so begann ein stundenlanger Kampf gegen den Tod für ihn. Seine Angehörigen waren schockiert. Die Schwestern waren schockiert. Ich war schockiert. Das war nicht so, wie ich sonst Menschen im Krankenhaus sterben sah, das war anders, der Mann wollte nicht sterben. Er hatte nicht lange genug Zeit sich damit auseinanderzusetzen, was mit ihm passieren würde. Seine Frau und sein Sohn hatten ebenfalls keine Zeit sich darauf vorzubereiten. So starb der Patient in meinem Spätdienst und keiner konnte etwas tun. Am wenigsten konnte ich tun, denn die zwei Schwestern, die mit mir Spätdienst hatten, schickten mich weg. Sie sagten, ich solle etwas Anderes tun. Da stand ich nun im Schwesternzimmer und hatte den ganzen Ablauf im Spätdienst vergessen, so schockiert war ich über das alles. Als mein Dienst endete und ich in meinem Auto saß, musste ich weinen über diesen Verlust, über diese Situation, über die Hilflosigkeit. (S_10_IL_K_4)*

Alle Anwesenden sind über die Agonie des Sterbenden schockiert. Die Auszubildende erlebt diese präfinale Phase anders als bei anderen Menschen. Während sie davon ausgeht, dass sowohl der Patient als auch die Angehörigen nicht ausreichend Zeit gehabt hatten, sich auf den nahenden Tod vorzubereiten, muss sie sehen, wie der Patient stirbt. Nachdem die völlig hilflose Auszubildende mit anderen Aufgaben betraut und aus dem Zimmer geschickt worden ist, steht sie handlungsunfähig im Stationszimmer. Nach Dienstschluss – getroffen vom Tod des Patienten und von ihrer eigenen Hilflosigkeit – weint sie. Die aufgrund des Zusammenbruchs schockierte Auszubildende wird durch den persönlichen Kontrollverlust während der Situation belastet.

> *Gleich im ersten Augenblick, als der Patient vor dem Bett zusammenbrach, ist das natürlich ein Schockmoment. .... Belastung der Situation: keine Kontrolle mehr über die Situation, Angst, was noch kommen wird, kein Hintergrundwissen. Die Panik bei dem Patienten und das Verhalten, dass er immer wieder aus dem Bett wollte („Bettflucht"), lösten auch Panik bei mir aus. (S_10_IL_K_8-9)*

Sie ängstigt sich vor dem weiteren Geschehen und verfügt nicht über ausreichendes Fachwissen. Auf die Bettflucht des Patienten reagiert sie panisch. Im Anschluss belastet es die Auszubildende, die sich einen Austausch über ihr

Befinden wünscht, dass sie niemanden mit Zeit für ein Gespräch findet.

> *Schlimm fand ich auch für mich, dass keiner Zeit hatte mit mir danach über die Situation zu sprechen. Gern hätte ich jemanden gesagt, was für ein Gefühl diese Situation in mir ausgelöst hatte. In solch einer Situation finde ich, ist es schwer, Distanz zu wahren. Es hat mich an mir selbst zweifeln lassen, ob dies wirklich der richtige Beruf für mich ist. Ständig musste ich an meinen kleinen Bruder denken und wie schrecklich es wäre, wenn jemand aus meiner Familie in solch einer Situation stecken würde. (S_10_IL_K_16 und 18)*

Die Auszubildende kann nur sehr schwer Distanz wahren, bezweifelt ihre Berufswahl und stellt sich vor, es nicht ertragen zu können, dass ein eigenes Familienmitglied von einer ähnlichen Situation betroffen werde. Auch später träumt die Auszubildende von dem oben berichteten Verstorbenen und anderen Erlebnissen auf dieser Station.

> *Nach meinem achtwöchigen Einsatz auf der Station ... hat mich dieser noch sehr lange beschäftigt und ich träumte oft von dem Patienten und so manchen Situationen, die ich dort erlebt habe. So erinnere ich mich auch oft noch an einen schwerkranken Patienten ... Eines Tages kam ich in das Zimmer und der Mann fragte mich, was denn los sei. Ich antwortete: „Warum, was soll denn sein?" Und so sagte er zu mir, weil ich gar nicht mehr lache. Erst nach diesem Gespräch wurde mir klar, dass es mir wirklich nicht mehr gut ging. (S_10_IL_K_45)*

Sie erkennt ihre schlechte Verfassung, nachdem sie von einem Patienten gehört hat, dass sie nicht mehr lacht, und will zukünftig nicht auf einer onkologischen Station arbeiten, weil sie zu sehr unter den menschlichen Schicksalen leidet.

> *In weiterer Zukunft denke ich, dass ich nicht auf einer Onkologie-Station arbeiten kann, da mir das Schicksal der Patienten zu nahe geht. In diesem Fall ist mein starkes Empathievermögen mein Nachteil. Dadurch, dass ich mich zu sehr in das Schicksal der Patienten einfühle, macht mich das oft sehr betroffen und ich muss immerzu an die Menschen denken. (S_10_IL_K_46)*

Dadurch will sie Distanz wahren und eine zu starke Betroffenheit verhindern.

4.1.4.1.5 Die Trauer der Angehörigen beim Eintreten des Todes erleben

Eine Auszubildende schildert die heftige Reaktion der Angehörigen, als der stark geschwächte Patient während des Erbrechens verstirbt.

> *Täglich musste ich ansehen, wie sich der Zustand des Patienten von Tag zu Tag verschlechterte. ... Eines Nachmittags, als die Töchter des älteren Herrn zu Besuch kamen, klingelte die Patientenglocke aus dem Zimmer, in dem er lag. Ich befürchtete das Schlimmste. Ich eilte in das Patientenzimmer und sah, wie der Patient erbrach. Ich hielt seine Nierenschale, als er plötzlich aufhörte zu erbrechen und gleichzeitig zu atmen. Seine Töchter brachen zusammen und fingen an lautstark zu weinen. Eine Gänsehaut am ganzen Körper überkam mich. ... Plötzlich wusste ich nicht, wohin mit meinen Gefühlen. Ich wusste, dass dieser Tag bald kommen würde, aber trotzdem hoffte ich immer wieder, dass dies nicht während meinem Dienst eintreten würde. Hätte ich vielleicht mehr für den Patienten tun können? Was sage ich jetzt in dieser Situation Passendes den Töchtern? Als ich die beiden Töchter am Bett des verstorbenen Patienten sitzen sah, musste ich alle meine Kräfte zusammennehmen, um nicht selbst loszuweinen. Ich sprach mit Tränen in den Augen mein Beileid aus und verließ das Zimmer, um den Töchtern Zeit zu lassen, um sich würdevoll von ihrem Vater verabschieden zu können. Das war es also? Das war das Ergebnis meiner tagelangen Pflege an diesem Patienten? Als ich diesen Beruf gewählt habe, war doch der Plan den Menschen zu helfen und nicht ihnen beim Sterben zuzusehen! Tausende Gedanken schwirrten in meinem Kopf herum. Ich ging mit einem mulmigen Gefühl nach Hause und bekam die ganze Zeit über, das Bild des verstorbenen Patienten nicht mehr aus dem Kopf. So schnell kann also das Leben vorbei sein, dachte ich. Ich verspürte eine gewisse Hilflosigkeit und Angst. Ich dachte plötzlich über mein eigenes Leben nach und ob ich das Leben wohl ausreichend genieße. (S_10_VS_K_6-8)*

Die emotional stark geforderte Auszubildende erschaudert und obwohl sie den Tod des Patienten erwartet, hofft sie, nicht dabei sein zu müssen. Sie fragt sich, ob sie genug für den Patienten getan hat, und weiß nicht, was sie den Töchtern sagen soll. Beim Anblick der Angehörigen am Bett des Verstorbenen muss sie stark sein, um nicht zu weinen. Vor den Angehörigen spricht die Auszubildende ihr Beileid aus und verlässt unter Tränen das Zimmer. Sie hat ihren Beruf nicht gewählt, um Menschen sterben zu sehen, sondern um ihnen zu helfen. Gleichwohl muss sie feststellen, dass der Tod des Patienten ihre intensiven pflegerischen Bemühungen beendet. Sie ist verwirrt und erinnert sich auch später noch des Verstorbenen. Weil sie erkennt, wie schnell das Leben zu Ende sein kann, fühlt sie sich hilflos und ängstlich; sie denkt darüber nach, ob sie ihr eigenes Leben bewusst lebt.

Nachdem sie viele Menschen sterben gesehen hat, versteht sie den Tod als Teil jeden menschlichen Lebens.

> *In den folgenden Monaten sah ich noch viele Menschen sterben und ich begriff mit der Zeit, dass der Tod zum Leben dazu gehört. Früher oder später betrifft er jeden Menschen. Trotz allem war es immer situationsabhängig, wie sehr mich die Situation belastete und wie ich mit ihr umging. (S_10_VS_K_9)*

Dennoch erlebt die Auszubildende ihre Belastungen unterschiedlich intensiv und verarbeitet sie je nach Situation anders.

4.1.4.2 Sterben von Kindern aushalten und die Trauer der Eltern mitempfinden

4.1.4.2.1 Das Sterben von Kindern nicht begreifen

> *H. hat die Welt nie gesehen. Kinder sollten nicht vor ihren Eltern gehen, das liegt nicht in der Natur der Dinge. Auch deshalb will ich nie wieder auf einer Intensivstation arbeiten. (S_10_MR_K_17)*

Der Auszubildende will die seiner Meinung nach widernatürliche Tatsache nicht hinnehmen, dass ein Kind vor seinen Eltern stirbt.

Eine weitere Auszubildende schildert ihre Gefühle beim Anblick eines sterbenden Mädchens.

> *Was ich sah, schockierte mich und ich konnte nicht anders als zu weinen. Sie lag da, am Monitor angeschlossen. Sie sah aus wie ein normales Neugeborenes. ... Ich stand vor ihr und ich wusste nicht, wie ich damit umgehen soll. Klar, mir war bewusst, dass sie eigentlich nicht überlebensfähig ist, aber einen Funken Hoffnung hat man in diesem Beruf bis zum Ende. Es ging mir unglaublich nahe. In der Ausbildung hört man natürlich regelmäßig von unheilbaren Krankheiten, aber dass ich einmal mit so einem Fall konfrontiert werde, hätte ich nicht gedacht. Wenn dann wirklich eines dieser Kinder vor einem liegt und man weiß, dass man nichts mehr für sie tun kann und das einzige Ziel ist, dem Kind noch eine schmerzfreie Zeit zu ermöglichen, ist man einfach unendlich traurig. Ja, ich habe in meiner Ausbildung schon viele Sterbende und Schwerkranke erlebt und den Sterbeprozess auch begleitet, aber warum muss ein Kind so leiden? Bei älteren Patienten ist es natürlich auch schwierig, Abschied zu nehmen, aber ich weiß, dass sie ein aufregendes und gesundes Leben hinter sich haben. Ein Kind aber hat sein ganzes Leben noch vor sich. (S_EG_K_9)*

Die schockierte Auszubildende muss darüber weinen, dass das Mädchen, das wie ein gesundes Neugeborenes aussieht, nicht überleben kann, obwohl sie darauf hofft. Theoretisch weiß sie von unheilbaren Krankheiten, rechnet jedoch damit nicht in der Praxis. Sie ist sehr traurig darüber, dass sie dem Mädchen nur Schmerzfreiheit ermöglichen kann. Während es für sie schon schwierig gewesen ist, ältere Menschen am Ende ihres Lebens zu begleiten und in den Tod zu verabschieden, begreift sie nicht, warum gerade ein Kind am Anfang des Lebens leiden muss.

4.1.4.2.2 Das Verhalten von Eltern beim Sterben bzw. Tod ihrer Kinder nachvollziehen

Eine Auszubildende fühlt mit einer wieder schwangeren Mutter von Zwillingen tief mit, von denen eines bereits verstorben ist.

> *Die schlimmste Situation war wohl für mich, als mir eine junge Mutter erzählte, die ich in ihrer Schwangerschaft betreute, dass eines ihrer Zwillinge verstorben war. Sie weinte dabei und mein Herz weinte mit. Obwohl ich noch selbst keine Kinder habe, spürte ich ihren Schmerz in meinem ganzen Körper. Was kann es Schlimmeres geben, als sein eigenes Kind zu verlieren? Das entspricht nicht der biologischen Reihenfolge! Ich erzählte ihr, wie leid es mir täte, und nahm sie in den Arm. (S_10_VS_K_10)*

Als sie hört, wie diese unter Weinen vom Tod ihres Kindes erzählt, ist die selbst kinderlose Auszubildende tief betroffen, weil sie sich keinen schlimmeren Verlust vorstellen kann, und äußert ihre Anteilnahme.

Eine andere Auszubildende bewundert Eltern, als sie beschließen, ihr sterbendes Kind, das bislang von der Auszubildenden gepflegt worden ist, nach Hause zu holen, um es dort bis zum Tode zu pflegen.

> *Ich war vollkommen überwältigt von meinen Gefühlen und die Eltern waren für mich wirklich die tollsten Menschen, auch wenn ich sie noch nie gesehen hatte. Wie stark muss ein Paar sein, um gemeinsam die Entscheidung zu treffen, dass das Kind von ihnen zu Hause betreut wird und sie ganz ohne Monitor die letzten Tage ihres Kindes miterleben wollen? Ich war begeistert von den Eltern und mir wurde klar, wie schwierig diese Situation für mich ist und für mich auch als Elternteil wäre. Ich konnte in diesem Augenblick nicht verstehen, mit welcher Selbstverständlichkeit sie den bevorstehenden Tod ihres Kindes akzeptieren. Ich selbst, obwohl es keine Zweifel gab, glaubte nicht daran, dass P. wirklich bald sterben wird. Mir wurde bewusst, dass ich wirklich gerade*

eine sehr große Schwäche zeige. Die Erwartungen und die Anforderungen an mich waren zu hoch und ich wusste nicht, wie ich das verarbeiten soll. (S_EG_K_9)

Durch das beeindruckende Verhalten der Eltern erkennt die Auszubildende, dass das Sterben des Kindes sie persönlich belastet: Sie versteht nicht, dass die Eltern den feststehenden Tod des Kindes akzeptieren, den sie aber nicht akzeptieren kann. Darüber hinaus erkennt sie an sich, wie schwach sie ist, weil sie als Pflegende mit der gegebenen Situation überhaupt nicht umgehen kann.

4.1.4.2.3 Das Sterben eines Kindes erleben

Die Auszubildende schildert, wie ein Kind stirbt.

Das Schlimmste für mich waren die Worte der Schwester, die sie an B. richtete. Ich denke, diese werde ich nie mehr vergessen: „B., ein bisschen musst du noch warten, bleib noch ein bisschen da, wenigstens bis der Papa da ist. Ein bisschen musst du noch durchhalten und dann darfst du endlich gehen ...“ Kurz darauf wurde das Zimmer ausgeräumt, ruhige Musik aufgelegt und alles auf das Bevorstehende vorbereitet. Nur fühlte ich mich überhaupt nicht vorbereitet auf das alles, was nun kommen würde. Alle Schwestern hatten begonnen zu weinen und ich hatte immer im Hinterkopf: „Nein, S., du darfst nicht weinen. Diese Schwestern kennen B. seit seiner Geburt und haben ihn gepflegt, sie dürfen weinen. Ich kenne ihn seit einem Monat und habe somit nicht das Recht weinen zu dürfen.“ Ständig ging ich aus dem Zimmer, weil ich meine Tränen nicht zurückhalten konnte und Angst hatte davor, dabei sein zu „müssen“, wenn das Kind gehen würde. ... Für mich selbst war diese Situation unerträglich, ich wollte einfach nicht sehen, dass er sterben muss. Obwohl ich wusste, dass es für das Kind das Beste sein würde. (S_10_SO_K_7-9)

Die Pflegende spricht zu dem Kind für die Auszubildende unvergesslichen Worte: Es solle wenigstens bis zur Ankunft des Vaters durchhalten. Während der Raum für das Sterben vorbereitet wird und die Pflegenden zu weinen beginnen, fühlt sich die Auszubildende unvorbereitet und verlässt mehrmals den Raum – einerseits um unbemerkt zu weinen; zu Tränen nämlich fühlt sie sich nicht berechtigt, weil sie das Kind noch nicht so lange kennt; andererseits um den Eintritt des Todes nicht zu erleben, von dem sie jedoch weiß, dass er gut für das Kind ist. Das Kind stirbt später in Abwesenheit der Auszubildenden.

Um Punkt sechs Uhr wurde ich von dem Frühdienst nach Hause geschickt und mir fiel ein riesiger Stein vom Herzen. Ich wollte nur noch hinaus und nicht mit dabei sein müssen, wenn es so weit ist und B. gehen muss oder darf. Als ich wenig später im Auto saß, ließ ich meinen Tränen freien Lauf und fühlte, wie die ganze Anspannung von mir abließ. Im Nachhinein betrachtet wäre es für mich wichtig gewesen, dass ich bis zur letzten Minute dabei gewesen wäre. Besonders auch um mich nochmals von ihm zu verabschieden. Jetzt, wenn ich an mein letztes Bild von B. zurückdenke, denke ich an ein Kind, das mit dem Ersticken kämpft, einen Pullover trägt, auf dem geschrieben ist „fly high" und darauf wartet, endlich gehen zu dürfen. Ich hätte viel lieber ein anderes Bild von ihm in Erinnerung, bei dem ich sehen würde, dass er friedlich in den Armen seines Papas liegt und dass er es geschafft hat. In dem Moment, als ich nach Hause geschickt wurde, war ich so erleichtert gewesen. Es war einfach viel einfacher, in dieser Situation die Flucht zu ergreifen und davonzulaufen. Doch das Beste für mich wäre gewesen zu sagen: „Bitte, ich will noch dabei sein." In diesem Fall war es für mich sehr schwierig, die notwendige professionelle Distanz zu wahren und um ehrlich zu sein, habe ich dies auch nicht geschafft. Viele Wochen danach habe ich noch sehr oft an B. gedacht, wo er wohl gerade ist. Doch ich wusste, dass dies einfach meine Arbeit ist, mein tägliches Brot und wenn ich noch viele solcher Situationen so nahe an mich heranlasse, werde ich irgendwann ein Problem bekommen. (S_10_SO_K_10-13)

Nach Dienstschluss ist sie zunächst erleichtert, weil sie den Eintritt des Todes nicht erlebt, und weint. Dann weiß sie, dass es für sie besser gewesen wäre, sich vom toten Kind zu verabschieden. Da sie ja nicht das Bild eines friedlich in den Armen des Vaters liegenden, sondern eines mit dem Tode ringenden Kindes vor Augen hat, erkennt sie, dass sie vor dem Tod geflohen ist. Dazu hat ihr ferner die Distanz gefehlt, die sie sogar viele Wochen später nicht erreicht, aber erreichen muss, um im Beruf zukünftig bestehen zu können. Neben der fehlenden Distanz wird der Auszubildenden bewusst, dass sie bei der Begleitung von zu pflegenden Menschen in schwierigen Lebenssituationen persönliche Grenzen überschreitet und sich dadurch hilflos fühlt.

Die Begleitung von Kindern, Menschen oder Angehörigen in schwierigen Lebenssituationen verlangt von mir oft Fähigkeiten, die weit über die Bereitschaft zu helfen hinausgehen und die mir sehr oft meine Grenzen und auch meine Hilflosigkeit bewusstmachen. ... Ich erlebte oft, nicht nur im Fall mit B., dass ich überfordert bin mit einer bestimmten Situation, und sah dies als persönliches Versagen an. (S_10_SO_K_18)

Mit dem Sterben eines Kindes überfordert zu sein bewertet sie als persönliches Versagen.

4.1.4.3 Verstorbene versorgen

4.1.4.3.1 Emotionen Auszubildender beim Umgang mit Verstorbenen

Eine Auszubildende vergleicht den Anblick eines Verstorbenen im Krankenhaus mit dem Erleben einer Beerdigung.

> *Wenn ich mit einer examinierten Pflegekraft das erste Mal einen gestorbenen Patienten versorgt hatte, danach konnte ich feststellen, wie anders es ist, im Krankenhaus einen toten Menschen sehen, und wie es ist, auf einer Beerdigung das alles zu erleben. (S_14_AF_2_12)*

Eine weitere Auszubildende ängstigt der Transport einer Leiche in die Pathologie.

> *Meinen ersten Kontakt mit einer Leiche hatte ich damals auf der Station ..., allerdings habe ich diese nur mit in die Pathologie gefahren, was mir aber trotzdem ein bisschen Angst gemacht hat. (S_14_MS_13)*

Neben Angst empfindet eine dritte Auszubildende beim Erstkontakt mit einem Verstorbenen auch Trauer, Mitleid und Ekel so stark, dass sie aufgeben will.

> *Dort erlebte ich meinen ersten verstorbenen Patienten. Mein Gefühl im Magen war unerträglich. Es war irgendwie eine Mischung aus Angst, Trauer, Mitleid und Ekel. Ich dachte zuerst, ich kapituliere und es wäre zu hart für mich zum Verarbeiten. (S_10_LM_4-5)*

Wieder eine Auszubildende spürt beim Betreten des Zimmers eines von ihr lange gepflegten und nun toten Patienten Beklemmung.

> *Es war ein komisches Gefühl, als ich das Zimmer betrat und den Patienten tot sah, den ich wochenlang pflegte. Als wir ihn in die Pathologie fuhren, schlug mein Herz so stark, dass ich es richtig spürte. Es war ein beklemmendes Gefühl vor der Kühlung zu stehen und all diese Toten zu sehen. Ich muss zugeben, das flaue Gefühl ist bis heute nicht weg, wenn ich davor stehe, aber es wird von Mal zu Mal weniger. (S_14_FB_10-11)*

Ihr Herz klopft bei dessen Transport in die Pathologie stark, wo sie bis heute Angst beim Anblick der Toten empfindet.

4.1.4.3.2 Respektloser Umgang Pflegender mit Verstorbenen

Eine Auszubildende empört sich über eine Pflegende, die einen Verstorbenen wie einen Gegenstand behandelt.

> *Während eines Einsatzes auf Station im ersten Lehrjahr wurde ich mit einer Situation konfrontiert, die mich auch lange beschäftigte und mich zum Teil auch sauer auf die examinierte Pflegekraft machte. ... Ich habe mich für dieses Thema entschieden, da es gegen meine Einstellung geht, wie man mit einem verstorbenen Menschen umgeht, und ich nicht möchte, dass eines Tages so mit einem verstorbenen Familienmitglied von mir umgegangen wird. Vor diesem Ereignis hatte ich mir nie Gedanken darüber gemacht, wie mit einem umgegangen wird, nachdem man verstorben ist. Ich dachte, es ist normal, mit einer Leiche respektvoll und würdevoll umzugehen. Doch dass ein Mensch so abgebrüht werden kann, hätte ich mir bis zu diesem Tag nie vorstellen können. Nach diesem Ereignis habe ich für mich festgestellt, dass es von Vorteil ist, mit anderen Menschen so umzugehen, wie man es sich selbst oder seinen Nächsten wünschen würde. ... Ich persönlich wünsche mir, dass mit mir nach meinem Tod respektvoll und würdevoll umgegangen wird. Auch wenn man es nicht mehr spürt, doch keiner hat es verdient, nach seinem Tod wie ein Gegenstand behandelt zu werden. Jeder hat es verdient, noch einmal so gewaschen und versorgt zu werden wie ein normaler pflegebedürftiger Patient. Es besteht in meinen Augen kein Grund bei der Versorgung eines Verstorbenen grob mit ihm umzugehen. (S_12_PW_4-6)*

Die Auszubildende begründet ihre Empörung einerseits damit, dass sie aufgrund des Vorfalls einen respektlosen und würdelosen Umgang mit Verstorbenen ablehnt, andererseits damit, dass sie sich einen solchen Umgang mit einem verstorbenen Familienmitglied nicht wünscht. Während sie bis zu dem Vorfall nicht gedacht hat, dass eine Pflegende so abgebrüht ist, wünscht sie sich, dass sowohl lebende als auch verstorbene Menschen gleichermaßen pflegerisch versorgt werden.

> *Der Patient war der erste Verstorbene, den ich während meiner Ausbildung gesehen hatte. Ich wurde dazu aufgefordert, den Patienten noch einmal zu waschen und ihm ein OP-Hemd anzuziehen. ... Ich fing an ihn zu waschen, ganz normal, wie jeden anderen Pflegebedürftigen auch, nur mit einem komischen Gefühl dabei, was ja wahrscheinlich normal ist, wenn man so etwas zu ersten Mal macht. Bevor ich den Rücken waschen wollte, holte ich die Schwester zur Hilfe, da bei dem Patienten die Leichenstarre schon eingetreten war und wir uns somit leichter taten. Doch anstatt den Patienten normal zu drehen, riss die examinierte Schwester den Verstorbenen auf die Seite und sagte: „Wasch nur kurz darüber, dass wir fertig werden, dann können die Angehörigen kommen und dann nichts wie runter in die Patho.“ Ich war geschockt. (S_12_PW_6-8)*

Als die Auszubildende daran geht, die Waschung ihres ersten Verstorbenen durchzuführen, empfindet sie diese anders als bei lebenden Menschen. Zum Waschen des Rückens holt sie sich Hilfe der Pflegenden, die den Verstorbenen auf die Seite reißt und die Auszubildende zum zügigen und oberflächlichen Waschen des Verstorbenen auffordert, damit dieser von den Angehörigen gesehen und dann rasch in die Pathologie gebracht werden kann. Die Auszubildende ist schockiert. Sie schildert, wie die Pflegende mit dem Verstorbenen in der Pathologie umgeht.

> *„Jetzt hol mal eine Wanne aus dem Kühlschrank und dann muss er vom Bett in die Wanne.“ Während ich die Wanne aus dem Kühlschrank holte, riss sie dem Patienten die Decke und das Kissen weg und hüllte ihn in das Bettlaken. Nun drehte ich den Verstorbenen zu mir, sodass die Kollegin das Rollbrett unter seinen Rücken brachte. „So, und jetzt aufpassen, wenn er runterfällt, bekommen wir ihn zu zweit nicht mehr hoch“, sagte sie. Für mich kam dies so rüber, als wäre es egal, wenn er runterfällt, außer dass wir ihn zu zweit nicht wieder zurück ins Bett bekommen. Nach dieser Aussage riss sie an dem Patienten an und zog ihn mit sehr viel Schwung in die Wanne, wo er letztendlich mit voller Wucht mit dem Kopf an der Kante der Wanne aufschlug. Dieses Geräusch, wie er mit den Kopf aufprallte, löste in mir mehrere Gefühle aus, zum einen Traurigkeit, weil ich mir bis zu diesem Zeitpunkt nicht vorstellen konnte, dass eine Krankenschwester so eiskalt sein kann, zum anderen Schmerz, weil ich in dieser Situation mit dem Patienten mitgefühlt habe, aber auch Wut, da ich es für unverantwortlich finde, mit einem Menschen so umzugehen. Ich verbrachte viel Zeit damit, noch einmal darüber nachzudenken, doch blieb ich jedes Mal bei dem Entschluss, dass das nicht so geht. Ich habe mir zudem vorgenommen, egal was passiert, dass ich nie so abgebrüht werden will wie manch Andere im Laufe ihres Berufslebens. (S_12_PW_11-14)*

Nachdem die Pflegende dem Verstorbenen Bettdecke und Kissen weggerissen und ihn in das Laken gehüllt hat, legt sie das Rollbrett unter und hält die Auszubildende dazu an, auf einen sicheren Transfer des Verstorbenen vom Bett in die Kühlzellenwanne zu achten. Die Aufforderung wird von der Auszubildenden so gewertet, als solle nur zusätzliche Arbeit vermieden werden, die durch den Sturz des Verstorbenen verursacht werde. Beim Vollzug des Transfers schlägt dessen Kopf mit voller Wucht gegen die Wannenkante. Auf das Geräusch hin fühlt die Auszubildende Traurigkeit über die Gefühlskälte der Pflegenden, Schmerz aus Mitleid mit dem Verstorbenen und sogar Wut über den verantwortungslosen Umgang der Pflegenden mit Menschen überhaupt. Obwohl sie lange Zeit über das Ereignis nachgedacht hat, bleibt sie bei ihrer negativen Bewertung und will beruflich niemals abgebrüht handeln.

4.1.4.4 Zusammenfassung und Diskussion

„Sterben und Tod sind ein Zwillingspaar“ (Uzarewicz 2013, 202), weshalb es nachvollziehbar sein dürfte, dass es Auszubildende belastet, das Sterben eines Menschen zu erleben: *da es für mich ein komisches Gefühl war, dass ein Leben von einem Moment zum anderen beendet ist und ich es miterlebt habe (S_14_AW_10).*

4.1.4.4.1 Unterkategorie „Mit der Endlichkeit des Lebens konfrontiert werden“

Wenn Auszubildende über Sterbende berichten, dann meistens bis zu deren Tod. Sie erkennen meist zum ersten Mal im Leben, wie schnell Leben endet, und fühlen sich dadurch *ins kalte Wasser geschmissen (S_14_FB_25-27).* Endlichkeit ist mit Zeitlichkeit verbunden; der Übergang vom Sterben zum Tod ist das Ende des Lebens (vgl. Uzarewicz 2013, 202-203). In der praktischen Ausbildung sind die Auszubildenden meistens schnell und unvorbereitet durch Begegnungen mit schwerkranken Menschen dazu gezwungen, sich mit der Endlichkeit auseinanderzusetzen, entwickeln Angst, besonders nachdem der Tod eingetreten ist, die sie damit begründen, dass sie nicht verstehen, *was der Tod wirklich bedeutet (S_14_FB_25-27)*, und fühlen sich dadurch überfordert und bedroht. Diese existenziellen Gefühle könnten damit erklärt werden, dass nach Elias Menschen sich deshalb vor der Begegnung mit Sterbenden fürchten, weil sie dadurch mit der eigenen Endlichkeit konfrontiert werden und ihnen die Illusion von Unsterblichkeit genommen wird (vgl. Elias 1992, in Belan; Schiller 2016, 41). Folglich ist es nicht ausschließlich der Tod selbst, der Auszubildende ängstigt, sondern auch die Konfrontation mit der eigenen Sterblichkeit (vgl. Stähli 2004, 102-103). Auszubildende berichten, dass sie sich von Verstorbenen nur schlecht distanzieren, wenn sie diese vorher gepflegt haben, denn als Pflegende haben sie zu Sterbenden, an deren Schicksal sie emotional beteiligt sind, den intensivsten Kontakt (vgl. Lauterbach 2013, 31). Daher dürfte die Sterbebegleitung eine große Herausforderung für nicht wenige Auszubildende sein: „Entweder ‚man erträgt es‘, diese Patienten zu betreuen, oder nicht“ (Glaser; Strauss 1995, 12). Nach Glaser und Strauss meiden die meisten Pflegenden den Kontakt mit Sterbenden; insbesondere wenn diesen ein leidvoller Tod bevorsteht (vgl. Glaser; Strauss 1995, 12-13). ‚Erledigen‘ Pflegende Sterbebegleitung sachlich „als eine Arbeit ‚wie jede andere‘“ (Gröning 2014, 157), zeigen sie keine Gefühle wie Angst, sondern handeln rational, um dem gegenwärtigen Tod zu entkommen (vgl. Gröning 2014, 157). Aber Auszubildende, die Sterbende tagelang pflegten, haben oft einen engen Kontakt zu ihnen, auch weil sie intensive Beziehungsarbeit leisteten. Nach dem Versterben sind sie zwar emotional sichtlich stark betroffen, aber sie wissen, dass sie ihre Erlebnisse bewältigen müssen. Dementsprechend bestätigt eine Auszubildende: *Es ist normal, dass Menschen sterben, es passiert jeden Tag und wir müssen es irgendwie - jeder auf seine Weise - verarbeiten, sonst gehen wir daran kaputt (S_14_KP_17-18).*

Auszubildende könnten wahrscheinlich Sterbende gut begleiten, wenn sie von Anfang an die richtige Nähe-Distanz-Balance halten; d.h. sie sollten sich nicht zu viel zumuten, wenn sie Beziehungsarbeit leisten, indem sie Sterbende für eine klar gesetzte Frist begleiten (vgl. Hirsmüller; Schröer 2014, 50). Sterbebegleitung ist von Anfang an ein Abschiednehmen. Auszubildende haben dabei als Sterbebegleiter die Aufgabe, die entstandene Nähe zu kontrollieren, zu beenden und zu verarbeiten (vgl. Hirsmüller; Schröer 2014, 53-54). Dann erst haben sie eine angemessene Haltung, wenn sie Sterbende mit „professionelle[r] Nähe … [für einen] absehbaren, überschaubaren und aushaltbaren Zeitraum“ (Kränzle 2009, zit. in Hirsmüller; Schröer 2014, 56) begleiten. Für eine gute Selbstsorge müssten sie immer auch „nah bei sich sein“ (Hirsmüller; Schröer 2014, 57) und vor allem innehalten können, um eigene Grenzen zu reflektieren. Ferner müssten sie sich aktiv abgrenzen, d.h. eine professionelle Nähe und keine gekünstelte Distanz einnehmen. Schließlich müssten sie nach dem Versterben die Begleitungsbeziehung bewusst beenden (vgl. Hirsmüller; Schröer 2014, 57).

Auszubildende schildern in ihren Hausarbeiten häufig qualvolles Sterben und Todeskampf, nachdem sie schockiert die Angst Sterbender erlebt haben, denen sie bis zum Tode nicht helfen können. Dahinsiechende Sterbende leiden ebenso unerträglich wie Angehörige und Pflegende (vgl. Glaser; Strauss 1995, 212-2013). Ein Auszubildender erlebt, dass ein Patient den erlösenden Tod erwartet:

> *So saß er nun da, von seinem Tumor entstellt, nicht in der Lage zu sprechen oder zu hören, immer mit der Luft und dem aufsteigenden Schleim kämpfend, allein isoliert im letzten Zimmer des Ganges, auf sein Ende wartend (S_10_SH_12-13).*

In der Hausarbeit beschreibt der Auszubildende die emotionale Atmosphäre des Sterbezimmers: *Ich empfand dieses Zimmer, in dem der Patient saß und wartete, immer als eine Art ‚Todeszelle' (S_10_SH_14-19).* In der terminalen Phase Sterbender ist das Sterbezimmer bedeutsam, in dem Angehörige und Pflegende das Sterben spüren, wenn sie es betreten, wozu sie sich allerdings häufig überwinden müssen. Auf diesem schweren Gang zum Sterben hinein in ein Sterbezimmer fremdeln die betroffenen Menschen, denn das „Unheimische lässt … [sie] nicht einheimisch sein" (Uzarewicz 2013, 217), insofern sie das atmosphärisch Fremde im Sterbezimmer nicht fassen können. Das dort empfundene fremd-seltsame Gefühl ist darauf zurückzuführen, dass Sterben dadurch anders als Leben ist, dass es eine ganz klar abgegrenzte „Gegenwart ohne Zukunft" (Uzarewicz 2013, 218) hat. Der letzte Atemzug ist ein letzter stiller Moment, der alle Anwesenden drückende Angst empfinden lässt, bis man sich traut, ihn zu lösen, wobei die Anwesenden immer Beklemmung fühlen; ob der Verstorbene nun friedlich oder nach einem Todeskampf starb (vgl. Uzarewicz 2013, 218). Nicht erst in der terminalen Phase, sondern bereits davor werden Pflegende stark belastet, weil sie angespannt erleben, dass Sterbende gegen den Tod bewusst ankämpfen, und weil sie sich vor möglichen Interaktionen mit ihnen ängstigen (vgl. Glaser; Strauss 1995, 89). Auch der oben angeführte Auszubildende spürt Angst und Hilflosigkeit:

> *Die meisten Schwestern hatten Angst vor ihm ... sie befürchteten ..., dass er in einem klaren Moment vielleicht aggressiv werden könnte. Sie wussten aber, so glaube ich, genauso wenig wie ich, wie man mit seiner Situation umgehen soll (S_10_SH_12-13).*

Wenn Pflegende nichts mehr tun können und qualvolles Sterben ansehen, hoffen sie auf den Tod (vgl. Glaser; Strauss 1995, 188), worüber sie schließlich ebenso erleichtert sind wie tatsächlich auch der Auszubildende: *Dieser Fall hatte mir zum ersten Mal den Tod als Erlösung nähergebracht, darüber bin ich dankbar (S_10_SH_14-19).* Aber er hätte dem Verstorbenen einen besseren Tod gewünscht und fragt, *warum man ihn nicht auf die Palliativstation verlegte (S_10_SH_14-19)*, wo er einen eigenen Tod und nicht den Tod gehabt hätte, „der an der Klinik angestellt ist“ (Rilke 1980, zit. in Goebel; Jors; Becker 2013, 49).

Eine andere Auszubildende schildert den schockierenden Todeskampf eines Patienten:

> *Er wollte aus dem Bett auf einen Stuhl und ist während dessen vor dem Bett kollabiert. Zu viert hoben wir den Mann wieder ins Bett und so begann ein stundenlanger Kampf gegen den Tod für ihn (S_10_IL_K_4).*

Ein Sterbender selbst entscheidet, ob er den bevorstehenden Tod verdrängt oder annimmt. Im Todeskampf weiß er zwar, dass er dem Tod ganz nah ist, nimmt ihn aber nicht hin (vgl. Glaser; Strauss 1995, 108). In der Hausarbeit der Auszubildenden wird der Sterbende als unruhig und bettflüchtig dargestellt, der – so die Auszubildende – keine Zeit dazu gehabt hatte, sich auf den Tod vorzubereiten. Uzarewicz beschreibt Sterben als „Prozess des Ent-wohnens“ (Uzarewicz 2013, 206). Besonders in der terminalen Sterbephase erlebt ein Sterbender den nahenden Tod „leib- und gefühlsräumlich“ (Uzarewicz 2013, 207), d.h. er verlässt den eigenen Körper, das Umfeld und vertraute bzw. gewohnte Mitmenschen. Der Sterbende, von dem die oben angeführte Auszubildende berichtet, muss Ehefrau und Sohn zurücklassen, aber panisch will er immer wieder vor dem unausweichlichen Tode fliehen. Das in diesem Sinne kreatürlich-instinktive Fluchtverhalten lässt sich wohl damit erklären, dass jeder Mensch sein Leben lang danach strebt, auf eigenen zwei Beinen zu stehen und das Leben „in der Vertikalen“ (Uzarewicz 2013, 206) meistern will. Nur aufrecht löst er sich von der Umwelt, wird davon frei und gewinnt äußerlich und innerlich Haltung (vgl. Uzarewicz 2013, 207-208). Liegt nun der Sterbende im Bett, hat er einen begrenzten Horizont, kann sich wie gefesselt nicht mehr bewegen und Perspektiven verändern. Im Sterbezimmer stiert er unruhig und orientierungslos die weiße Decke an, reagiert aggressiv und schlägt um sich, wird wieder ruhig, bis er „[aus]leibt … [und] … sich in der Weite [verliert]“ (Uzarewicz 2013, 211). Die Auszubildende aber wird selbst panisch, weil sie sich die Panik des Sterbenden nicht erklären kann, und erläutert ihre Belastung mit folgenden Worten: *keine Kontrolle mehr über die Situation, Angst, was noch kommen wird, kein Hintergrundwissen (S_10_IL_K_8-9).* Häufig ist ein Sterbender kurz vor dem Tod panisch, wofür es neben den oben skizzierten Erklärungsversuchen – fehlende Haltung; Orientierungslosigkeit;

Bewegungsunfähigkeit; keine Erdung – als mögliche Ursache die transzendente Unsicherheit geben könnte: Der Sterbende, der fragt, wer (und was bzw. wie oder wo) er nach dem Tod sein wird, wird ohne Antworten unruhig und ängstlich (vgl. Geiger 2018, 126-127). Eine weitere Ursache könnte sein, dass der Sterbende seine „letzte große Übergangsphase des Lebens" (Stähli 2004, 87), die er als labile, spannungsreiche Phase mit Selbstzweifel und Todesangst erlebt, anders als sonst nicht selbst gestalten kann, weil er existenziell das nahende Ende des eigenen Lebens stark spürt (vgl. Stähli 2004, 91).[49] Die oben angeführte Auszubildende, die einen Schock erleidet, als sie den Todeskampf miterleben muss, wird von Pflegenden aus dem Sterbezimmer geschickt. Was sie genau schockt, beschreibt sie: *Das war nicht so, wie ich sonst Menschen im Krankenhaus sterben sah, das war anders, der Mann wollte nicht sterben (S_20_IL_K_4).*

Pflegende erwarten von einem Sterbenden einen „angemessenen Sterbestil" (Glaser; Strauss 1995, 72); d.h. ein Sterbender soll gefasst und würdevoll den Tod annehmen. Begleiten aber Pflegende einen Sterbenden, der seinen Tod nicht annimmt, wollen sie ihm dabei helfen, doch einen ‚guten' Tod zu sterben. Erleben sie allerdings Ablehnung oder Abwendung, bewerten sie dieses Verweigerungsverhalten als „extremste Form der Einflussnahme, die der [sterbende] Patient auf die Interaktion ausüben kann" (Glaser; Strauss 1995, 181). Auch die Auszubildende will helfen, erfährt aber wie die Pflegenden die Abwendung des Sterbenden: *So starb der Patient ... und keiner konnte etwas tun. Am wenigsten konnte ich tun (S_10_IL_K_4).* Nach dem Tod des Patienten findet die Auszubildende, die ihre Gefühle ausdrücken will, um mit dem Erlebten abzuschließen, keine Gesprächspartner zur Reflexion der Situation, kann sich nicht abgrenzen und äußert Zweifel an sich und ihrer Berufswahl. Zum Schutz gegen Zweifel brauchen Auszubildende oft „Rettungsanker" (Belan; Schiller 2016, 122) wie Austausch, Supervision oder gemeinsame Rituale, wodurch sie schwierige, beanspruchende oder sogar belastende Erfahrungen meistern. In diesem Fall wäre es wohl hilfreich gewesen, dass sich die betroffene Auszubildende mit den eigenen Gefühlen auseinandersetzt, um ei-

---

[49] Zur Todesangst kommen Gefühle wie Schuld, Scham, Trauer, Hilflosigkeit, Ohnmacht oder Wut hinzu. Der Sterbende, der (auto)aggressiv wird, um sich schlägt und Gegenstände zertrümmert, nutzt sozusagen die letzte Möglichkeit, sich gegen den nahenden Tod zu wehren (vgl. Stähli 2004, 96).

gene und fremde Gefühle zu unterscheiden (vgl. Stähli 2004, 30). Stattdessen übernimmt sie die Angst des verstorbenen Patienten: *Ständig musste ich an meinen kleinen Bruder denken und wie schrecklich es wäre, wenn jemand aus meiner Familie in solch einer Situation stecken würde (S_10_IL_K_16 und 18).*

Ebenfalls hilflos erleben Angehörige, wie der Sterbende aufhört zu atmen. Diesen Moment beschreibt eine Auszubildende: *Ich hielt seine Nierenschale, als er plötzlich aufhörte zu erbrechen und gleichzeitig zu atmen. Seine Töchter brachen zusammen und fingen an lautstark zu weinen (S_10_VS_K_6-8).* Häufig sind Angehörige unvorbereitet, wenn der Patient stirbt; hoffen sie doch bis zuletzt, dass der Tod nicht unmittelbar bevorsteht, zögern den Abschied hinaus und fassen es nicht, dass der Patient ohne „volle Vorbereitung auf den Tod" (Glaser; Strauss 1995, 145) stirbt. Bis zum Tod mit ihm verbunden, werden „An-Gehörige zu Hinter-Bliebenen" (Uzarewicz 2013, 219); von ihm getrennt, erleben sie „ein Hin und Her" (Uzarewicz 2013, 220) der Gefühle und werden selbst ‚unsichere Patienten' (vgl. Belan; Schiller 2016, 108). Von Pflegenden werden sie dabei begleitet, emotionale Spannungen auszuhalten, damit sie wieder sicher werden (vgl. Montag; Kern 2014, 97). Auch die Auszubildende will sich um die Hinterbliebenen kümmern, weiß aber nicht wie:

> *Was sage ich jetzt in dieser Situation Passendes den Töchtern? Als ich die beiden Töchter am Bett ... sitzen sah, musste ich alle meine Kräfte zusammennehmen, um nicht selbst loszuweinen (S_10_VS_K_6-8).*

Sie will Beruhigungs- und Trostarbeit leisten, wird aber durch eigene Gefühle daran gehindert (vgl. Belan; Schiller 2016, 109). Pflegende, die häufig in der Pflegebeziehung eine emotionale Bindung zu Sterbenden und Angehörigen entwickeln, erkennen aber erst nach dem Versterben des Menschen ihre „tiefe [emotionale] Verstrickung" (Belan; Schiller 2016, 103) insofern sie sich mit den Gefühlen Angehöriger identifizieren, diese auf das eigene Umfeld übertragen und mitleiden (vgl. Gasper-Paetz 2014, 107). So verhält sich auch die oben angeführte Auszubildende:

> *Ich bekam die ganze Zeit über das Bild des verstorbenen Patienten nicht mehr aus dem Kopf. So schnell kann also das Leben vorbei sein ... ich dachte plötzlich über mein eigenes Leben nach (S_10_VS_K_6-8).*

4.1.4.4.2 Unterkategorie „Sterben von Kindern aushalten und die Trauer der Eltern mitempfinden"

Auszubildende trauern besonders dann mit den Angehörigen, wenn sie das Sterben von Kindern selbst miterleben. Sie akzeptieren den Tod, der zum Leben gehört; begleiten sie aber sterbende Kinder, empfinden sie ihn als ungerecht und sinnlos, denn sterbende Kinder haben ihr Leben noch nicht gelebt (vgl. Hirsmüller; Schröer 2014, 56). Ein Auszubildender ist sich sicher: *Kinder sollten nicht vor ihren Eltern gehen, das liegt nicht in der Natur der Dinge (S_10_MR_K_17).* Auszubildende überhaupt erleben den Tod von Kindern als widernatürlich und traumatisch.

Begleiten sie sterbende Kinder und deren Eltern, sind sie häufig erschüttert und machen durch den Tod eines Kindes eine existenzielle und prägende Erfahrung (vgl. Wettreck 2001, 106). Pflegende trauern ebenso wie Eltern; wenn sie aber Trauerarbeit leisten, müssen sie sich anders als die betroffenen Eltern in einer fortgeschrittenen Trauerphase befinden. Nur wenn die Pflegenden selbst weniger betroffen und besser als Eltern informiert sind, können sie diese mit der nötigen „Festigkeit" (Glaser; Strauss 1995, 150) begleiten. Aber nicht immer befinden sie sich in einer gefestigten Trauerphase (vgl. Glaser; Strauss 1995, 150).

Auszubildende berichten, dass sie entweder mit den Eltern auf gleicher Stufe oder sogar eine Stufe darunter trauern. Beispielsweise spürt eine Auszubildende den Schmerz einer trauernden Mutter. Als junge Frau, die auch Kinder haben möchte, identifiziert sie sich mit deren Schicksal und überträgt die Trauer der Mutter auf sich: *Obwohl ich noch selbst keine Kinder habe, spürte ich ihren Schmerz in meinem ganzen Körper (S_10_VS_K_10).* Erschüttert identifiziert sie sich mit der trauernden Mutter und erkennt, weil sie später auch Kinder haben möchte, Parallelen zum eigenen Leben. Ihre Anteilnahme nimmt folglich „extreme Form[en]" (Glaser; Strauss 1995, 211) an. Eine andere Auszubildende erläutert, dass sie erst durch ‚starke' Eltern eines sterbenden Kindes die eigene emotionale Beanspruchung erkannt hat:

> *Ich konnte in diesem Augenblick nicht verstehen, mit welcher Selbstverständlichkeit sie den bevorstehenden Tod ihres Kindes akzeptieren. Ich selbst, obwohl es keine Zweifel gab, glaubte nicht daran, dass P. wirklich bald sterben wird ... Die Erwartungen und die Anforderungen an mich waren zu hoch (S_EG_K_9).*

Überfordert verneint sie den unweigerlich bevorstehenden Tod des Kindes und versteht – in ihrer Trauer stehen geblieben – nicht, wie gelassen sich die Eltern verhalten (vgl. Glaser; Strauss 1995, 150). Wieder eine andere Auszubildende schildert, wie sie das Sterben eines Kindes erlebt: *Kurz darauf wurde das Zimmer aufgeräumt, ruhige Musik aufgelegt und alles auf das Bevorstehende vorbereitet ... Alle Schwestern hatten begonnen zu weinen (S_10_SO_K_10-13).* Ein sterbendes Kind trifft die ganze Pflegestation immer voll, weil Pflegende viel mehr Nähe als bei anderen Sterbenden aushalten müssen, wenn sie betroffene Eltern dabei unterstützen, ihr sterbendes Kind bis zu dessen Tod in den Armen zu halten. Darüber hinaus begleiten sie die Eltern sogar nach dem Tod ihres Kindes in den ersten Tagen, Wochen und Monaten der Trauer (vgl. Zöllner; Reichert 2014, 75-82).[50]

Jeder Mensch stirbt seinen Tod. Begleiten Auszubildende Sterbende, insbesondere sterbende Kinder und deren Eltern, werden sie immer wieder neu beansprucht und gefordert (vgl. Zöllner; Reichert 2014, 71). So auch die oben zitierte Auszubildende:

> *Die Begleitung von Kindern, Menschen oder Angehörigen in schwierigen Lebenssituationen verlangt von mir oft Fähigkeiten, die weit über die Bereitschaft zu helfen hinausgehen ... ich erlebte oft ..., dass ich überfordert bin ..., und sah dies als persönliches Versagen an (S_10_SO_K_18).*

4.1.4.4.3 Unterkategorie „Verstorbene versorgen"

Der Übergang vom Leben zum Tod ist eine „dünne Scheidelinie" (Glaser; Strauss 1995, 97). Haben Pflegende Sterben und Tod eines Menschen miterlebt, fassen sie kaum den eingetretenen Tod und dürften oft nicht wissen, wie sie den Verstorbenen behandeln sollen. Während sie gerade noch einen sterbenden Menschen mit Gefühlen und Empfindungen pflegten, versorgen sie jetzt einen Toten, wovor sie allerdings häufig zurückschrecken. Eine Auszubildende schildert ihre Gefühle, als sie zum ersten Mal einen Verstorbenen sieht: *Mein Gefühl im Magen war unerträglich. Es war irgendwie eine Mischung aus Angst, Trauer, Mitleid und Ekel (S_10_LM_4-5).*

---

[50] Die „Dresdner Erfahrungen" enthalten Ergebnisse einer Studie am Perinatalzentrum Dresden aus den Jahren 2009 und 2010. Die Eltern von insgesamt 35 verstorbenen Kindern wurden zu ihren Erlebnissen und Erfahrungen zum Zeitpunkt des Versterbens ihres Kindes auf der Station befragt (vgl. Zöllner; Reichert 2014, 75-82).

Pflegende, die wahrnehmen, wie sich Körper und Gesicht des Verstorbenen verändern, versorgen dessen körperliche Hülle, bringen ihn in die Prosektur, schieben ihn in eine Kühlbox und verabschieden sich von ihm, der nun ‚eine Sache' geworden ist. Pflegende wollen zwar die Würde des Verstorbenen wahren, benötigen aber für einen achtungsvollen Umgang Zeit. Doch ohne bewusste Reflexion könnten sie zu schnell die Beziehungsebene verlassen, abstumpfen und den Verstorbenen emotional distanziert und respektlos behandeln (vgl. Montag; Kern 2014, 96). Gerade Auszubildende reagieren empört, wenn sie dabei zusehen, dass Pflegende Verstorbene ‚abhandeln' (vgl. Glaser; Strauss 1995, 97). So schreibt eine Auszubildende:

> *Ich dachte, es ist normal, mit einer Leiche respektvoll und würdevoll umzugehen. Doch dass ein Mensch so abgebrüht sein kann, hätte ich mir bis zu diesem Tag nicht vorstellen können (S_12_PW_4-6).*

Pflegende, die sich für die „Wert- und Würde-Erhaltung des Patienten" (Wettreck 2001, 52) verantwortlich fühlen, wollen bei der Versorgung Verstorbener vor allem die im Krankenhaus bedrohte Menschlichkeit bewahren und begreifen rituelle Abläufe bei der Versorgung Verstorbener als sinnstiftende Handlungen. Der Verstorbene wird gewaschen und angekleidet. Das Zimmer wird für die Verabschiedung von Angehörigen vorbereitet (vgl. Wettreck 2001, 52-53). Auch die oben angeführte Auszubildende hätte sich gewünscht, dass der Verstorbene gut behandelt wird: *Jeder hat es verdient, noch einmal so gewaschen und versorgt zu werden wie ein normaler pflegebedürftiger Patient (S_12_PW_4-6).*

4.2 Lernen und Arbeiten in der Pflegepraxis

Auszubildende erfahren die Lern- und Arbeitsbedingungen in der Pflegepraxis als belastend und beschreiben den Pflegealltag als vielfältiges Spannungsfeld. Im folgenden Abschnitt werden belastende Erlebnisse Auszubildender dargestellt, wenn sie im Pflegealltag zurechtkommen müssen und mit Pflegenden im Team zusammenarbeiten.

4.2.1 Im Pflegealltag zurechtkommen

Die Herausforderungen des Pflegealltags werden in vier Unterkategorien zusammengefasst, nämlich „In ökonomischen Zwängen stecken“, „Beim Lernen demotiviert werden“, „Verantwortung in Pflegesituationen übernehmen“ und „In Notfällen fertig werden mit Druck, Anspannung und Schuldgefühlen“.

4.2.1.1 In ökonomischen Zwängen stecken

4.2.1.1.1 Eigenen Ansprüchen einer guten Pflege aus Zeitmangel nicht genügen

Nach dem Bericht einer Auszubildenden können Pflegende aufgrund fehlender Zeitressourcen die Grundbedürfnisse von zu pflegenden Menschen nicht befriedigen.

> *Das Einzige, das mich nun noch belastet, ist der enorme alltägliche Stress, der uns Pflegepersonal rund um die Uhr begleitet. Man hat schlichtweg zu wenig Zeit, sich um die Grundbedürfnisse der Patienten zu kümmern. Es müssen sich zwei bis drei Pflegekräfte und ein Schüler um durchschnittlich 35 Pflegebetten mit ausschließlich schweren Pflegefällen kümmern. Dies ist sehr schwer abbildbar und am Ende muss der Patient darunter leiden. Ein zwischenmenschliches Gespräch unter Pflegepersonal und Kranken ist hierbei kaum bis gar nicht möglich. (S_14_AS_9)*

Zwei bis drei Pflegende sowie ein Auszubildender können die adäquate Versorgung von etwa 35 pflegebedürftigen Menschen nicht gewährleisten. Darüber hinaus sind Gespräche zwischen Pflegenden und zu Pflegenden nahezu unmöglich.

Eine weitere Auszubildende stresst sich selbst, weil sie zu Ausbildungsbeginn bei der Versorgung pflegebedürftiger Menschen sehr viel Zeit benötigt.

> *Die nächste belastende Situation während der Ausbildung ist der Zeitdruck. Am Anfang war ich vielleicht nicht die Schnellste, die am frühen Vormittag vor dem Frühstück mit der Versorgung der Patienten fertig war. Ich will einerseits für Zufriedenheit und Wohlbefinden der Patienten ... arbeiten, aber andererseits will ich gegenüber meinen Kollegen keine Enttäuschung sein, diejenige, die nicht gut genug in dem Team mitarbeitet. (S_14__AF_2_13)*

Im Dilemma zwischen individueller Pflege und kollegialer Unterstützung will sie insbesondere die Erwartungen des Pflegeteams erfüllen.

Eine dritte Auszubildende soll die Körperpflege schneller durchführen, weil sie nach der Ausbildung dafür auch keine Zeit haben wird.

> *In meinem ersten Ausbildungsjahr wurde ich für zeitintensives Körperpflegen kritisiert. Als Begründung wurde mir gesagt, dass ich als examinierte Pflegekraft nicht die Zeit dazu hätte. Diese Kritik empfinde ich retrospektiv immer noch als ungerechtfertigt. Die Pflegekraft hätte mir auch mal zeigen können, wie ich schneller pflegen kann. (S_14_MG_13)*

Die Auszubildende versteht die Aufforderung zum schnelleren Waschen nicht, weil sie in keine zeitsparende Vorgehensweise eingewiesen worden ist.

Wieder eine Auszubildende passt sowohl ihre subjektiven Vorstellungen einer guten Pflege als auch den eigenen Umgang mit unzufriedenen pflegebedürftigen Menschen an den Stationsalltag an.

> *In diesem Zusammenhang war es für meine Entwicklung von besonders großer Bedeutung, meine persönlichen Ansprüche an die Realität und das Stationsleben anzupassen und Unzufriedenheit auf Seiten der Patienten auszuhalten. Es ist nicht möglich, jeden Menschen zufrieden zu stellen und jedem gleich viel Zeit an Zuwendung zukommen zu lassen. Natürlich lässt es mich nicht unberührt, den Eindruck zu haben, den Ansprüchen der Patienten und deren Angehörigen nicht gerecht werden zu können. Besonders der Mangel an Zeit trägt als entscheidender Einflussfaktor dazu bei. Es gibt meiner Meinung nach nichts Unbefriedigenderes als seine Aufgaben unter Zeitdruck erledigen zu müssen, keine Zeit zu haben, um sich - ohne schlechtes Gewissen - näher mit seinen Patienten beschäftigen zu können, und sich am Ende des Tages eher an die unerledigten Tätigkeiten zu erinnern anstatt seine Erfolge zu sehen. (S_14_KW_1_14)*

Sie kann nicht alle Menschen gleich gut versorgen und ist dadurch emotional belastet, den Anforderungen von Pflegebedürftigen und Angehörigen nicht zu entsprechen. Außerdem ist sie unzufrieden damit, unter Zeitdruck keine verantwortungsbewusste Versorgung zu pflegender Menschen durchführen zu können. Schlussendlich behält sie Unerledigtes stärker im Gedächtnis.

Eine weitere Auszubildende würde sich aufgrund unerfüllter Erwartungen nicht noch einmal für die Ausbildung entscheiden.

> *Mein Fazit daraus für mich ist, dass ich mehr oder weniger sehr enttäuscht bin von dieser Ausbildung, etwas Anderes erwartet hätte und sie bestimmt nicht noch einmal anfangen würde. (S_10_JS_28)*

Sie fragt zweifelnd:

> *Wie soll es mit der Pflege(-ausbildung) weitergehen? Die Schüler brauchen eine gute Ausbildung um gute Pflegekräfte zu werden und wie sollen sie dies schaffen, wenn es keine gute Anleitung auf Station gibt? Soll das die Zukunft der Pflege sein, in Zeiten, in denen eh schon Pflegekräftemangel herrscht? Vielleicht haben die Vollkräfte auf Station wirklich den Zeitdruck oder die Zeitnot und können dem Schüler deshalb nicht mehr so viel beibringen, aber das kann doch nicht Sinn oder Ziel der Ausbildung sein? (S_10_JS_28)*

Die Auszubildende ist traurig und beängstigt darüber, dass schließlich pflegebedürftige Menschen unter den schlechten Ausbildungsbedingungen leiden werden.

> *Und es sind doch die Patienten, an denen der Zeitdruck und das teilweise fehlende Wissen durch nicht ausreichende Anleitung der Schüler ausgehen, was ich sehr schade, traurig und vor allem beängstigend für die Zukunft, vielleicht auch meine eigene Zukunft finde. Ich habe für mich daraus gelernt, dass ich nach der Ausbildung unter diesen Voraussetzungen nicht in der Pflege bleiben möchte und mich deshalb nach etwas Neuem umsehen werde. (S_10_JS_28-29)*

Nach Abschluss der Ausbildung will sie nicht im Pflegeberuf arbeiten.

4.2.1.1.2 Für Gespräche mit zu pflegenden Menschen und Angehörigen keine Zeit finden

Eine Auszubildende berichtet, dass wegen des eng getakteten Tagesablaufs Gesprächsbedürfnisse von pflegebedürftigen Menschen übersehen werden.

> *In unserem täglichen Ablauf haben wir eine strikte Struktur, an die wir uns bei unserem pflegerischen Handeln halten müssen, sowie den dazukommenden Zeitdruck. Dadurch kommt es leider manchmal dazu, dass manche Bedürfnisse oder Gesprächssignale der Patienten nicht wahrgenommen werden und untergehen. Diese Problematik ist mir durchaus bewusst und für mich persönlich sehr belastend, da ich möchte, dass es meinen Patienten sowohl physisch als auch psychisch gut geht. (S_14_NJ_15)*

Zwar beabsichtigt sie zu pflegende Menschen gut zu versorgen, wird aber dadurch sehr bedrückt, ihre Absichten nicht verwirklichen zu können.

Eine weitere Auszubildende berichtet, dass Pflegende aus Zeitmangel die zu Pflegenden vertrösten, anstatt auf deren Bedürfnisse einzugehen.

> *Es ist manchmal schwierig, sich Zeit für den Patienten zu nehmen, denn häufig ist es doch der Arbeitsalltag, der einem die Möglichkeit raubt, richtig auf den Pflegebedürftigen einzugehen ... Oft halten die Pflegekräfte auf Station die Patienten hin. Man solle sich gedulden und etwas Zeit verstreichen lassen. Ich habe gelernt, dass man sich als Patient „abgeschoben" vorkommt, wenn man ständig mit Zeit vertröstet wird. Dies belastet mich, da ich mir häufig vorstelle, wie sich der Patient in dieser Lage fühlt, wie es ist, abgewiesen zu werden und seine Fragen nicht loszuwerden. (S_10_LW_7)*

Die Auszubildende fühlt sich in einen Patienten ein, der mit unbeantworteten Fragen zurückbleiben muss, und empfindet diese unbefriedigende Situation als belastend.

Eine dritte Auszubildende bemängelt, dass zu Pflegende es nicht wagen, Bedürfnisse zu äußern, weil sie vom chronischen Zeitmangel der Pflegenden wissen.

> *Ich finde es sehr schlimm, dass in der Pflege oft zu wenig Zeit ist, um mit den Patienten über deren Ängste, Belastungen oder Wünsche zu sprechen. Was ich schon oft erlebt habe, ist, dass die Betroffenen sich oft nicht trauen, wenn ich frage, ob sie noch etwas brauchen oder ich helfen kann, zu sagen, was los ist. Oft sagen diese: „Schwester, Sie haben eh schon so viel zu tun und noch so viele andere Patienten, Sie brauchen mir nicht helfen, irgendwie schaffe ich das schon ..." Wenn ich mir dann als Schülerin aber oft trotz Stress Zeit genommen habe, um über deren Bedürfnisse zu reden, zu helfen*

oder sie gar in einer schwierigen Situation zu trösten, habe ich sogar teilweise von den Pflegekräften Kommentare bekommen, warum ich das mache, ich soll mich lieber beeilen und alle anderen Aufgaben erledigen. (S_14_KW_2_13-14)

Als Auszubildende nimmt sie sich dennoch Zeit für tröstende Gespräche, wofür sie von Pflegenden gerügt wird.

4.2.1.2 Beim Lernen demotiviert werden

4.2.1.2.1 Als Auszubildende ausschließlich Körperpflege durchführen müssen

Eine Auszubildende muss schon während der Schichtübergabe mit der Körperpflege pflegebedürftiger Menschen beginnen, weil sie aus Sicht der Pflegenden als ‚Schülerin' keine Übergabe benötigt.

Weiter in Erinnerung geblieben ist mir ein Einsatz, bei dem es üblich war, die Schüler schon während der Übergabe zur Körperpflege der Patienten loszuschicken. „Die Schüler bräuchten keine Übergabe", hieß es dann. Dies war sehr demotivierend und hat dazu geführt, dass ich äußerst ungern zum Frühdienst angetreten bin. (S_14_MG_15)

Demotiviert arbeitet sie widerwillig in der Frühschicht.

Eine weitere Auszubildende muss innerhalb kurzer Zeit alleine sechs Menschen waschen.

Was ich auch nicht liebe an meinem Beruf, ist, wenn ich morgens um 6 Uhr komme (als einzige Schülerin) und ich weiß, jetzt warten sechs Patienten darauf, dass ich sie wasche. Wohlgemerkt, das Ganze bis acht Uhr. Da kommt nämlich Visite und das Frühstück! An solchen Tagen kann es schon vorkommen, dass ich mich frage, ob ich mir das wirklich mein Leben lang „antun" will. Vor allem wenn es der achte von insgesamt zwölf Frühdiensten am Stück ist und jeder Tag genau so beginnt. In solchen Situationen denke ich mir oft, dass es eigentlich kein Wunder ist, dass es Gewalt in der Pflege gibt. (S_10_CK_16)

Sie fragt sich, ob sie sich diesem tagtäglichen Stress ein Berufsleben lang aussetzen will. Deshalb ist sie über Gewalt gegenüber zu Pflegenden nicht erstaunt.

Eine dritte Auszubildende will sich nicht länger kleinhalten lassen, weil sie denkt, gerade als Auszubildende solle sie nicht nur die Körperpflege durchführen.

> *Und ich habe gelernt, dass man sich nicht so unterdrücken lassen darf. Auch wenn ich oder gerade, weil ich noch Schülerin bin, sollte ich nicht nur waschen dürfen. Nach meinem Examen, egal ob Praxisanleiterin oder nicht, werden die Schüler von mir überall mit hingenommen und es wird ihnen alles gezeigt, was geht! (S_11_LG_10)*

Als examinierte Pflegende will sie Auszubildende bei allen Gelegenheiten gut anleiten.

4.2.1.2.2 Nicht selbstständig arbeiten dürfen

Eine Auszubildende schreibt, dass sie von Pflegenden häufig als noch nicht qualifiziert wahrgenommen wird.

> *Oftmals wird es für uns Schüler zum Problem, auf Stationen noch nicht als geeignete Pflegekraft angesehen zu werden. Dies ist im ersten Lehrjahr noch leichter hinzunehmen als in den folgenden beiden Jahren, da das Wissen in diesen schon sehr viel weiter ausgereift ist. Auf Station wird sich leider auch nicht immer die Zeit genommen manche Sachverhalte genau zu erklären, sondern diese werden von der examinierten Kraft selbst ausgeführt, da sie natürlich diese eingeübten Aufgaben schneller bewältigt bekommt als ein Schüler. (S_12_MJ_10)*

Besonders ab dem zweiten Ausbildungsjahr kann sie nur schwer die Abwertung der eigenen Qualifikation hinnehmen, weil sie bereits über sehr viel Fachwissen verfügt. Darüber hinaus übernehmen Pflegende wegen der Zeitersparnis komplexere Tätigkeiten lieber selbst, als diese Auszubildenden zu erklären. Eine weitere Auszubildende kann in ihrer ‚Schülerrolle' nicht selbstständig arbeiten.

> *Gerade in der Rolle als Schüler ist es oftmals sehr schwer, selbstständig arbeiten zu können, da man meistens mit einer Vollkraft im Bereich eingeteilt ist, die einem immer genau sagt, was man wann zu tun hat. (S_14_YG_11)*

Eine dritte Auszubildende erträgt es nur schwer, unselbstständig behandelt zu werden.

> *Im Moment stelle ich fest, dass es mir zwar nicht schwer fällt, mir etwas sagen zu lassen, aber wenn ich wie ein kleines Kind vom Stationsteam behandelt werde, muss ich doch ein paar Mal tief durchatmen und darüber hinwegsehen. (S_11_NP_17)*

Eine andere Auszubildende darf im dritten Ausbildungsjahr kaum Verantwortung übernehmen und fühlt sich deshalb unterfordert.

> *Es war dann natürlich wieder für mich sehr ungewohnt, auf einer Station zu arbeiten, auf welcher ich sehr wenig Verantwortung übernehmen durfte und mich die meiste Zeit unterfordert fühlte. Diese Stationen waren zwar sehr zufrieden mit mir, ich aber nicht mit mir selbst, da ich genau wusste, was ich im dritten Lehrjahr schon alles kann. (S_11_NP_15)*

Trotz der Zufriedenheit der Pflegenden ist die Auszubildende enttäuscht.

Wieder eine andere Auszubildende muss auf jeder Einsatzstation ihr Können neu zeigen.

> *Des Weiteren ist es für mich auch sehr anstrengend, dass ich mich immer wieder neu beweisen muss, z.B. was ich auf einer Station selbstständig machen durfte, wird auf der neuen Station erneut kontrolliert. Dies ist natürlich aus Sicht der neuen Station verständlich, sie ist dafür verantwortlich, sich zu vergewissern, ob der Schüler wirklich den angegebenen Lernstand besitzt, aber ich als Schüler komme mir dabei so vor, als ob meine Arbeit nicht in Ordnung wäre und dass ich erst wieder das Vertrauen der neuen Kollegen gewinnen muss. Ich fühle mich nach jedem Stationswechsel wieder wie am Anfang, ja fast wieder wie im ersten Jahr und zwischenmenschlich fängt man wieder bei null an. (S_10_JS_24-25)*

Sie versteht zwar, dass auf den Stationen die Verantwortlichen sich ihrer Kompetenzen vergewissern müssen, hat dabei aber den Eindruck, diese hielten ihre Arbeit für unzuverlässig. Deshalb sieht sie sich dazu veranlasst, die Pflegenden auf der Station erst von sich überzeugen zu müssen, wodurch sie sich wieder wie im ersten Ausbildungsjahr fühlt und auch Beziehungen zu ihnen neu aufbauen muss.

4.2.1.2.3 Keine strukturierte Praxisanleitung erfahren

Ein Auszubildender muss unnötige Putzarbeiten erledigen, weil er von Pflegenden aus Motivations- und Zeitmangel nicht angeleitet wird.

Wegen Unlust oder Zeitmangel der Schwestern etwas zu erklären musste man oft unsinnige Arbeiten erledigen wie zum Beispiel die Ecken in den Schränken von Akten sauber wischen. (S_11_DM_14)

Eine Auszubildende wird während ihrer Ausbildung dadurch verunsichert, dass sie nicht weiß, wie sie situativ richtig handeln muss.

Verunsichert in diesem Lebensabschnitt haben mich Situationen, in welchen ich nicht wusste, wie ich zu reagieren habe. Vor allem in meinem ersten Einsatz auf der Station ... kam ich mir manchmal verlassen vor und wie in das kalte Wasser geworfen. Dort bekam ich fast keine Unterstützung und ich wusste noch nicht, wie sich alles abspielt in meinem neuen Beruf. Dort war ich an einem Punkt mir zu überlegen, ob ich diesen Beruf wirklich machen soll. (S_10_MR_17)

Besonders zu Ausbildungsbeginn muss sie manchmal alleine die für sie neuen und unbekannten Aufgaben erledigen. Weil sie kaum Hilfestellung erhält, überlegt sie den Ausbildungsabbruch.

Eine weitere Auszubildende ist mit den vielfältigen Aufgaben im Pflegeberuf überfordert, auch wenn sie anfangs meistens nur die Körperpflege und anfallende Reinigungsarbeiten durchführt.

Aller Anfang ist schwer - so auch in diesem Beruf. Zu Beginn der Ausbildung war mir noch nicht wirklich bewusst, wie viele Tätigkeitsbereiche dieses Berufsfeld tatsächlich umfasst. Auch wenn man anfangs, vor allem in den ersten Wochen bzw. Monaten des ersten Kurses, nicht viel davon mitbekommt, da man größtenteils mit dem Waschen der Patienten oder dem Putzen diverser Gegenstände im ‚unreinen Arbeitsraum' beschäftigt ist. So wie auch an unserem allerersten Arbeitstag in der Praxis: Wir waren drei Erstkursschüler auf der Station und die Praxisanleiterin meinte uns jetzt zu zeigen, wie man die Personen richtig wäscht. Wir standen also zu viert im Zimmer, die Vollkraft stand mit verschränkten Armen an der geschlossenen Zimmertüre und sagte zu uns, wir sollen nun zeigen, was wir in der Schule gelernt haben, und sie wird uns dann reflektieren, was wir gut bzw. schlecht gemacht haben und was wir verbessern können. Wir fingen also zu dritt an zu waschen und nach ein paar Minuten verschwand die Pflegekraft wortlos aus dem Zimmer. So viel zum ersten Arbeitstag. (S_14_KN_8)

Die Auszubildende wird bereits am ersten Praxistag stark gefordert. Zwar kündigt die Praxisanleiterin ihr und zwei weiteren Auszubildenden zunächst an, ihnen zu zeigen, wie die Körperpflege durchzuführen ist. Dann aber steht sie passiv im Zimmer und weist die drei Auszubildenden an mit der Waschung zu beginnen. Nach begonnener Durchführung verschwindet sie.

Wieder eine Auszubildende weiß nicht, welche Aufgaben sie erledigen soll, weil sie die unterschiedlichen Prioritäten Pflegender nicht kennt.

Doch als Schülerin ist es nicht immer einfach auf Station: Jede Pflegekraft hat ihren Schwerpunkt auf etwas Anderes gelegt. Am schwersten ist es für mich, wenn ich nicht genau weiß welche Aufgaben ich erledigen soll. Wenn man beim Durchgang zu zweit ist, sollte vorher festgelegt werden, wer sich um was kümmert oder ob ich alles alleine machen soll, und die Pflegekraft schaut zu, ob ich alles richtig mache. Es kommt häufig zu Missverständnissen und eine Tätigkeit wird vergessen. Hier habe ich eine konkrete Situation im Kopf, bei der ich von einer Pflegekraft geschimpft wurde, warum ich keine neue Mülltüte an das Nachtkästchen der Patientin hänge, wenn sie die Mülltüte wegwirft, weil sie voll ist. Wenn ich die Grundaufgaben einer Krankenschwester noch nicht kann, kann ich mir abschminken, dass ich Infusionen anhängen oder Heparin spritzen darf! Nach dieser Standpauke war ich sprachlos. Ich wusste im ersten Moment gar nicht, wie mir geschieht, so wurde in der Arbeit noch nie mit mir umgegangen. Zudem war es schon im zweiten Kurs, die anderen Schwestern sagten immer zu mir: „Du machst die Infusionen und die Spritzen und ich den Rest. Das musst du ja noch lernen. Blutdruck und Puls messen kannst du ja schon." (S_14_MW_14-15)

Die Auszubildende, die sich im zweiten Ausbildungsjahr befindet, berichtet von Missverständnissen und Versäumnissen aufgrund fehlender Absprachen zwischen ihr und der Pflegekraft. So wird sie von einer Pflegenden barsch zurechtgewiesen, weil sie einen Müllbeutel nicht gewechselt hat. Sie müsse zuerst die grundlegenden Pflegetätigkeiten beherrschen, bevor sie den Umgang mit Infusionen und Injektionen lernen dürfe. Nach der scharfen Rüge ist die Auszubildende sprachlos, weil sie im Gegensatz dazu immer wieder von Pflegenden gehört hat, sie solle noch nicht beherrschte Tätigkeiten üben.

Als ‚Krankenpflegeschülerin' erlebt eine Auszubildende auf der pädiatrischen Station, dass sie von den Pflegenden nicht gebraucht wird.

Auch hier gibt es Ausnahmen, da man von manchen Stationen oft hört, dass sie eigentlich überhaupt nicht gern Schüler auf ihrer Station haben und mit diesen auch nicht viel anfangen können. Diese Erfahrung habe ich glücklicherweise nur ein einziges Mal machen müssen. Auf dieser Station wurde stark zwischen Schülern der Erwachsenen- und denen der Kinderkrankenpflege unterschieden, was ich einerseits auch verstehe, andererseits sind diese Einsätze auf Kinderstationen eben auch Pflicht für uns, was ich an sich auch sehr schön finde, da mir die Arbeit mit den Kleinen sehr gefallen hat und ich dort eigentlich schon gern gearbeitet habe. Doch wenn dann Aussagen fallen wie: „Oh, du bist in der Erwachsenenpflege. Also interessiert dich das hier alles eigentlich gar nicht, oder? Aber falls du doch Fragen haben solltest, kannst du ja kommen.", ist man doch etwas weniger motiviert und es nimmt einem auch irgendwie die Freude an der Arbeit. (S_14_KN_9)

Zwar versteht die Auszubildende, dass sie keine Auszubildende der Kinderkrankenpflege ist, aber gleichzeitig begreift sie die Arbeit auf einer Kinderstation, die sie sehr gerne verrichtet, als verpflichtenden Teil der Ausbildung. Weil sie mit der unterstellenden Aussage der Pflegenden konfrontiert wird, sie habe kein Interesse am Einsatz auf der Kinderstation, ist sie demotiviert und frustriert.

Eine weitere Auszubildende stört sich daran, dass sie aufgrund von Kurzeinsätzen ihre Könnerschaft nicht zeigen kann und deshalb nicht als souverän Pflegende gesehen wird.

Ein weiteres Problem dabei ist, dass ich teilweise bei kurzen Einsätzen nicht mein ganzes Können aufgrund der geringen Zeit zeigen kann und dass ich deshalb von einigen Kollegen als unsicher und unselbstständig angesehen werde. Ich habe auch schon erlebt, dass sich die Stationen bei kurzen Einsätzen auch nicht viel Mühe geben, dem Schüler etwas beizubringen und ihn nur als Hilfskraft zum Putzen, Bettenschieben und Waschen ansehen. Das habe ich allerdings auch bei langen Einsätzen erlebt, was für mich sehr demotivierend war ... Darum bin ich zeitweise sehr enttäuscht von der Ausbildung und habe oft das Gefühl, dass ich zu wenig kann und dass es nicht ausreicht, was ich weiß. Ich habe mir mehr Wissensvermittlung und bessere Hilfestellungen auf Station erwartet bzw. erhofft ... Ich finde es auch sehr enttäuschend, dass ich oft tagelang hinter den Vollkräften her bin, dass sie mir etwas Neues zeigen und dann ständig aufgrund von Zeitmangel auf einen späteren Zeitpunkt vertröstet werde und derweil die Arbeiten ausführen soll, die ich schon kann, und dann ist der Einsatz vorbei und ich habe wieder nichts Neues gelernt, was dann allerdings die nächste Station voraussetzt, dass ich das schon beherrschen müsste, was dann wieder zu neuem Ärger führt und ich das Ganze unter Umständen wieder nicht lerne. Es ist natürlich selbstverständlich, dass ich mich selbst darum kümmern muss, neue Tätigkeiten zu erlernen, ich bin motiviert und möchte etwas gezeigt bekommen, aber wenn sich nach mehrmaligem Nachfragen immer noch keiner verantwortlich fühlt, habe ich irgendwann auch keine Lust mehr. (S_10_JS_12-17)

Insbesondere während kürzerer Einsätze wird die Auszubildende durch die fehlende Anleitung und aufgrund ihrer Hilfskraftstätigkeit demotiviert. Weil sie mit ihrem Wissen und Können unzufrieden ist und sich eine bessere Unterstützung durch die Pflegenden der Stationen erwartet hat, ist sie von der Ausbildung enttäuscht. Während sie auf der Suche nach Anleitung immer wieder von Pflegenden aus Zeitmangel vertröstet wird, führt sie bis zum Einsatzende nur bereits gekonnte Tätigkeiten aus, ohne dabei neues Wissen zu erwerben. Im nächsten Einsatz wird sie dann wegen ihrer Wissensdefizite kritisiert und erlebt ein Déjà-vu. Zwar ist sie motiviert, sich selbst um ihren Lernprozess zu bemühen, wird aber dadurch demotiviert, dass sich niemand dafür verantwortlich zeigt, sie etwas zu lehren.

4.2.1.2.4 Die Durchführung von Pflegetätigkeiten in der Praxis anders als in der Schule erleben

Eine Auszubildende kämpft damit, bei der Durchführung theoretisch erlernter Tätigkeiten Kompromisse eingehen zu müssen.

> *Auch finde ich es oft sehr schwierig, in was für einer Situation wir uns als Schüler auf Station manchmal befinden. Die Tatsache, dass es zwischen Theorie und Praxis meist einen großen Unterscheid gibt, zwingt mich oft Kompromisse einzugehen, die nicht immer einfach sind. So kann ich nur zu wenigen Schwestern, mit denen das Verhältnis passt, sagen, dass ich das anders gelernt habe, und ihnen mehr oder weniger unterstellen, dass sie es falsch machen. Oft bleibt dann nichts anderes übrig, als es so zu machen, wie es die Schwester will. Auch wenn mir der Sinn dahinter oft fragwürdig erscheint. Die Rolle, in der wir uns als Schüler in unserer Ausbildung befinden, ist nicht immer einfach und deswegen bin ich sehr froh, wenn ich nächstes Jahr mein Examen schaffe und eine Stelle als Vollkraft bekomme. Natürlich muss ich mich dann auch auf einer neuen Station mehr oder weniger unterordnen, doch ich glaube, dass das nochmals was anderes ist, als wenn man Schüler ist. (S_10_CK_18)*

Die Auszubildende hat nur wenigen Pflegenden gegenüber den Mut dazu, deren pflegerisches Handeln zu kritisieren. Deshalb muss sie selbst ihre Arbeit nicht selten unter den für sie fragwürdigen Bedingungen Pflegender durchführen. Weil sie die ‚Schülerrolle' ungern einnimmt, freut sie sich darauf, als examinierte Pflegende arbeiten zu können. Zwar weiß sie, dass sie sich auch als neue Mitarbeiterin an den Stationsalltag anpassen muss, aber bei weitem nicht so sehr wie als Auszubildende.

Eine weitere Auszubildende würde es nach dem Examen nicht zufrieden stellen, Auszubildende dazu anzuleiten, anders zu arbeiten als im Theorieunterricht gelernt.

Ich möchte als examinierte Pflegekraft nie zu Schülern sagen: „Das ist jetzt nicht nach Schule ...", oder: „Das hast du jetzt nicht gesehen ..." Und ich möchte jeden Tag zufrieden aus der Arbeit gehen. (S_11_LG_20-21)

4.2.1.2.5 Durch die angewiesene selbstständige Durchführung ungeübter Tätigkeiten überfordert sein

Zu Ausbildungsbeginn ist eine Auszubildende verunsichert, weil sie ohne Anleitung richtig zu handeln hat.

Meine Verunsicherung war am Anfang sehr groß, allem voran, wenn man nichts erklärt bekommen hat, z.B. wie etwas funktioniert oder wie man es zu machen hat. (S_14_AS_23)

Eine weitere Auszubildende hält sich zu Ausbildungsbeginn für zu jung und zu wenig reif, sodass sie die mit der Pflegeausbildung zusammenhängenden Belastungen nicht richtig eingeschätzt hat.

Als ich die Ausbildung begonnen habe, war ich 16 Jahre, sehr schüchtern und für das große Berufsleben eigentlich noch nicht bereit. Ich hatte auch keine Ahnung, was in den nächsten drei Jahren auf mich zukommt, denn damit beschäftigt man sich als 16-jähriger Schüler noch nicht. Zurückblickend denke ich, war das noch sehr junge und unreife Alter ein großes Problem, denn mit mehr Lebenserfahrung weiß man, was auf sich zukommt, und kann Situationen besser einschätzen. So auch die Schwere der Ausbildung, die mir mit 16 noch nicht bekannt war. Wenn ich jetzt so darüber nachdenke, habe ich die größte Entwicklung schon am Anfang der Ausbildung gemacht. Nicht nur, dass ich von zu Hause ausgezogen bin und auf eigenen Beinen stehen musste, sondern auch wegen einer bestimmten Station ... Bekannt ist diese Station eher für Stress, keinen Lernerfolg und wenig Zeit, um sich mit Schülern zu beschäftigen. (S_14_AF_1_10-11)

Die Auszubildende erkennt, dass sie sich gerade in dieser Zeit persönlich sehr stark entwickelt hat. Sie hat ihr Elternhaus verlassen und ist dadurch selbstständig geworden. Gleichzeitig hat sie ihren ersten Einsatz auf einer arbeitsintensiven Station überwiegend auf sich alleine gestellt absolvieren müssen. Zwar ist sie zurückhaltend und unbeholfen, aber dennoch spürt sie, dass sie für die Pflegenden wichtig ist, weil sie diesen helfen kann.

Ich war zwar noch sehr schüchtern und unbeholfen, aber ich habe gemerkt, dass sie auf meine Hilfe und Unterstützung angewiesen sind ... Ich glaube, jeder hatte Angst vor dem Moment, einen „Pflegefall" komplett alleine zu versorgen, und ganz ehrlich, ich war mehr als überfordert, aber es war keine Zeit und man musste mich „ins kalte Wasser“ schubsen. (S_14_AF_1_12)

Obwohl es für sie eine massive Belastung darstellt und sie vor der alleinigen Versorgung von Pflegebedürftigen Angst hat, wird sie unvorbereitet mit völlig neuen Aufgaben konfrontiert.

Eine andere Auszubildende, die sich bereits im dritten Ausbildungsjahr befindet, fühlt sich dennoch durch die hohen Ansprüche Pflegender überfordert.

Ich weiß, dass ich jetzt im dritten Jahr bin, aber manche Gesundheits- und Krankenpflegerinnen meinen gleich, dass ich alles kann, nur weil ich im Sommer mein Examen schreibe. Sie haben so hohe Erwartungen von mir, dass sich das langsam bei mir als Stress umwandelt. Ich bin vielleicht jetzt im dritten Jahr, aber ich kann z.B. nichts am PC erledigen, weil es keiner mir gezeigt hat. Das Einzige, was ich kann, ist einen Laborschein ausschreiben und Krankengymnastik ausschreiben und den Rest nicht. Dann werde ich von jeder Schwester grob angesprochen: „Du bist im Dritten, du musst das können, du hast es doch bestimmt in der Schule gelernt.“ Da kann ich immer das Gleiche sagen: „Wir haben es besprochen, aber nur kurz, aber nicht intensiv.“ Ich habe viele Sachen, was ich im Theorieunterricht gelernt habe, noch nie in der praktischen Ausbildung durchgeführt, weil es manche Schwester nicht interessiert, dass wir Schüler das noch lernen müssen, oder das dauert bei uns zu lange. Meiner Meinung nach ist es besser, langsam und korrekt durchzuführen als schnell und nicht korrekt durchzuführen. (S_14_NB_18-19)

Die Auszubildende kann vor allem administrative Aufgaben nicht erledigen, weil sie darin noch nicht eingeführt worden ist. Sie wird von Pflegenden scharf dafür gerügt, dass sie Tätigkeiten, die sie in der Schule gelernt hat, auch praktisch beherrschen müsse. Sie kritisiert, dass sie von Pflegenden aus Desinteresse oder Zeitmangel keine Hinweise darauf erhält, wie sie ihr Theoriewissen umsetzen kann. Denn will sie ihre Arbeit professionell verrichten, benötigt sie dafür noch sehr viel Zeit.

Ein Auszubildender schildert ein von Angst und Unverständnis geprägtes Erlebnis, als er während seines ersten Einsatzes auf der Wöchnerinnenstation gemeinsam mit einer anderen Auszubildenden die benachbarte Station unterstützen soll.

Plötzlich in der Pause kam ein Anruf und dann hieß es, es werden zwei Schüler auf der Nachbarstation gebraucht. Also gingen wir auf die Station ... um dort zu helfen. Dort lagen viele ältere Menschen auf dem Gang, es war wie eine andere Welt, in die ich geworfen wurde. Angst und Unverständnis kam in mir hoch, die Frage: Was soll das jetzt? Wir wurden empfangen und ich bekam einen Zettel in die Hand, auf dem „15 Mal Blutdruck messen, Puls und Temperatur“ stand, mit den jeweiligen Namen und Zimmern, in die ich gehen sollte. Ich nahm etwas ängstlich und schwitzend vor Aufregung die Manschette und das Thermometer, schnaufte vor jeder Tür kurz durch und fing dann an die Liste abzuarbeiten. Es lagen hier alte, schwer kranke Menschen, es roch anders, das Licht war düsterer, die Farbe grauer. Zu diesem Zeitpunkt konnte ich auch noch nicht ahnen, dass die Station ... die freundlichste Station im Klinikum war, was Ambiente und Ausstattung angeht. Als ich dann zu meinem dritten Patienten ins Zimmer kam, erschrak ich! Es lag ein Mitte 80-jähriger Mann im Bett, röchelte nur noch, konnte seine Beine und Arme nicht bewegen und zu meinem Entsetzen sah ich, dass eines seiner Beine abgenommen war. Seine Frau hatte einen roten Vorhangstoff von zuhause über ihm ausgebreitet. In mir kam Wut und Hass auf die Schwestern der Entbindungsstation auf: „Wie konnten sie mir das antun?“ Sie hatten mich verkauft, verschenkt, weggeworfen. Doch die beiden Menschen brauchten mich, ich schwankte zwischen ‚alle Emotionen zeigen‘ und ‚professionell weiterpflegen‘. (S_12_AF_9-11)

Der Auszubildende erlebt durch den Anblick der älteren Menschen, die auf den Gängen der Station in ihren Betten liegen, eine andere Seite des Krankenhauses. Mit der Vitalzeichenkontrolle beauftragt, beginnt der ängstliche Auszubildende mit der Durchführung. Durch den Kontakt mit den schwer erkrankten Menschen nimmt er – anders als auf der Wöchnerinnenstation – unangenehme Sinneseindrücke wahr. Während er das Zimmer eines älteren schwer atmenden, beinamputierten, mit einem roten Vorhang bedeckten und neben seiner Ehefrau im Bett liegenden Patienten betritt, erschrickt er. In diesem Moment empfindet er Wut und Hass auf die Pflegenden der Wöchnerinnenstation und fühlt sich von ihnen verraten. Weil er weiß, dass er eine pflegerische Aufgabe zu erfüllen hat, versucht er seine Gefühle zu unterdrücken und professionell zu pflegen.

Nach dem Vorfall erzählt er der anderen Auszubildenden von seinem Erlebnis und bemerkt auch an ihr emotionale Aufgewühltheit.

Ich ging zu meiner Mitschülerin, berichtete ihr kurz und merkte, dass auch sie irgendwie durcheinander war von diesen zwei Stunden, in denen wir hier aushelfen mussten. Als wir ins Stationszimmer gingen, bedankten sich die Schwestern und überreichten mir als Dank einen Stoffteddy in Krankenschwesterkluft. Wir gingen wieder zurück in die „heile Welt“ ... Dort angekommen, konnte ich meine Wut nicht mehr vollständig unterdrücken und ich übergab der stellvertretenden Stationsleitung den Teddybären mit den

Worten: „Danke, dass ihr uns verkauft habt." Ich konnte diese Aussage gerade noch mit einem Lächeln verzieren, damit es nicht so böse wirkte. (S_12_AF_14)

Nachdem der Auszubildende als Dank für die Unterstützung mit einem Stoffteddy beschenkt worden ist, geht er gemeinsam mit der zweiten Auszubildenden auf die Wöchnerinnenstation zurück, wo er der stellvertretenden Stationsleitung gegenüber seine Wut signalisiert, indem er ihr den Teddy mit einer ironischen Dankesnote überreicht. In ähnlichen Situationen erinnert er sich genau an das oben skizzierte Ereignis zurück.

Allein dass mir dieses Ereignis noch immer in genauer Erinnerung ist, zeigt, wie es mich beschäftigt hat und immer wieder in die Gedanken zurückkommt, wenn ähnliche Situationen eintreten. Und die gab es reichlich, in einem Zimmer todkrank und Trauer, im anderen geheilt und ausgelassene Freude. Der Mann ist, wie ich später erfuhr, zwei Tage später gestorben ... Der Teddybär müsste noch auf der Station ... sein und dient als stummer Zeuge dieses grausamen lehrreichen Tages. (S_12_AF_16-18)

Während seiner Ausbildung sieht er noch viel Leid und Freude; dass er beides ertragen muss, findet er durch den Teddy symbolisiert.

Die Auszubildende, die dasselbe Erlebnis aus ihrer Sicht beschreibt, soll Pflegende der Nachbarstation bei von ihr noch nicht gelernten Tätigkeiten unterstützen.

Obwohl wir keinen blassen Schimmer vom Pflegen hatten und noch nicht einmal einen Schieber in der Hand hatten, wurde uns aufgetragen auf die Station ... zu gehen um die Schwestern dort zu unterstützen. Schwester L. gab mir ein Zäpfchen in die Hand und schob mich in das Zimmer: „Da, mach mal." Ich war so schockiert über den Anblick der Patienten, dass ich rückwärts wieder aus diesem Zimmer bin, und sagte: „Ich kann das nicht." Ich verkroch mich dann in die Teeküche um Kannen zu spülen. Dies tat ich dann auch zwei Stunden, bis wir dann endlich wieder in unsere heile Welt der Babys durften. Zum Abschied und als Dankeschön bekamen wir einen weißen Teddy geschenkt; diesen übergaben wir der Station ... A., der auch ganz traurig aussah, erzählte mir, dass er in einem Zimmer war, in dem ein Patient im Sterben lag. Dieser Anblick hat ihn sehr belastet. Dann durften wir wieder in die Schule. (S_12_KR_6)

Mit der Verabreichung eines Zäpfchens beauftragt, wird die Auszubildende in ein Zimmer gedrängt. Fassungslos über das Erscheinungsbild der Patienten flüchtet sie sich aus dem Zimmer und verweigert die Durchführung der Pflegemaßnahme. In der Teeküche beschäftigt sie sich so lange mit Spülarbeiten, bis sie zusammen mit dem Auszubildenden auf die Wöchnerinnenstation zurückgehen darf. Sie hat den Eindruck, dass der Auszubildende aufgrund eines Erlebnisses mit einem sterbenden Patienten, von dem er ihr berichtet, emotional sehr belastet ist.

4.2.1.2.6 Destruktives bzw. gar kein Feedback erhalten

Als ‚Schülerin' wird eine Auszubildende häufig geringschätzig behandelt.

> *Aber natürlich gibt es auch Tage oder Situationen, die mir weniger positiv in Erinnerung geblieben sind. Wenn ich zum Beispiel als Schülerin nicht ernst genommen werde und manche Schwestern so tun, als wäre ich ‚ganz blöd'. Dieses Gefühl wurde mir schon oft gegeben, z.B. wenn ich eine Bettschüssel ‚falsch' hinstelle, weil der Griff nach links und nicht nach rechts schaut. Oder wenn ich Sachen genauso mache, wie es mir am Vortag von meiner Bereichsschwester erklärt wurde, und am nächsten Tag die gleiche Schwester sagt, das wäre falsch. Ohne Argument, wohl gemerkt. Dieser Frau konnte man es einfach nicht recht machen! Und als Schülerin muss man sich das dann mehr oder weniger gefallen lassen ... ja, doch das sind Tage in meiner Ausbildung, die ich lieber vergessen würde. (S_10_CK_13)*

Die Auszubildende muss als ‚Schülerin' Tätigkeiten gemäß nicht nachvollziehbarer, willkürlich anmutender Anweisung von Pflegenden durchführen und kann dennoch deren Erwartungen nicht genügen.

Die ersten vier Wochen ihrer Ausbildung erlebt eine weitere Auszubildende als Qual, weil sie in der Schule wenige Pflegetätigkeiten gelernt hat und deshalb überwiegend mit Putzarbeiten beschäftigt ist.

> *Für mich war es die Hölle. Ich habe die ersten vier Wochen so vor mich hingearbeitet, habe ab und zu mal jemanden gewaschen, viel geputzt, Wäschesäcke geleert und noch mehr geputzt. Jeder von uns weiß, dass es auf der Chirurgie kaum Grundpflege gibt, dafür aber umso mehr Behandlungspflege. Alles, was ich allerdings konnte, war Waschen und Bettenbeziehen. Nicht einmal das Blutzuckermessen hatten wir in der Schule gelernt. Vier Wochen vergingen schnell, und ich hatte mein Zwischengespräch mit der Praxisanleiterin. Wenn ich mich recht erinnere, waren sie sogar zu zweit - und ich alleine. „Du siehst die Arbeit nicht!", „Du stehst nur 'rum!", „Du bist total respektlos gegenüber anderen." und vor allem „Du bist nicht geeignet für diesen Beruf!" Das war es, was mich wie ein Schlag ins Gesicht getroffen hatte. Vier Wochen lang hat niemand Kritik an mir geäußert und dann das. Ich ging aus der Arbeit und hatte über Weihnachten und Silvester zwei Wochen Urlaub. Ich habe zwei Wochen nur geweint. Ich hatte solche Selbstzweifel. Meine Gedanken kreisten, und ich kam immer wieder an den*

Punkt: Die haben so viel Berufserfahrung, die wissen sicher, wenn ich nicht geeignet bin. Ich war am Boden zerstört, denn mir hatten die Arbeit und der Umgang mit den Menschen so viel Freude bereitet. Ich bin jeden Tag gerne in die Arbeit gegangen. Und wer kann das schon von sich behaupten? (S_11_LG_6-7)

Nach vier Wochen findet das Beurteilungsgespräch zwischen ihr und zwei Pflegenden statt. Getroffen von der harschen Kritik, nachdem sie vier Wochen lang ohne Beanstandung gearbeitet hat, geht die Auszubildende an ihre Arbeit zurück und dann in den Urlaub. Während der folgenden zwei Wochen weint die verzweifelte Auszubildende und denkt immer an das Gespräch. Weil sie aufgrund der Aussagen der erfahrenen Pflegenden glaubt, den Berufsanforderungen nicht zu entsprechen, versteht sie die Welt nicht mehr, da sie ihre Arbeit mit Freude verrichtet hat.

Eine andere Auszubildende erlebt den ersten Praxiseinsatz als einschneidendes, durch die Ungewissheit hinsichtlich ihrer beruflichen Eignung geprägtes Erlebnis.

Diese Situation war für mich eine Erfahrung, die mich für die bisherige Ausbildung stark prägte. Aufgrund dessen stand ich während dieser ganzen Zeit meines ersten Praxiseinsatzes wie an einem Wendepunkt. Es brachte mich oft zum Zweifeln, ob diese Ausbildung überhaupt noch etwas für mich ist oder ob ich nicht vielleicht doch aufhören sollte. Die nachfolgend beschriebene Situation hört sich zu Beginn für manche vielleicht sehr banal an und man denkt sich dabei, deswegen hört doch niemand auf. Ich persönlich war aber am Anfang total überfordert. (S_12_ME_5)

Obwohl das von ihr beschriebene Erlebnis scheinbar unbedeutend ist, überfordert es sie zu Ausbildungsbeginn massiv.

Ich war gerade dabei, meinen Wagen aufzuräumen, als eine der Pflegekräfte auf mich zukam und mich konfrontierte. Sie sagte: „Da du in dem Zimmer so lange gebraucht hast, haben wir die anderen gewaschen. Das nächste Mal mach schneller!“ Völlig überrumpelt konnte ich erst einmal überhaupt nicht reagieren, geschweige denn etwas sagen. Ich dachte mir in dem Moment auch gar nichts dabei und machte normal mit meiner Arbeit weiter. Als ich fertig war, ging ich zum Frühstücken in die Teeküche. Ich hatte mit meiner Pause noch nicht richtig begonnen, als mich die andere Pflegekraft ansprach: „Du bist eindeutig zu langsam. Du musst lernen schneller zu arbeiten und das am besten sofort. In der Zeit von der Übergabe bis zum Frühstückausteilen musst du mindestens drei Patienten gewaschen haben.“ Ich bin eigentlich eine sehr ruhige Person, die so schnell nichts auf die Palme bringt. Ich wollte mich rechtfertigen, dies sei mein erster Dienst und ich bin im ersten Kurs, aber ich wurde mit einem „Das ist dein Problem." unterbrochen. Sprachlos und nicht darauf aus, Ärger zu bekommen, hielt ich mich trotz Wut zurück und brachte den Tag zu Ende. Diese Situation brachte mir jedoch ein Gespräch mit der Praxisanleiterin ein. Die Praxisanleiterin, die wohlgemerkt während des ganzen Einsatzes von sieben Wochen nur maximal eine da war und keinen einzigen Tag mit mir zusammenarbeitete. Sie ging diese Situation nochmals mit mir durch. Ich versuchte mich nochmals zu rechtfertigen, aber auch sie hörte nicht zu. Sie machte den Eindruck total genervt zu sein und alles schnell hinter sich bringen zu wollen. Sie wiederholte nur in einem anderen Wortlaut alles, was die beiden anderen Pflegekräfte gesagt hatten. Als wir alles durchgekaut hatten, folgte dann aber etwas, womit ich überhaupt nicht gerechnet hätte. Sie bat mich nochmals in mich zu gehen, meine Arbeit Revue passieren zu lassen und mir zu überlegen, was mir wichtig ist. Denn ihrer Meinung nach und nach dem Pflegepersonal wäre diese Arbeit nichts für mich. Sie legte mir sehr ausdrücklich nahe mir zu überlegen, ob ich nicht aufhören wollte. (S_12_ME_9-11)

Die Auszubildende räumt den Pflegewagen auf. Gleichzeitig wird sie von einer Pflegenden damit konfrontiert, sie habe sich zu lange in nur einem Zimmer aufgehalten und dadurch die Versorgung weiterer zu pflegender Menschen den anderen Pflegenden überlassen. Daher müsse sie künftig schneller arbeiten. Die überraschte Auszubildende ist nicht in der Lage zu reagieren und geht wieder an ihre Arbeit. Während der anschließenden Frühstückspause wird sie erneut von der Pflegenden auf den Vorfall angesprochen. Weil sie sich als Auszubildende im ersten Ausbildungsjahr und als neue Mitarbeiterin auf dieser Station ungerecht behandelt fühlt, will sie sich verteidigen und wird von der Pflegenden barsch unterbrochen. Obwohl die aufgebrachte Auszubildende schweigt, um weitere Unannehmlichkeiten zu vermeiden, muss sie sich mit der Praxisanleiterin der Station auseinandersetzen. Im Gespräch mit der sichtlich genervten Praxisanleiterin, mit der sie vorher noch nicht zusammengearbeitet hat, versucht sie sich erneut erfolglos zu rechtfertigen. Am Ende des Gesprächs hört die völlig überrumpelte Auszubildende die Praxisanleiterin ihr sagen, sie solle über die Beendigung der Ausbildung nachdenken. Nach diesem Gespräch ist die fassungslose und entsetzte Auszubildende sprach- und reaktionsunfähig und verspürt Erleichterung, als sie an diesem Tag nach Hause gehen kann.

Als das Gespräch zu Ende war, war ich erst einmal wie vom Donner gerührt. Ich konnte in diesem Moment nicht sprechen und wenn jemand mit mir gesprochen hätte, hätte ich beim besten Willen nicht reagieren können. Ich war in diesem Augenblick sehr froh darüber, dass die Übergabe vorüber war und ich nach Hause gehen konnte. So viele unterschiedliche Gefühle wie an diesem Tag hatte ich noch nie. Ich war wütend, verzweifelt, verletzt und mir war zum Heulen zumute. Vom Pflegepersonal hätte mich jetzt keiner auf irgendeine Weise ansprechen dürfen, denn dann hätte ich wahrscheinlich etwas gesagt, was mir im Nachhinein in der Ausbildung zum Verhängnis geworden wäre. Also ging ich an diesem Tag nach Hause und weinte dort erst einmal, um meine aufgewühlten Gefühle loszuwerden. (S_12_ME_13)

Die emotional aufgewühlte Auszubildende, die mit ihrem Gefühlschaos nach Hause geht, um sich durch Weinen Erleichterung zu verschaffen, erkennt, dass Pflegende der Stationen häufig aus Unlust zur Anleitung Auszubildender Fehleinschätzungen vornehmen.

Das zeigte mir, dass die Teams auf den Stationen oft die Schüler falsch einschätzen und viele einfach keine Lust haben uns etwas beizubringen ... Die Erfahrung war für mich so schlimm, weil ich immer mein Bestes zu geben versuche, es aber nicht anerkannt wurde. Diese Situation kam während der Ausbildung noch zwei- bis dreimal vor. (S_12_ME_17-18)

Diese Erfahrung bewertet sie als negativ, weil sie sich immer darum bemüht, ihr Bestmögliches zu geben.

4.2.1.2.7 Angst vor schlechter Beurteilung

Eine Auszubildende spürt den permanenten Druck der Pflegenden auf Auszubildende.

Es herrscht kontinuierlich Druck. Die Stationen erwarten einen guten und großen Einsatz von uns Schülern. Schließlich geht es auch jedes Mal aufs Neue um eine Bewertung, die ich natürlich immer im Hinterkopf hab. Man muss also ständig Leistung erbringen und sich beweisen. (S_14_AF_1_15-16)

Ein Auszubildender fürchtet sich davor, während des ersten Praxiseinsatzes sein theoretisches Wissen anzuwenden.

Als der erste Praxiseinsatz näher rückte wurde ich von großen Ängsten ergriffen, da ich theoretische Erkenntnisse aus dem Unterricht umsetzen sollte. In der ersten Woche stand ein Praxisanleiter für uns als Schüler zur Verfügung, der uns die Aufgaben auf der Station erklärte und uns unterstützte. Jetzt war noch eine Person anwesend die mir bei meiner Kommunikation mit den Patienten zuhörte. Für mich war allein der richtige

Ablauf der Körperpflege eine große Herausforderung ... Großen Respekt hatte ich natürlich vor der Praxisanleiterin, da sie mein pflegerisches Handeln anschließend beurteilen würde. (S_14_MT_13-16)

In der ersten Woche wird der Auszubildende durch einen Praxisanleiter zu allen Pflegehandlungen angeleitet. Auch während der Gespräche mit zu pflegenden Menschen ist er nicht alleine. Weil er bereits durch den richtigen Ablauf der durchzuführenden Körperpflege extrem gefordert wird, ist er aufgrund der Anwesenheit der beurteilenden Praxisanleiterin besonders aufgeregt.

Eine Auszubildende nimmt viele belastende Situationen wortlos hin, um möglichst positiv beurteilt zu werden.

Aber Hauptsache man rennt sich 5-6 Wochen den Ast ab, um am Ende einen akzeptablen Beurteilungsbogen zu erreichen, denn oft denkt man sich: „Nein, sag jetzt einfach nichts. Riskiere nicht deine Note" und steckt viele Sachen ein bzw. ‚schluckt' viel runter damit der Schüler schön brav „ja" und „Amen" sagt und alles schnell erledigt. Ist es das was wirklich verlangt wird? Das was Vollkräfte von uns erwarten? (S_14_RE_17-18)

Sie fragt sich, ob Pflegende von Auszubildenden erwarten, dass diese einfach nur funktional und schnell alle anfallenden Tätigkeiten widerspruchslos erledigen.

Eine andere Auszubildende wagt es nicht, gegenüber Pflegenden offen ihre Meinung zu äußern, weil sie weiß, dass sie dann schlecht beurteilt wird.

Außerdem war es für mich nicht immer leicht offen und ehrlich meine Kritik sowie meine Meinung zu äußern, da dies sich meistens negativ auf das Ergebnis der Stationsbeurteilungsbögen auswirkte. Dort hinzukam, dass ich in einzelnen Fällen zwischenmenschliche Probleme mit den Praxisanleitern selbst hatte, da zwischen ihnen und mir scheinbar von Anfang an die Chemie einfach nicht stimmte. Dies zeigte sich dann als besonders schwierig, wenn der Anleiter es nicht vermeiden konnte die Antipathie zwischen uns auf seine Bewertung mit einwirken zu lassen. Mein Arbeiten wurde deshalb anhand meines Charakters und meiner Ausstrahlung bewertet und nicht anhand meines pflegerischen Handelns. Solch ein Handeln war und ist für mich unverständlich und ist keine Art und Weise einen Menschen zu beurteilen. (S_14_NJ_11)

Die Auszubildende erlebt, dass sie aufgrund der schwierigen Beziehung zur Praxisanleiterin hinsichtlich ihrer Arbeitsleistung schlecht beurteilt wird. Sie kann überhaupt nicht verstehen, dass sie nicht nach ihrem Pflegehandeln, sondern aufgrund ihrer Persönlichkeit bewertet wird.

Wieder eine Auszubildende versucht, solange sie sich noch in der Ausbildung befindet, immer zur Zufriedenheit der Pflegenden zu arbeiten.

> *Man versucht für die Anderen alles richtig zu machen, damit alles in Ordnung und gut gelöst ist. Auch denke ich, dass es leichter ist als examinierte Schwester zu arbeiten. Falls ich wirklich vor den Schwestern geweint hätte oder gesagt hätte, dass ich dabei [bei einem sterbenden Kind] bleiben möchte um dies für mich besser zu verarbeiten, hätte ich mit hundertprozentiger Sicherheit bei dem früheren Bewertungspunkt ‚Mit schwierigen Situationen umgehen' keine 18 Punkte erhalten. Wenn überhaupt 15 Punkte. Dies waren allerdings nicht meine vordergründigen Gedanken, jedoch hat man dies als Schüler immer im Hinterkopf, was ich allerdings als sehr schade empfinde, da man sich selber klarwerden muss, ob man jetzt eine gute Note aufs Spiel setzen will und wirklich sagt, was man dabei fühlt. (S_10_SO_K_20)*

Sie ist sich sicher, dass sie eine positive Beurteilung riskiert hätte, wenn sie geweint oder den Wunsch geäußert hätte, bei dem sterbenden Kind bleiben zu wollen. Auch wenn sie in diesem Moment nicht an die Bewertung gedacht hat, muss sie sich als Auszubildende immer darüber im Klaren sein, dass sie mit der Verbalisierung ihrer Gefühle ihre guten Noten verschlechtern kann.

Abschließend hofft eine andere Auszubildende endlich darauf, nach der Ausbildung nicht mehr auf sich alleine gestellt zu sein, sondern von Teammitgliedern unterstützt zu werden.

> *Deswegen freu ich mich schon jetzt, wenn ich ausgelernt habe und kein Schüler mehr bin. Falls es zu Schwierigkeiten kommt, weiß ich, dass ich im Krankenhaus nicht alleine auf mich gestellt bin. Es ist dann gut zu wissen, dass ein Kollege vom Team hinter mir stehen wird. Jetzt als Schüler, traute ich mich damals [nach dem Suizid eines Patienten] nichts zu sagen, da ich Angst hatte, es würde als Unsicherheit in meinem Beurteilungsbogen stehen. Als Schüler hat man immer zu funktionieren. Das haben meine weiteren Stationseinsätze bewiesen. (S_14_CW_1_24-25)*

Weil sie aus Erfahrung weiß, dass sie als Auszubildende immer funktionieren muss, und weil sie Angst davor empfand, für unsicher gehalten zu werden, hat sie es nicht gewagt, nach dem Suizid eines Patienten um Unterstützung zu bitten.

4.2.1.3 Verantwortung in Pflegesituationen übernehmen

4.2.1.3.1 Angst vor Fehlern

Zu Ausbildungsbeginn fühlt sich eine Auszubildende den Herausforderungen hinsichtlich des Umgangs mit zu pflegenden Menschen nicht gewachsen.

> *Am Anfang der Ausbildung war ich mir zwar sicher, dass ich genau diesen Beruf ausüben möchte, war mir aber noch sehr unsicher im Umgang mit den Patienten. Ich hatte immer Angst, dass ich etwas falsch mache, und habe viel nachgefragt. Mein erster Einsatz war auf der Station ... Dort war von Anfang an sehr viel Stress und dadurch nur wenig Zeit zum Anleiten, was mich noch mehr verunsichert hat. Ich war sehr schüchtern und zurückhaltend. (S_14_KW_2_9-10)*

Aus Angst vor Fehlern fragt sie häufig nach. Weil sie aus Zeitmangel kaum angeleitet wird und folglich unsicher bleibt, handelt sie gehemmt.

Eine weitere Auszubildende weiß um die Verantwortlichkeit Pflegender.

> *In meinem Beruf muss man oft Verantwortung übernehmen. So zum Beispiel bei der Pflege von Patienten, wenn man die Tabletten für sie stellt oder bei der Beachtung der Hygiene im Berufsalltag. Es ist nicht immer einfach, so viel Verantwortung für seine Patienten und natürlich auch für alle durchgeführten Handlungen zu übernehmen. Wie oft passiert einem schnell einmal ein Fehler, was zum Beispiel gerade beim Tablettenherrichten für einen Patienten nicht passieren darf. (S_14_YG_14)*

Wegen des hohen Fehlerrisikos wie zum Beispiel beim Stellen von Medikamenten kann sie oft nur schwer die Verantwortung für kranke Menschen sowie für andere Tätigkeiten übernehmen.

Auch eine dritte Auszubildende betont, dass sie Verantwortung für Menschen übernimmt.

> *In diesem Beruf trägt man viel Verantwortung. Nicht nur für Gegenstände, sondern für Menschenleben. Es ist anfangs beängstigend, wie schnell etwas schiefgehen kann. Aber nicht nur bei den pflegerischen Tätigkeiten liegt viel Verantwortung in unseren Händen, sondern auch bei der psychischen Betreuung der Patienten. Natürlich hat mich diese Situation erwachsener werden lassen, doch es wird immer schwieriger, dieser Verantwortung zu Genüge nachzukommen. (S_10_MR_13)*

Sie empfindet Angst, weil sie sowohl beim Pflegehandeln als auch bei der psychischen Begleitung der zu pflegenden Menschen Fehler begehen kann; dadurch verantwortungsbewusst geworden, ist sie gereift. Dennoch hat sie mehr und mehr Schwierigkeiten, diese Verantwortung zu übernehmen.

Eine weitere Auszubildende berichtet von Unsicherheit und Angst bei der Durchführung von übertragenen Tätigkeiten, die sie fehlerlos verrichten will.

> *Zu Beginn der drei Lehrjahre lag meine größte Schwäche in meinem mangelnden Selbstvertrauen, die mir aufgetragenen Tätigkeiten auch richtig auszuführen, verbunden mit der daraus resultierenden Angst, Fehler zu machen. Mein oberstes Ziel war es stets, alle mir gestellten Aufgaben zu hundertprozentiger Zufriedenheit zu erledigen und keine Angriffsfläche für Kritik zu bieten. Dabei ging es nie um fehlende Kritikfähigkeit meinerseits - ich hatte noch nie ein Problem damit, wenn mir jemand Möglichkeiten aufzeigte, wie ich mich verbessern kann - sondern vielmehr die auf schlechter Erfahrung basierende Angst davor, dass die Kritik auf negative und verletzende Weise vermittelt wird. Deshalb haben viele Personen aus meinem engen Umfeld natürlich zu Beginn die Befürchtung geäußert, dass ich der Gesamtheit der Anforderungen in der Pflege vielleicht nicht gewachsen sein könnte. Jeder, der mit Menschen eng zusammenarbeitet, weiß, dass es im Alltag vor allem unter erhöhtem Zeit- und Arbeitsdruck zu Fehlern, Unzufriedenheit und einem rauen Umgangston untereinander kommen kann. (S_14_KW_1_9-10)*

Die Auszubildende will ihre Arbeit immer zur vollen Zufriedenheit erledigen, weil sie sich aufgrund schlechter Erfahrungen vor destruktiver und verletzender Kritik ängstigt. Zu Ausbildungsbeginn hört sie Bedenken von ihr besonders nahestehenden Menschen, dass sie vielleicht dem Pflegeberuf nicht entspreche, weil sie im beruflichen Alltagsstress Fehlerhaftigkeit, Unzufriedenheit und „rauen" Arbeitsbedingungen begegnen könne.

Eine andere Auszubildende berichtet, dass sie in Notfällen nicht routiniert handeln kann.

> *Oft ist es für einen Schüler schwierig, sich in den drei Jahren Ausbildung mit dem Thema Notfallsituationen auf Station vertraut zu machen, weil ... auf erfahrene Kräfte zurückgegriffen wird. In solchen Situationen ist es als Schüler schwierig, einen genauen Einblick in die Maßnahmen bei diesen Tätigkeiten zu gewinnen, da es um lebenserhaltende Aufgaben geht und diese Verantwortung nicht an uns übergeben werden soll oder wir Schüler uns nicht trauen. In meiner Zeit in der Notaufnahme machte ich die Erfahrung, dass bei einem Notfall Rad in Rad greifen muss und ich als „Neuling" noch nicht bereit dazu bin, ein Teil von diesem eingespielten Team zu werden. So war es oft der*

> *Fall, dass man mich bei solchen Situationen aus dem Zimmer geschickt hat. Nach meiner abgeschlossenen Ausbildung macht mir Sorge, dass ich bei einem solchen Notfall, etwa einer Reanimation, nicht in der Lage bin diese Aufgabe richtig auszuführen. (S_12_MJ_21)*

Sie kann keine Erfahrungen zum richtigen Notfallhandeln sammeln, weil sie wahrnimmt, dass Auszubildende entweder nicht die Verantwortung dafür übernehmen dürfen oder sich die Notfalltätigkeiten nicht zutrauen. Während des Einsatzes in der Notaufnahme erkennt sie die Wichtigkeit routinierten Handelns. Als Berufsanfängerin kann sie in lebensbedrohlichen Situationen noch nicht in einem Notfallteam tätig werden und hat deshalb das Zimmer zu verlassen. Folglich ist sie darüber beunruhigt, dass sie nach Ausbildungsabschluss in Notfällen nicht handeln kann.

Eine letzte Auszubildende hat ein schlechtes Gewissen, als sie bemerkt, dass sie dem falschen Patienten Insulin gespritzt hat.

> *Nun ging ich ins Zimmer und maß dem Herrn Blutzucker und spritzte ihm dann 6 Einheiten Actrapid, schrieb es in die Blutzuckerkurve und bemerkte dort erst, dass es der falsche Patient war. Ich hatte den Patienten verwechselt, sollte eigentlich dem Nachbarn im Zimmer messen und spritzen. Sofort hatte ich ein schlechtes Gewissen und in meinem Kopf spielten die Gedanken. (S_12_KS_12)*

Mit Schuldgefühlen denkt sie ununterbrochen an den Fehler. In einer nachgängigen Reflexion stellt sie für sich fest, dass sie Theoriewissen durchaus anwenden kann.

> *Ich kann das theoretische Wissen in die Praxis umsetzen. Trotzdem ist es so, dass es immer wieder Momente geben wird, wo man sich nicht genau sicher ist oder weiß, wie man jetzt richtig reagiert ... Deshalb bin ich noch unsicher und nervös in manchen Momenten, da muss ich noch lernen abzuschalten. (S_12_KS_16-17)*

Trotzdem ist sie sich bewusst, dass sie in Situationen geraten kann, denen sie aufgrund ihrer Unsicherheit nervlich nicht gewachsen ist, sodass sie es noch lernen muss, situativ gelassener zu werden.

4.2.1.3.2 Angst vor der Gefährdung pflegebedürftiger Menschen während der Praxisbegleitung

Ein Auszubildender schildert seine starke Anspannung während der Durchführung von Praxisbegleitungen.

> *Als Schüler, und diese Rolle nehme ich nach wie vor ein, sind Begleitungen ein Stresstest, der seinesgleichen sucht. In der Schule und in der Theorie kann man sich auf schwierige Situationen vorbereiten und für Tests lernen und somit vorbereitet in eine Prüfung marschieren. Pflegebegleitungen aber haben den Aspekt Mensch dabei. Dieser Aspekt ist nicht zu vernachlässigen und lässt eine doch oft gut geplante Pflege in einen Stresstest ausufern, der seinesgleichen sucht. Ich berichte von zwei Pflegebegleitungen, die für mich persönlich eine emotionale Achterbahn aus Schuld und Zweifel am eigenen Wissen waren. (S_14_DE_7)*

Während der Auszubildende sich in der theoretischen Ausbildung auf Problemsituationen und schriftliche Prüfungen vorbereiten kann und diese meistert, muss er bei Praxisbegleitungen berücksichtigen, dass er ‚echte' Menschen pflegt. Deshalb wird er trotz guter Planung durch die Praxisbegleitung selbst sehr gefordert. Während zwei Praxisbegleitungen sieht er sich extremen Gefühlen zwischen Versagen und Selbstzweifeln ausgesetzt. Da er sich selbst unter Erfolgsdruck setzt, konzipiert er die Pflege des Patienten viel zu eng gedrängt, ohne mögliche Gefahren für den Patienten zu bedenken.

> *Nicht nur dass ich ... mir selber Druck gemacht habe, diese Begleitung, so gut es geht, hinzubekommen, auch meine Planung war zu straff gezogen und es wurde von mir zu wenig berücksichtigt, was den Patienten hätte gefährden können. Diese Pflegebegleitung lief enttäuschend für die Lehrkraft und auch für mich. Was mich früh zweifeln ließ, ob ich überhaupt für den Beruf geeignet bin oder es ganz sein lassen sollte ... Die Wut über mich selbst und mein Handeln und auch die Enttäuschung der Lehrkraft, die eigentlich Besseres von mir gewohnt ist, haben mich lange Zeit belastet ... Diese Angst, einen Patienten nicht genug zu versorgen oder in Gefahr zu bringen, begleitete mich aber weiterhin bei jeglicher Begleitung und erwischte mich dieses Mal wieder ein Jahr später in einem anderen Fachgebiet. (S_14_DE_9-10)*

Nach Beendigung der Praxisbegleitung ist der Auszubildende ebenso enttäuscht wie die Lehrkraft und zweifelt stark an seiner beruflichen Eignung. Er ist auf sich wütend und fühlt sich lange Zeit belastet, weil er unter der Enttäuschung der Lehrkraft leidet. Bei jeder weiteren Begleitung fürchtet er sich davor, pflegebedürftige Menschen zu gefährden. Ein Jahr später erlebt er eine ähnliche Situation und fühlt sich als Totalversager.

> *Ich fühlte mich erneut, als hätte ich auf ganzer Linie versagt. Der erste Patient ist durch mangelnde Kommunikation meinerseits fast in Sturzgefahr geraten und der zweite Patient hat durch übertriebene Kommunikation seinerseits mich aus dem Konzept gebracht und für Verwirrung gesorgt. Die Folge war Patientengefährdung durch mangelnde Beratung und Pflege durch mich. Erneut war ich emotional gefangen in der Angst, keine gute Pflegekraft zu werden und die Zeit von Mitarbeitern, Lehrern und meine eigene Zeit zu verschwenden. Der Druck, der auf mir lastete, wurde größer und meine Versagensängste waren erneut aufgetreten und hatten mich in der Hand. (S_14_DE_12)*

Während der Auszubildende einen ersten Patienten fast hinstürzen lässt, weil er ihn davor nicht ausreichend warnt, wird er von einem zweiten Patienten verunsichert, den er mangelhaft berät und pflegt, weil er durch dessen unaufhörliches Reden abgelenkt wird. Wiederum aus Versagensängsten befürchtet er, kein guter Pfleger zu werden und die eigene sowie die Zeit der Ausbildenden zu vergeuden. Er leidet unter der größer werdenden, ihn nicht loslassenden Bedrängnis.

4.2.1.4 In Notfällen fertig werden mit Druck, Anspannung und Schuldgefühlen

4.2.1.4.1 Auszubildende verursachen durch ihr Handeln einen Notfall

Eine Auszubildende weiß nicht, wie sie reagieren soll, als die Patientin bei der Essenseingabe aspiriert.

> *Dieser Moment fand gegen Mittag statt, als ich ihr das Essen gab, aspirierte sie ein Stück Fleisch, bekam keine Luft mehr und lief blau an. In dieser Situation wusste ich im ersten Moment nicht, was ich machen sollte oder wie ich reagieren muss. Ich klingelte Alarm und eine examinierte Gesundheits- und Krankenpflegerin kam sofort und fragte mich genau, was passierte, dann alarmierte sie den Arzt und in wenigen Minuten standen fünf Leute an der Patientin und ich in der Ecke, da ich sie nicht behindern wollte. Während der ganzen Situation musste ich schon mit den Tränen kämpfen, da ich mir die Schuld für das alles gab, und ich kam mir hilflos vor. ... Sie brachten die Dame dann, so schnell es ging, in die Endoskopie, wo sie eine Bronchoskopie durchführen mussten. Als sie weg waren, konnte ich mich nicht mehr zurückhalten und fing zu weinen an, sofort kamen zwei Schwestern her und nahmen mich in den Arm und meinten, dass*

ich mir nicht die Schuld zu geben bräuchte, das kann passieren. Sie sagten auch, dass es okay ist, mal zu weinen. Aber ich war in dieser Situation einfach nur fertig mit den Nerven und brauchte auch noch einige Stunden und Tage, bis ich dies verarbeitet hatte. (S_12_KS_5-6)

Die Auszubildende löst Alarm aus. Nachdem die herbeieilende Pflegerin von ihr über die Situation informiert worden ist, alarmiert diese den Arzt. Um die Behandlung der Patientin durch das Notfallteam nicht zu behindern, steht die hilflose und den Tränen nahe Auszubildende abseits. Während des Transports der Patientin in die Endoskopie fühlt sie sich schuldig und weint. Trotz des Trostes durch zwei Pflegerinnen ist sie psychisch so angespannt, dass sie den Vorfall erst Tage später verarbeitet. Weil die Auszubildende zu Ausbildungsbeginn theoretisch noch nicht weiß, wie sie in Notfallsituationen handeln muss, fühlt sie sich überfordert.

Im Nachhinein kann ich sagen, dass ich einfach mit der ganzen Situation sehr überfordert war und nicht wusste, wie ich mit dieser umgehen sollte. Wahrscheinlich auch, weil ich Schülerin war und das noch zu Anfang meiner Ausbildung stattfand und ich so nicht wusste, wie man in diesem Moment reagiert, sich verhält oder was zu tun ist. ... Denn solche Momente können immer wieder vorkommen und das kann nun mal passieren, auch wenn man nicht selbst die Schuld trägt. Das sind solche Beispiele, die mich, das muss ich zugeben, noch heute etwas belasten, nicht mehr so schlimm wie am Anfang, aber sie kommen immer wieder vor. Ich hätte auch objektiver sein müssen, das nicht so an mich heranlassen dürfen. (S_12_KS_8-10)

Die Auszubildende weiß, dass Notfallsituationen zur täglichen Arbeit gehören. Auch wenn sie Notfälle nicht durch ihr Handeln verschuldet, wird sie dadurch bis heute belastet. In der oben geschilderten Situation hat sie sich nicht ausreichend distanziert verhalten.

4.2.1.4.2 In einem Notfall schnell entscheiden

Eine Auszubildende wird durch die Arbeit auf Stationen mit schwerkranken und sterbenden Menschen gefordert, da sie dort mit Notfallsituationen konfrontiert wird, in denen sie professionell handeln muss.

Die Arbeit auf den Stationen, vor allem auf Stationen, auf denen Leben und Tod so nahe beieinanderstehen wie zum Beispiel der Onkologie oder auch der Intensivstation, kann sehr beanspruchend sein. Man erlebt immer wieder Situationen, in denen es „um Leben und Tod" geht und in welchen man auch selbst als Schüler Kompetenz beweisen und richtig handeln muss. ... Obwohl ich mich selbst als physisch und psychisch schon sehr belastbar einschätze, fand ich mich öfter in Situationen wieder, die mich an meine Grenzen brachten und mich sehr nachdenklich stimmten. (S_10_MH_K_2)

Obschon sie meint Belastungen auszuhalten können, erlebt sie häufig überfordernde Situationen, durch die sie länger beschäftigt wird.

Eine weitere Auszubildende erlebt, wie ein Patient während der Körperpflege einen Herzstillstand erleidet, und muss handeln.

Es ist mir sehr nahegegangen, weil das Überleben des Patienten von mir abhing. Hätte ich falsch reagiert oder die Signale nicht erkannt, wüsste ich nicht, wie es mit dem Patienten ansonsten ausgegangen wäre. Diese Situation bedrückte mich wirklich sehr und hat mich sogar zum Weinen gebracht. Da ich wusste, dass das Patientenleben von unserer weiteren Reaktion abhängt. (S_12_HS_3)

Sie weiß sich einerseits für das Überleben dieses Menschen verantwortlich, fühlt sich andererseits durch das Wissen belastet, dass er durch ihr Handeln sterben hätte können, und weint.

Nachdem der Patient auf die Station ... verlegt worden war, stand ich ganz aufgelöst mit Tränen in den Augen da und wusste nicht, ob ich richtig reagiert habe. Ich musste mich mit den Arbeitskollegen unterhalten, weil ich das mit mir nicht herumtragen konnte. Ich habe mir die schlimmsten Vorwürfe gemacht. Was wäre, wenn es mir nicht aufgefallen wäre? Und was wäre, wenn der Patient wegen meinem Fehlverhalten verstorben wäre? In dieser Situation habe ich zum ersten Mal gezweifelt, ob ich den richtigen Berufsweg eingeschlagen habe. In dieser Situation zu stecken und die Entscheidung zwischen Leben und Sterben in der Hand zu haben ist wirklich, wirklich schwer. (S_12_HS_7)

Nach der Verlegung des Patienten stellt die völlig überforderte Auszubildende ihr Handeln in Frage und sucht das Gespräch mit anderen Pflegenden. Unter Selbstvorwürfen fragt sie sich, welche Folgen sie durch unterlassenes oder falsches Handeln für den Patienten bewirkt hätte, und bezweifelt sogar die Berufswahl. Ihr fällt es sehr schwer, in Notfallsituationen folgenschwere Entscheidungen zu treffen.

4.2.1.4.3 Während der Reanimation stark gefordert sein

Eine Auszubildende beschreibt das Schockgefühl, als sie zu Ausbildungsbeginn eine erste erfolglose Reanimation erlebt.

> *Im Alltag auf den Stationen gibt es immer wieder Ereignisse, die vor allem einen Schüler sehr belasten können. Grund hierfür sind Situationen, die man zuvor noch nicht erlebt hat. Ein Beispiel meinerseits war die erste kardiopulmonale Reanimation, die ich auf Station miterleben durfte und die leider erfolglos war. Was mich besonders in dieser Situation belastet hat, war die Hilflosigkeit zusehen zu müssen, ohne etwas zur Verbesserung der Lage des Patienten beitragen zu können. Zu diesem Zeitpunkt befand ich mich noch ziemlich am Anfang meiner Ausbildung, sodass mir auch der Vorgang und das Ausmaß einer Reanimation nicht bekannt bzw. bewusst war. Im ersten Moment erlebt man die Situation nur in einer Schockstarre, wenn man solch eine Erfahrung noch nicht gemacht hat. (S_14_KD_19-20)*

Die Auszubildende wird durch unbekannte Situationen wie eine erfolglose Reanimation deshalb belastet, weil sie aufgrund fehlender theoretischer Kenntnisse handlungsunfähig ist. Trotz der Anspannung aufgrund der erlebten Situation lehnt sie ein Gespräch mit der Praxisanleiterin ab und verarbeitet das Erlebte alleine, weil sie nicht zugeben will, dass sie die erlebte Reanimation belastet.

> *Wie man aus der Beschreibung der Situation schon herausfiltern kann, war das eine sehr prägende, aber vor allem auch belastende Situation, die mir in Erinnerung bleiben wird. Im Anschluss an diese Situation wendete sich meine Praxisanleiterin mir zu und bat mir ein Gespräch an, das ich allerdings ablehnte, da ich für mich die Situation erst einmal „verdauen" wollte. Ein weiterer Grund war, dass ich das Erlebte gegenüber den Anderen nicht als Problem darstellen wollte, weil ich nicht bereit war zu zeigen, wie sehr es mich eigentlich belastet. (S_14_KD_22)*

Auch nach der erlebten erfolglosen Reanimation fühlt sie sich weiter hilflos.

> *Denn diese Hilflosigkeit, nichts tun zu können, war die größte Belastung für mich während der Reanimation und auch im Nachhinein. Man stellt sich in der Folge nämlich die Frage, ob der Patient eine Chance gehabt hätte, wenn ich besser mitwirken hätte können, oder nicht? (S_14_KD_25)*

Noch später fragt sie sich, ob sie durch kompetentes Handeln zum Überleben des Patienten hätte beitragen können.

Eine weitere Auszubildende schildert die Belastung rund um die erste aktive Teilnahme an einer Reanimation.

> *Meine Gedanken kreisten um den Ablauf der Reanimation und ich dachte nur: „Hoffentlich schaffe ich das alles!" Mir fiel es sehr schwer, meine Konzentration hochzuhalten. Und dann ging alles sehr schnell. ... Völlig überfordert drückte ich den Beatmungsbeutel. ... Ich schaute auf und sah nur noch eine durchgezogene Linie. Ich fing gleich wieder an den Patienten zu beatmen und bemerkte nicht sofort, dass sein Todeszeitpunkt festgelegt worden war. Eine meiner Kolleginnen trat von hinten an mich heran, legte mir ihre Hand auf die Schulter und meinte, ich solle die Beatmung des Patienten beenden. In diesem Moment überschlugen sich meine Gedanken und Gefühle. Gewisse Punkte standen in diesem Moment für mich fest: Dieses Leben konnte nicht gerettet werden. Meine erste Reanimation - und sie hatte nicht den gewünschten Erfolg. Es ist ein komisches Gefühl, einen Menschen vor sich liegen zu haben, dessen Herz vor kurzer Zeit noch geschlagen hat. Auch kam mir der Gedanke an meine Familie und wie vergänglich schnell das Leben vorbei sein kann. Es kamen sehr starke Emotionen in mir hoch. (S_12_FK_4-7)*

Die stark angespannte und überforderte Auszubildende übernimmt die Beatmung des Patienten. Obwohl sie auf dem Monitor eine Linie registriert, beatmet sie den Patienten weiter und bemerkt zunächst nicht, dass die Reanimation eingestellt und der Tod des Patienten festgestellt worden ist. Erst auf einen Hinweis beendet sie die Beatmung und erkennt im Gedanken- und Gefühlschaos, dass ihre erste Reanimation am Ende erfolglos ist. Beim Anblick des gerade noch lebenden Patienten empfindet sie ein seltsames Gefühl und denkt einerseits an ihre Familie und andererseits an die Vergänglichkeit des Lebens, wodurch sie sehr emotional wird. Die Auszubildende kann sich zu Ausbildungsbeginn nur schwer vom Versterben eines Menschen distanzieren. Ihrer Meinung nach wird der professionelle Umgang mit Sterben und Tod erst durch praktische Erfahrungen ermöglicht.

> *Ich hatte anfangs Probleme damit umzugehen, wenn ein Patient stirbt. Ich versuche eine gewisse Distanz zum Patienten zu halten und zu lernen das Emotionale in dieser Situation zurückzustellen. Ich denke, auch im Umgang mit dem Tod und Sterben braucht man eine gewisse Erfahrung, die man nur mit der Zeit bekommt. Ich denke, dass jeder von uns mal in eine Situation kommt, die ihn völlig aus dem Konzept bringt. Niemand wird wohl mit Sicherheit sagen können, dass ihn alles kalt lässt, was ihm im Pflegealltag begegnet. Doch manchmal quält mich der Gedanke: „Hätte ich vielleicht doch mehr helfen können?" (S_12_FK_8)*

Grundsätzlich geht sie zwar davon aus, dass Pflegende in beruflich belastende Situationen geraten können, aber dennoch zweifelt sie manchmal im Nachhinein, zu wenig geholfen zu haben.

4.2.1.5 Zusammenfassung und Diskussion

In der Pflegepraxis dürfte nicht immer professionell gehandelt werden. Vielmehr ist sie geprägt von Spannungen, Widersprüchen und Schwierigkeiten. In einer sozialwissenschaftlichen Studie untersucht Weidner, wie Pflegende beruflich handeln, d.h. durch welche „Kognitionen, Erfahrungen und Einstellungen" (Weidner 1995, 330) sie bestimmt werden. Vier „Handlungsdeterminanten" (Weidner 1995, 331) werden beschrieben, wobei klar wird, dass Pflegende nicht immer professionell sind:[51]

1. Pflegende haben ein diffuses pflegerisches Selbstverständnis, insofern sie zwar wissen, dass Beziehungsarbeit wichtig ist, aber nicht bestimmen können, was den Pflegeberuf ausmacht.
2. Pflegende begründen pflegerisches Handeln kaum oder gar nicht und haben von alltäglichen Pflegephänomenen nur geringe pflegetheoretische Kenntnisse.
3. Sie sind in ihrem Handeln eingeschränkt durch ungünstige Rahmenbedingungen und begrenzte persönliche Ressourcen, weil sie sich nicht an Bedürfnissen zu pflegender Menschen orientieren, nur kurzfristige Beziehungen zu ihnen pflegen und Pflegehandlungen als reine Einzelmaßnahmen durchführen, die sie auch nicht evaluieren.
4. Täglich geraten sie in Dilemmata: Sie müssen (erstens) abwägen, welchen der pflegebedürftigen Menschen sie mehr oder weniger pflegen; (zweitens) überlegen, was Pflegebedürftige brauchen und was die Organisation fordert sowie (drittens) bei der Befriedigung eigener und fremder Bedürfnisse Entscheidungen treffen.

Auszubildende berichten, wie schwer es ihnen oft fällt, den Pflegealltag zu bewältigen. Während der pflegepraktischen Ausbildung erleben sie ökonomische Zwänge und werden beim Lernen demotiviert. Folglich fühlen sie sich häufig nicht dazu bereit, selbstständig Pflegehandlungen durchzuführen, haben Angst

[51] Vgl. zu folgenden Aussagen Weidner 1995, 331-332.

vor Fehlern und können Druck und Anspannung in Notfallsituationen nicht standhalten.

4.2.1.5.1 Unterkategorie: „In ökonomischen Zwängen stecken"

Viele Auszubildende dürften zwar hohe Ansprüche an das eigene Pflegehandeln stellen, stecken aber gleichzeitig in ökonomischen Zwängen und haben für gute Pflege keine Zeit, wodurch sie in „das tägliche Dilemma" (Weidner 1995, 256) geraten; müssen sie sich doch entscheiden, welchem pflegebedürftigen Menschen sie sich mehr, welchem weniger zuwenden. Eine Auszubildende beschreibt, wodurch sie belastet wird:

> *meine persönlichen Ansprüche an die Realität und das Stationsleben anpassen und Unzufriedenheit auf Seiten der Patienten auszuhalten. Es ist nicht möglich, jeden Menschen zufrieden zu stellen und jedem gleich viel Zeit an Zuwendung zukommen zu lassen (S_14_KW_1_14).*

Der folgende Abschnitt erläutert die drei oben skizzierten täglichen Dilemmata.

Zu Dilemma 1. Abwägen, welcher pflegebedürftige Mensch mehr, welcher weniger zu pflegen ist: Haben Pflegende nicht ausreichend Pflegezeit, beschämen sie möglicherweise zu pflegende Menschen. Kümmern sie sich nicht genug um bedürftige Menschen und deren gebrechliche Körper, wenden sie sich ihnen insofern nicht voll zu, als sie diese versachlichen, wenn sie deren „körper- und ereignisbasierte[s] Zeiterleben" (Gröning 2014, 41) ignorieren und deren geschwächte Körper schnell und „wie ein hygienisches Problem" (Gröning 2014, 42) versorgen. Weil sie wissen, dass sie unangemessen handeln, fühlen sie sich nicht selten schuldig. Eine Auszubildende beschreibt dieses unbefriedigende Gefühl:

> *Ich habe gelernt, dass man sich als Patient „abgeschoben" vorkommt, wenn man ständig mit Zeit vertröstet wird. Das belastet mich, da ich mir häufig vorstelle, wie sich der Patient in dieser Lage fühlt, wie es ist, abgewiesen zu werden (S_10_LW_7).*

Pflegende müssen täglich einen klaren Arbeitsplan einhalten, wodurch sie die „optimale [institutionelle] Nutzung [ihrer] Arbeitskraft" (Gröning 2014, 158) spüren.

Die folgende Auszubildende bringt diesen disziplinierenden Zwang auf den Punkt:

> *Es müssen sich zwei bis drei Pflegekräfte und ein Schüler um durchschnittlich 35 Pflegebetten mit ausschließlich schweren Pflegefällen kümmern. Dies ist sehr schwer abbildbar und am Ende muss der Patient darunter leiden (S_14_AS_9).*

Wenn Pflegende dazu gezwungen sind, eng getaktet ihre Aufgaben zu erledigen, und gleichzeitig erleben, dass sie sich bedürftigen Menschen nicht ausreichend genug zuwenden können, könnten sie das Gefühl des „Gefressenwerden[s]“ (Gröning 2014, 158) entwickeln. Um sich aber selbst zu schützen, setzen sie Prioritäten, machen Abstriche und verzichten auf Gespräche und Zuwendungsarbeit, weil sie Beziehungsarbeit meist nicht als eigentliche Arbeit, sondern als begleitende Zusatzleistung sehen (vgl. Arnold 2008, 233). Nehmen sich Auszubildende trotzdem Zeit für Gespräche, werden sie oftmals dafür gerügt:

> *Wenn ich mir dann ... trotz Stress Zeit genommen habe, um über deren Bedürfnisse zu reden, ... habe ich sogar teilweise von den Pflegekräften Kommentare bekommen, warum ich das mache, ich soll mich lieber beeilen und alle anderen Aufgaben erledigen (S_14_KW_2_13-14).*

Zu Dilemma 2. Abwägen, was Pflegebedürftige brauchen und was die Organisation fordert: Pflegende machen insbesondere die schlechten Arbeitsbedingungen dafür verantwortlich, dass sie keine Zeit für Gespräche mit Pflegebedürftigen haben (vgl. Darmann 2000, 172). So rechtfertigt sich eine Auszubildende: *In unserem täglichen Ablauf haben wir eine strikte Struktur, an die wir uns bei unserem pflegerischen Handeln halten müssen (S_14_NJ_15).* Sie beschreibt die strukturell bedingte „pflegerische Verhinderung“ (Wettreck 2001, 13), die Hauptursache für Frust und Burnout Pflegender sein dürfte. Tagtäglich müssen sie „das Richtige“ (Straubenmüller 2018, 49) tun, aber niemals entscheiden sie richtig, weil sie einerseits schnell pflegen sollen und andererseits wissen, dass sie Pflegemaßnahmen nicht beschleunigt durchführen können, sodass sie in ‚moralischen‘ Stress geraten und sich entschließen, insbesondere die von ihnen oft verachtete Körperpflege schneller durchzuführen (vgl. Straubenmüller 2018, 49).

So soll eine Auszubildende schneller ‚waschen', weiß aber nicht wie:

> *In meinem ersten Ausbildungsjahr wurde ich für zeitintensive Körperpflege kritisiert. Als Begründung wurde mir gesagt, dass ich als examinierte Pflegekraft nicht die Zeit dazu hätte. Diese Kritik empfinde ich ... immer noch als ungerechtfertigt. Die Pflegekraft hätte mir auch mal zeigen können, wie ich schneller pflegen kann (S_14_MG_13).*[52]

Zu Dilemma 3. Zwischen eigenen und fremden Bedürfnissen abwägen: Pflegende bewerten Alltagsarbeiten meistens als ihre eigenen Arbeiten, die sie persönlich zu verantworten haben; schaffen sie diese nicht, dürften sie ein schlechtes Gewissen haben (vgl. Arnold 2008, 264-265). Folglich genügen sie nicht nur äußeren Zwängen, wenn sie gestresst versuchen alle Arbeiten zu bewältigen, sondern wollen auch persönlichen Ansprüchen genügen. Vor allem wollen sie zeigen, dass sie perfekt organisiert sind (vgl. Arnold 2008, 257-258), weil „‚tüchtige' und professionelle Pflegende ‚ihre Arbeit [schaffen], auch wenn viel los ist'" (Arnold 2008, 357). Ferner befürchten sie Tadel, wenn sie nicht bis zur Übergabe an die nächste Schicht mit ihrer Arbeit fertig sind (vgl. Arnold 2008, 194).

Auszubildende geraten ebenfalls täglich in Dilemmata, wenn sie versuchen herkömmlichen Vorstellungen von tüchtigen Pflegenden zu entsprechen:

> *Ich will einerseits für Zufriedenheit und Wohlbefinden der Patienten ... arbeiten, andererseits will ich gegenüber meinen Kollegen keine Enttäuschung sein, diejenige, die nicht gut genug in dem Team mitarbeitet (S_14_AF_2_13).*

Durch tagtägliche Dilemmata überfordert werden besonders motivierte Berufsanfänger schon im ersten Berufsjahr frustriert und enttäuscht (vgl. Gröning 2014, 158-159), worauf nicht selten Burnout und Berufsflucht folgen (vgl. Wettreck 2001, 13). Viele Pflegende nämlich begreifen sich aufgrund althergebrachter Berufssozialisation bis heute als bescheidene und geduldige ‚Schwestern' und schweigen. Frust und Enttäuschung schon zu Ausbildungsbeginn verhindern Auszubildende wohl allerdings nur dann, wenn sie es wagen, eigene Bedürfnisse zu äußern, wofür sie in ihrer Selbstwirksamkeit ge-

[52] Vgl. Abschnitt 4.1.1.1.1.

stärkt werden müssten (vgl. Oelke 2003, 13). Dennoch ist und bleibt die Berufsflucht Auszubildender (und Pflegender) ein drängendes Problem der Institutionen, die als „‚Nadelöhr‘ zwischen Individuum und Gesellschaft“ (Gröning 2014, 161) folgende Fragen beantworten müssten: Wie sollen Kranke und Alte in unserer Gesellschaft gepflegt und betreut werden? Welche Bedeutung haben Bedürfnisse und Gefühle hilfsbedürftiger Menschen? Sind die dafür erforderlichen Umsetzungsbedingungen gegeben? Werden diese Fragen klar und hinlänglich beantwortet, geraten Pflegende wohl nicht mehr so leicht in tägliche Dilemmata. Nur unter anderen institutionellen Bedingungen dürfte langfristig verhinderbar sein, dass enttäuschte Auszubildende den erlernten Beruf aufgeben: *Ich habe für mich daraus gelernt, dass ich nach der Ausbildung unter diesen Voraussetzungen nicht in der Pflege bleiben möchte (S_10_JS_28-29).*

4.2.1.5.2 Unterkategorie „Beim Lernen demotiviert werden“

„Pflegen [ist] grundlegender Bestandteil menschlichen Lebens“ (Friesacher 2015, 202). Pflegende helfen kranken, alten und sterbenden Menschen beim „Zurechtkommen im Pflegealltag“ (Bartholomeyczik 1999, zit. in Friesacher 2015, 202), wozu sie ‚nahe‘ Beziehungen zu Betroffenen haben, die sie im Alltag fürsorglich und empathisch unterstützen. Insbesondere die tägliche Körperpflege ist „das Kerngeschäft der Pflege“ (Friesacher 2015, 202), die Pflegende allerdings als unwichtige, einfache und bei Zeitmangel nachgeordnete Tätigkeit bewerten und deshalb als meistens unbeliebte Aufgabe an Auszubildende delegieren (vgl. Friesacher 2015, 202). Auszubildende werden stark belastet, wenn sie in der praktischen Ausbildung nichts anderes als die Körperpflege von pflegebedürftigen Menschen durchführen, wovon sie in auffälliger Gehäuftheit berichten: *wenn ich um 6 Uhr komme (als einzige Schülerin) und weiß, jetzt warten sechs Patienten darauf, dass ich sie wasche (S_10_CK_16).* Waschen Pflegende Menschen, vollziehen sie mehr als deren „Abfeudeln“ (Friesacher 2015, 202). Körperpflege ist jedoch eine komplexe, verletzungsoffene Situation, in der Pflegende mit entsprechender Sensibilität Beziehungs-, Gefühls- und Emotionsarbeit leisten sollten. Dabei müssen sie immer wieder eigene und fremde Grenzen aushandeln sowie ethisch-moralische Fragen beantworten (vgl. Friesacher 2015, 212-213). Wenn aber Körperpflege delegiert wird, obwohl sie so anspruchsvoll ist, wird sie unweigerlich zur ‚billigen‘ Hilfs- und Handlangertätigkeit. Auszubildende berichten davon, dass sie auf einigen Stationen die Körperpflege sogar ohne Schichtübergabe durchführen müssen, d.h. sie haben nicht einmal pflegerisch notwendige Informationen über die zu Pflegenden. So schreibt eine Auszubildende:

> *Weiter in Erinnerung geblieben ist mir ein Einsatz, bei dem es üblich war, die Schüler schon während der Übergabe zur Körperpflege der Patienten loszuschicken. „Die Schüler bräuchten keine Übergabe" (S_14_MG_15).*

Deren Ausbleiben ist nach Gröning gut erklärbar: Pflegende fühlen sich „entweih[t] und entehr[t] [und] als Dienstboten missbrauch[t]" (Gröning 2014, 10), weil sie für die gesellschaftlich geringgeschätzte Körperpflege, die mit Verfall, Scham und Ekel verbunden ist, nicht anerkannt sind, wodurch sie beschämt und sprach- wie wertlosen „Zivilisationsarbeiter[n]" (Gröning 2014, 112) werden. Scham muss ebenfalls eine andere Auszubildende empfinden, die sich von Pflegenden unterdrückt und missbraucht fühlt, weil sie ‚nur' Körperpflege durchführen ‚darf': *Und ich habe gelernt, dass man sich nicht so unterdrücken lassen darf. Auch wenn ich ... noch Schülerin bin, sollte ich nicht nur waschen dürfen (S_11_LG_10).* Wollen aber Pflegende und Auszubildende gut pflegen, sollten sie ihre Haltung zur Körperpflege überdenken. Denn Körperpflege, die keine einfache Tätigkeit ist, folgt einer „doppelten Handlungslogik" (Friesacher 2015, 213): Damit alle Pflegenden gute Körperpflege leisten, müssen sie fundiertes Regelwissen haben, das sie professionell anwenden, d.h. individuell an den jeweiligen Menschen angepasst. Darüber hinaus sollten sie prüfen, ob sie für die Körperpflege keine Zeit haben oder ob sie sich dafür bewusst Zeit nehmen wollen, da sie immer persönlich entscheiden, wofür sie Zeit haben (vgl. Arnold 2008, 327).

Auszubildende wünschen sich gute Lernprozesse, d.h. sie wollen lernen verantwortungsvoll zu pflegen. Allerdings werden sie während der praktischen Ausbildung insofern schnell demotiviert, als sie selten organisierte und strukturierte Lernsituationen erfahren, kaum hilfreiche Rückmeldungen erhalten, sich vor Beurteilungen ängstigen, den Pflegealltag als widersprüchlich erleben sowie insgesamt meistens willkürlich und zufällig lernen dürften.

Von Ausbildungsbeginn an wollen Auszubildende selbstständig und eigenverantwortlich pflegen. Für sie ist „Selbstständigwerden" (Bohrer 2013, 225) nicht nur ein Ausbildungs-, sondern vor allem ein persönliches Ziel. Sie wünschen sich – vorausgesetzt, sie fühlen sich handlungssicher – eigenverantwortlich Menschen zu pflegen und unabhängig von Pflegenden zu entscheiden (vgl. Bohrer 2015, 135). Handeln sie nämlich selbstständig, werden sie von Pflegenden respektiert. Damit sie aber selbstständig pflegen können, müssen sie sich Wissen und Können aneignen, wofür sie allerdings die Unterstützung Pflegender benötigen, weil sie gerade in neuen Situationen unsicher und überfordert sind. Im Alltag jedoch werden sie immer wieder allein gelassen (vgl. Bohrer 2013, 225-226). Auszubildende können es nicht nachvollziehen, dass sie selbst im dritten Ausbildungsjahr nicht selbstständig arbeiten dürfen, da sie aufgrund des Ausbildungsstandes eigentlich über entsprechendes Wissen und Können sowie über genug Selbstvertrauen verfügen, um selbstständig Pflegehandlungen durchzuführen. Eine Auszubildende beschreibt unmissverständlich jeden Stationswechsel als Lernrückschritt:

> *was ich auf einer Station selbstständig machen durfte, wird auf der neuen Station erneut kontrolliert ... Ich als Schüler komme mir dabei so vor, als ob meine Arbeit nicht in Ordnung wäre und ich erst wieder das Vertrauen der neuen Kollegen gewinnen muss (S_10_JS_24-25).*

Sie erlebt einen emotionalen „Kraftakt“ (Bohrer 2013, 302), weil Pflegende ihr nicht vertrauen, muss sich erneut beweisen und fühlt sich *nach jedem Stationswechsel wieder wie am Anfang (S_10_JS_24-25)*. Mit jeder Station wechseln Auszubildende auch Pflegende, mit denen sie zusammenarbeiten müssen und die unterschiedlich darüber entscheiden, ob Auszubildende selbstständig arbeiten dürfen (vgl. Bohrer 2013, 192). Folglich werden Auszubildende oft von Pflegenden abhängig: Vertrauen diese ihnen noch nicht, gestehen sie ihnen weniger Selbstständigkeit und Unabhängigkeit zu und kontrollieren sie stärker, was für jene ein Lernrückschritt bedeutet (vgl. Bohrer 2013, 295), d.h. Auszubildende unterbrechen den eigenen unabhängigen Handlungsfluss, weil sie zwar an einigen Tagen selbstständiger sein dürfen, an anderen Tagen aber von den Pflegenden stärker kontrolliert werden (vgl. Bohrer 2013, 297-298). Demnach sind sie häufig enttäuscht, frustriert oder wütend und verlieren das gerade erst gewonnene Selbstvertrauen (vgl. Bohrer 2015, 137). Aber sie werden wohl nur selbstständig, wenn sie von Pflegenden unterstützt werden, zu denen sie „sichere Beziehungen“ (Bohrer 2015, 135) in einer konstant lernförderlichen Umgebung haben. Wenn Auszubildende neue bzw. ungeübte Tätigkeiten selbstständig durchführen, fühlen sie sich meistens überfordert.

Beispielsweise schreibt eine Auszubildende:

> *Ich glaube, jeder hatte Angst vor dem Moment, einem „Pflegefall" komplett alleine zu versorgen ... ich war mehr als überfordert, aber es war keine Zeit und man musste mich „ins kalte Wasser" schubsen (S_14_AF_1_12).*

Auszubildende erleben insbesondere neue Situationen als Lernprozesse. Wenn sie diese unvorbereitet bewältigen sollen, fühlen sie sich „ins kalte Wasser geworfen" (Bohrer 2013, 158) und erleben solche emotionalen Momente der Überforderung vor allem zu Ausbildungsbeginn oder bei einem Stationswechsel (vgl. Bohrer 2015, 138). So etwa eine Auszubildende, die während ihres ersten Stationseinsatzes auf der Wöchnerinnenstation auf der geriatrischen Nachbarstation aushelfen soll:

> *Obwohl wir keinen blassen Schimmer vom Pflegen hatten und noch nicht einmal einen Schieber in der Hand hatten, wurde uns aufgetragen auf die Station ... zu gehen ... Ich war so schockiert über den Anblick der Patienten, dass ich rückwärts wieder aus diesem Zimmer bin, und sagte: „Ich kann das nicht" (S_12_KR_6).*

Nach einem „plötzlichen Kälteschock" (Bohrer 2015, 139) flüchtet sie; kann sie doch als Auszubildende im ersten Einsatz noch nicht selbstständig Verantwortung für die zu pflegenden Menschen übernehmen.

Auszubildende brauchen eine förderliche Lernumgebung und feste Bezugspersonen, die gemeinsame „Anfänge gestalten" (Bohrer 2015, 140), d.h. die sie informieren, bei der Integration in das neue Team unterstützen und schrittweise mit den pflegebedürftigen Menschen und deren Pflege vertraut machen. Besonders gut lernen Auszubildende Selbstständigkeit auf Stationen mit Bezugspflegesystem, wo sie langsam Selbstvertrauen und Sicherheit gewinnen, um zu lernen, wie sie verantwortungsvoll und unabhängig pflegen (vgl. Bohrer 2015, 140). Arbeiten sie aber in einem hierarchisch organisierten und funktionsorientierten Umfeld, werden sie mit typischen ‚Schülerarbeiten' beauftragt, d.h. mit kaum lernförderlichen Hilfs- und Handlangertätigkeiten (vgl. Bohrer 2015, 140).

Als Lernende haben sich Auszubildende im Pflegeteam unterzuordnen und sind „das letzte Glied in der Kette" (Fichtmüller; Walter 2007, 570). Aufgrund dieser niedrigen Stellung innerhalb der Pflegehierarchie lernen sie nicht selten mit problematischen Folgen (vgl. Fichtmüller; Walter 2007, 569-570); d.h. sie erhalten oft nicht alle wichtigen Informationen und kennen nicht die stationsinternen Regeln und Gewohnheiten, sodass sie in Konflikte geraten, verunsichert werden und nicht wissen, wie sie handeln sollen (vgl. Fichtmüller; Walter 2007, 572). Eine Auszubildende schildert, wie sie gemeinsam mit zwei anderen Auszubildenden an ihrem ersten Arbeitstag zur Körperpflege angeleitet wird:

> *Wir standen also zu viert im Zimmer, die Vollkraft stand mit verschränkten Armen an der ... Zimmertüre und sagte zu uns, wir sollen nun zeigen, was wir in der Schule gelernt haben ... Wir fingen also zu dritt an zu waschen und nach ein paar Minuten verschwand die Pflegekraft wortlos aus dem Zimmer (S_14_KN_8).*

Eine weitere Auszubildende schreibt:

> *Ich habe ... erlebt, dass sich die Stationen ... nicht viel Mühe geben, dem Schüler etwas beizubringen und ihn nur als Hilfskraft zum Putzen, Bettenschieben und Waschen ansehen. Ich habe mir mehr Wissensvermittlung und bessere Hilfestellungen ... erwartet ... aber wenn sich nach mehrmaligem Nachfragen immer noch keiner verantwortlich fühlt, habe ich irgendwann keine Lust mehr (S_10_JS_12-17).*

Beide Beispiele belegen, dass Auszubildende nicht Lernende sind, sondern als Arbeitskräfte eingesetzt werden, die ausschließlich dem Verwertungsinteresse der Pflegenden dienen und von ihnen als ‚helfende Hände' gesehen werden. Weil sie aber motiviert und mit hohen Erwartungen in die Ausbildung gestartet sind, werden sie durch die nicht selten unprofessionelle und sogar lernhinderliche praktische Ausbildung frustriert. Zudem werden sie demoralisiert, wenn sie während ihrer Anleitungen in dilemmatische Problemsituationen gebracht werden (vgl. Balzer 2009, 133). So im ersten der oben aufgeführten Beispiele: Wenn drei Auszubildende, von einer teilnahmslosen Pflegenden nur kurze Zeit beobachtet, gemeinsam das erste Mal die Körperpflege eines Menschen durchführen, stehen sie wohl „zwischen [ihrem] Wunsch nach Patientenorientierung und [der] vorgefundene[n] Patientenignorierung" (Balzer 2009, 133). Aufgrund der in dieser Situation herrschenden Hierarchie haben sie keine andere Wahl und müssen die Körperpflege wie auch immer irgendwie durchführen. Auszubildende, die Rückmeldungen Pflegender häufig als ungerechtfertigt, unsachlich und falsch empfinden, werden häufig zurechtgewiesen, ohne dass sie die Begründung für das Fehlverhalten nachvollziehen könnten, und bekommen keine Gelegenheit zur Stellungnahme. Eine Auszubildende erklärt, warum sie sich ungerecht beurteilt fühlt:

> *wenn ich Sachen genau so mache, wie es mir am Vortag von meiner Bereichsschwester erklärt wurde, und am nächsten Tag die gleiche Schwester sagt, das wäre falsch. Ohne Argument, wohl gemerkt ... als Schülerin muss man sich das mehr oder weniger gefallen lassen (S_10_CK_13).*

Sie erkennt, dass sie die kaum lernförderliche Rückmeldung stillschweigend hinzunehmen hat. Positioniert sie sich nämlich als ‚Schülerin' gegen eine ranghöhere examinierte Pflegende, muss sie mit negativen Konsequenzen, d.h. mit Auswirkungen auf ihre Einsatzbeurteilung rechnen (vgl. Bohrer 2013, 211).

Sehr ausführlich erzählen Auszubildende von emotional belastenden und demotivierenden Rückmeldungen zu ihrem Verhalten oder ihrer Arbeitsweise besonders zu Ausbildungsbeginn. Als hochmotivierte Berufsanfänger in der Probezeit geraten sie immer wieder in ein Gefühlschaos, weil sie von Pflegenden kritisiert und für nicht geeignet gehalten werden. Eine betroffene Auszubildende schildert ihre negativen Erfahrungen: Nach den harten Worten einer Anleiterin sei sie für die Pflege zu langsam und daher ungeeignet, worauf sie so reflektiert:

> *Diese Situation war für mich eine Erfahrung, die mich für die bisherige Ausbildung stark prägte ... Es brachte mich oft zum Zweifeln, ob ... ich nicht vielleicht doch aufhören sollte. Die ... Situation hört sich ...vielleicht sehr banal an und man denkt sich dabei, deswegen hört doch niemand auf. Ich persönlich war aber am Anfang total überfordert (S_12_ME_5).*

Der Textbeleg lässt darauf schließen, dass die Auszubildende unter einen enorm hohen Leistungsdruck gesetzt, durch die harte Rückmeldung der Anleiterin emotional überfordert und noch lange Zeit später von Selbstzweifeln geplagt wird. Auszubildende übernehmen häufig den von außen an sie herangetragenen Leistungsdruck, der insofern „wie eine Art Motor" (Bohrer 2013, 302) wirkt, als er sie beschleunigt und antreibt sowie ihnen gleichzeitig erhebliche Anstrengungen abverlangt. Ein überhöhter Selbstanspruch wird zum dauerhaften Kraftakt, weshalb bei zu hohen Ansprüchen Energie verloren geht und Erfolgserlebnisse selten werden (vgl. Bohrer 2013, 303).

Entsprechende Erfahrungen beschreibt die oben zitierte Auszubildende:

> *Die Erfahrung war für mich so schlimm, weil ich immer mein Bestes zu geben versuche, es aber nicht anerkannt wurde. Diese Situation kam während der Ausbildung noch zwei- bis dreimal vor (S_12_ME_17-18).*

Auch zum Ende der Ausbildung stehen Auszubildende immer wieder unter Leistungsdruck, weil sie befürchten die Prüfungen nicht zu bestehen (vgl. Bohrer 2013, 304), wobei sie immer an die Einsatzbeurteilung denken. In den Hausarbeiten erzählen sie davon, dass sie nicht unangenehm auffallen wollen, weil sie negative Anmerkungen Pflegender befürchten, aber gute Pflegearbeit leisten und auch als Person einen guten Eindruck hinterlassen wollen, weshalb sie die eigene Meinung gegenüber Pflegenden nicht äußern. Eine Auszubildende beschreibt treffend den belastenden Beurteilungsstress:

> *Es herrscht kontinuierlich Druck. Die Stationen erwarten einen guten und großen Einsatz von uns Schülern. Schließlich geht es auch jedes Mal aufs Neue um eine Bewertung ... Man muss also ständig Leistung erbringen und sich beweisen (S_14_AF_1_15-16).*

Besonders zu Einsatzbeginn nehmen sich Auszubildende häufig zurück bzw. passen sich an; wollen sie doch zum Stationsteam dazugehören und von Pflegenden akzeptiert werden, wobei es für sie wichtig ist, vorgegebene Grenzen herauszufinden und danach zu handeln (vgl. Bohrer; Walter 2015, 28). Allerdings unterdrücken sie für eine gute Beurteilung sogar normale Gefühle. Eine Auszubildende, die beispielsweise erzählt, dass sie nicht weint, als ein Kind verstirbt, befürchtet, dass sie *mit hundertprozentiger Sicherheit bei dem ... Beurteilungspunkt ‚Mit schwierigen Situationen umgehen' keine 18 Punkte erhalten* [hätte] *(S_10_SO_K_20).*[53] Eine andere Auszubildende wagt es nicht, über ihre Gefühle nach dem Suizid eines Patienten zu sprechen, weil sie damit rechnet, dass ihre emotionale Reaktion als *Unsicherheit in* [ihrem] *Beurteilungsbogen stehen* [würde] *(S_14_CW_1_24-25).*[54] Beide Auszubildende erleben emotional anstrengende „Kraftakte" (Bohrer 2013, 302), wodurch sie beim Lernen nicht vorankommen. Darüber hinaus haben sie es möglicherweise nicht gelernt, Gefühls- und Emotionsarbeit zu leisten. Oder der Schluss liegt nahe,

[53] Vgl. Unterkategorie 4.2.1.2.7.

[54] Vgl. Unterkategorie 4.2.1.2.7.

dass sie von beurteilenden Pflegenden für die geleistete Gefühls- und Emotionsarbeit nicht anerkannt werden. Auszubildende, die in einer widersprüchlichen und konflikthaltigen Lernumgebung lernen, können als Lernende nicht oder selten so handeln, wie sie es eigentlich wüssten und könnten. Stattdessen müssen sie oft nicht nachvollziehbare Anforderungen Pflegender erfüllen. Fichtmüller und Walter unterscheiden vier „Paradoxe“ (Fichtmüller; Walter 2007, 573):[55]

1. Arbeitsweisenparadox
Auszubildende wollen zwar wie im Theorieunterricht gelernt pflegen, werden von Pflegenden aber immer wieder dazu angehalten, Pflegehandlungen ‚praktisch‘ nach stationsüblichen Vorstellungen durchzuführen:

> *Die Tatsache, dass es zwischen Theorie und Praxis meist einen großen Unterschied gibt, zwingt mich oft Kompromisse einzugehen ... So kann ich nur zu wenigen Schwestern, mit denen das Verhältnis passt, sagen, dass ich es anders gelernt habe, und ihnen mehr oder weniger unterstellen, dass sie es falsch machen (S_10_CK_18).*

Die Auszubildende weiß zwar, wie sie richtig handeln würde, widerspricht aber der über ihr stehenden Pflegenden nicht. Erleben Auszubildende das Arbeitsweisenparadox, übernehmen sie häufig die Strategien Pflegender und wenden erlerntes Theoriewissen nicht an, um im beruflichen Alltag handlungsfähig zu bleiben.[56]

2. Arbeitsaufgabenparadox
Pflegende wissen, dass Auszubildende Lernende sind. Trotzdem sollen diese noch nicht gelernte bzw. sehr komplexe Aufgaben alleine durchführen oder neu gelernte Aufgaben schneller erledigen. Eine Auszubildende schreibt über ihren ersten Praxiseinsatz:

> *Ich war gerade dabei, meinen Wagen aufzuräumen, als eine der Pflegekräfte auf mich zukam und mich konfrontierte: Sie sagte: „Da du in dem Zimmer so lange gebraucht hast, haben wir die anderen gewaschen. Das nächste Mal mach schneller!“ (S_12_ME_9-11)*

---

[55] Vgl. zu folgenden Aussagen Fichtmüller; Walter 2007, 573-575.

[56] Vgl. auch Bohrer; Walter 2015, 27.

3. Selbstständigkeitsparadox
Lernende sollen zwar fragen, aber auch selbstständig arbeiten. Eine Auszubildende thematisiert dieses Paradox:

> *Ich weiß, dass ich jetzt im dritten Jahr bin, aber manche Gesundheits- und Krankenpflegerinnen meinen gleich, dass ich alles kann ... Ich habe viele Sachen, was ich im Theorieunterricht gelernt habe, noch nie in der praktischen Ausbildung durchgeführt, weil es manche Schwester nicht interessiert, dass wir Schüler das noch lernen müssen, oder das dauert bei uns zu lange (S_14_NB_18-19).*

4. Rollenparadox
Als Lernende sollen Auszubildende pflegen lernen, während sie gleichzeitig einfache Hilfsarbeiten erledigen müssen. Eine Auszubildende berichtet, dass sie abhängig von Pflegenden Tätigkeiten mit unterschiedlicher Lernwertigkeit übernimmt:

> *Hier habe ich eine konkrete Situation im Kopf, bei der ich von einer Pflegekraft geschimpft wurde, warum ich keine neue Mülltüte an das Nachtkästchen der Patientin hänge ... Wenn ich die Grundaufgaben einer Krankenschwester noch nicht kann, kann ich mir abschminken, dass ich Infusionen anhängen oder Heparin spritzen darf (S_14_MW_14-15). Weiter schreibt sie: Die anderen Schwestern sagten immer zu mir: Du machst die Infusionen ... und ich den Rest. Das musst du ja noch lernen (S_14_MW_14-15).*

Auszubildende verarbeiten ihre Erfahrungen unterschiedlich, insofern sie auf die Praxiswirklichkeit mit Anpassung oder Abgrenzung reagieren, d.h. sie nutzen mehr oder weniger bewusste Strategien, um handlungsfähig zu bleiben (vgl. Bohrer; Walter 2015, 26), und entwickeln als „Überlebensstrategie [... die] Chamäleonkompetenz“ (Balzer 2009, 134). Damit sie nämlich die widersprüchliche Pflegepraxis bewältigen können, zeigen sie Einstellungen, Haltungen und konkrete Handlungsweisen, d.h. „einen *Habitus*, mit dem sie sich das ‚Überleben‘ im pflegerischen Feld sichern“ (Balzer 2015, 74; kursiv im Original). Je nach „Habitustyp“ (Balzer 2015, 93) verhalten sie sich unterschiedlich.[57] Welche Strategien Auszubildende auch einsetzen: Mit der Entwicklung

[57] Habitustypen sind beispielsweise „die Kooperativen, die Fügsamen, die Rebellen, die Diskutierenden“ (Balzer 2015, 92).

der Berufsidentität erkennen sie mehr und mehr pflegepraktische Widersprüche, dulden die hierarchische Pflegepraxis nicht länger, sondern bezweifeln deren Berechtigung. Passen sie sich aber vorgegebenen Strukturen weiter an, werden sie in der Identitätsentwicklung geschwächt (vgl. Kühme 2009, 204-205). Kühme unterscheidet zwei Verarbeitungsweisen von Widerspruchserfahrungen: (erstens) den identitätstheoretischen und (zweitens) den differenztheoretischen Modus (vgl. Kühme 2015, 113). Erstere Auszubildende nehmen zwar die Widersprüche wahr, halten sie aber aus, indem sie ihr Verhalten angleichen, wodurch sie negative Folgen vermeiden wollen (vgl. Kühme 2015, 115-116). Differenztheoretisch verarbeitende Auszubildende sprechen offen die Widersprüche an und nehmen mögliche negative Folgen wie beispielsweise Kritik von Pflegenden in Kauf (vgl. Kühme 2015, 117-118). Auszubildende entwickeln berufliche Identität, wenn sie es lernen, sich im Pflegealltag zu behaupten, wozu es auch gehört, Lernbedürfnisse zu äußern, von Pflegenden gezielt Rückmeldungen zu Lernfortschritten einzufordern, kritisch andere Pflegehandlungen zu beobachten und auf der Grundlage eigener Werte zu beurteilen sowie schließlich selbstständig und eigenverantwortlich Pflegeaufgaben zu übernehmen (vgl. Bohrer; Walter 2015, 30). In der Identitätsentwicklung sollten Auszubildende begleitet werden – allerdings je nach Habitustyp unterschiedlich, d.h. sie stärken stabile Habituszüge und reflektieren noch nicht gefestigte Habituszüge. Besonders gut dürften sie lernen, wenn sie in ihrer Individualität begleitet werden (vgl. Balzer 2015, 97-98). Jedoch verarbeiten sie ihre Erfahrungen meistens identitätstheoretisch, d.h. sie neigen zu „patientenignorierende[n] Handlungen und […] zur Unterordnung der Bedürfnisse von Pflegebedürftigen unter den Stationsablauf“ (Kühme 2015, 121). Folglich sollten sie vor allem in differenztheoretischen Verarbeitungsprozessen unterstützt werden, weil kritische Auszubildende eigene Lernprozesse deutlich erfolgreicher fördern.[58]

4.2.1.5.3 Unterkategorie: „Verantwortung in Pflegesituationen übernehmen“

Auszubildende äußern, dass sie durch die Verantwortung für Pflege und Betreuung von Menschen unter Druck geraten und sich davor fürchten, einen Fehler zu begehen:

---

[58] Vgl. auch Abschnitt 2.2.

Aber nicht nur bei den pflegerischen Tätigkeiten liegt viel Verantwortung in unseren Händen, sondern auch bei der psychischen Betreuung der Patienten ... es wird immer schwieriger, dieser Verantwortung zu Genüge nachzukommen (S_10_MR_13).

Mit Verantwortungsübernahme tun sie sich auch im weiteren Verlauf der Ausbildung oft schwer und sind ebenfalls angespannt, wenn sie zunehmend anspruchsvollere Tätigkeiten durchführen oder erkennen, dass sie nicht routiniert genug handeln. Eine unsichere Auszubildende schreibt:

Ich kann das theoretische Wissen in die Praxis umsetzen. Trotzdem ist es so, dass es immer wieder Momente geben wird, wo man sich nicht genau sicher ist oder weiß, wie man jetzt richtig reagiert (S_12_KS_16-17).

Schon Auszubildende übernehmen fachliche, moralische und organisatorische Verantwortung; d.h. sie verantworten eine richtige und gute Pflege sowie die Folgen ihres Handelns und tragen die Gesamtverantwortung für die übernommenen Aufgaben (vgl. Bohrer 2013, 145). Ein Auszubildender schildert, wie er während einer Praxisbegleitung der fachlichen, moralischen und organisatorischen Verantwortung nicht gerecht wird:

Nicht nur dass ich ... mir selber Druck gemacht habe, diese Begleitung, so gut es geht, hinzubekommen, auch meine Planung war zu straff gezogen und es wurde von mir zu wenig berücksichtigt, was den Patienten hätte gefährden können (S_14_DE_9-10).

Er will während der Begleitung zwar gut pflegen, hat aber für die Pflegemaßnahmen nicht genug Zeit eingeplant, wodurch er den Patienten gefährdet. Nur Auszubildende, die einerseits sich selbst vertrauen und andererseits das Vertrauen Anderer haben, können Verantwortung übernehmen. Aber (Selbst)Vertrauen können sie nur durch Handlungssicherheit gewinnen, wofür sie Erfahrung und Routine benötigen, wobei sie allerdings wissen, dass sie immer mit unvorhersehbaren Situationen rechnen müssen, sodass sie in den meisten Situationen eine extrem hohe Verantwortung für Menschen verspüren (vgl. Bohrer 2013, 150). So auch der oben zitierte Auszubildende:

In der Schule ... kann man sich auf schwierige Situationen vorbereiten ... Pflegebegleitungen aber haben den Aspekt Mensch dabei. Dieser Aspekt ist nicht zu vernachlässigen und lässt eine doch oft gut geplante Pflege in einen Stresstest ausufern, der seinesgleichen sucht (S_14_DE_7).

Auszubildende dürften häufig Lernrückschritte erleben, wenn sie sich der Verantwortung aufgrund von Überforderung nicht gewachsen fühlen; scheitern sie, werden sie besonders dadurch belastet, dass sie sowohl eigenen Ansprüchen als auch Erwartungen Dritter nicht entsprechen. Einerseits verlieren sie das erst gewonnene Selbstvertrauen, andererseits das ihnen entgegengebrachte Vertrauen überhaupt, sodass sie verärgert, enttäuscht und demotiviert sein dürften. Besonders in Prüfungssituationen, d.h. wenn sie beobachtet und kritisiert werden, werden sie bei Lernrückschritten emotional belastet (vgl. Bohrer 2013, 312-313), was der oben zitierte Auszubildende bestätigt:

Die Wut über mich selbst und mein Handeln und auch die Enttäuschung der Lehrkraft ... haben mich lange Zeit belastet ... Diese Angst, einen Patienten nicht genug zu versorgen oder in Gefahr zu bringen, begleitete mich ... weiterhin (S_14_DE_9-10).

4.2.1.5.4 Unterkategorie: „In Notfällen fertig werden mit Druck, Anspannung und Schuldgefühlen"

Handeln Auszubildende in Notfällen, sind sie häufig extrem unsicher; in unvorhersehbaren Notfallsituationen lernen sie nämlich zufällig und ungeplant. Unter dem Zwang spontanen Handelns übernehmen sie, die allein überfordert sind, eine große Verantwortung für zu pflegende Menschen und wünschen sich Sicherheit und Unterstützung (vgl. Bohrer 2013, 150-151). Doch zunächst sind sie in Notfallsituationen auf sich gestellt, müssen selbstständig handeln und wissen, dass sie durch ihr Handeln über Tod und Leben von Menschen entscheiden. Auch wenn sie eine Situation bewältigen, fragen sich viele Auszubildende im Nachhinein, wie sie mit vermeintlicher Schuld umgehen sollten, falls sie falsch gehandelt hätten. Nach einem Notfall stellt sich eine Auszubildende, die gleichwohl richtig gehandelt hatte, folgende Fragen: *Was wäre, wenn es mir nicht aufgefallen wäre? Und was wäre, wenn der Patient wegen meinem Fehlverhalten gestorben wäre? (S_12_HS_7).* Auszubildende bewerten insbesondere die erlebte erste erfolglose Reanimation, die sie entweder als hilflose Zuschauende oder als überforderte Teilnehmende erleben, als enorm belastend. Hilflos zuschauende Auszubildende sind insbesondere aufgrund ihrer Handlungsunfähigkeit belastet. Eine Auszubildende schreibt: *Im ersten*

Moment erlebt man die Situation nur in einer Schockstarre, wenn man solche eine Erfahrung noch nicht gemacht hat (S_14_KD_19-20). Während einer Reanimation kämpfen die Ärzteschaft und Pflegende mit allen Kräften um das Leben eines Menschen und haben keine Zeit für Gefühle. Gerade Auszubildende erleben Reanimationen als „Abgründe pflegerischer Arbeit und Identität“ (Wettreck 2001, 107), werden mit einem medizinischen Notfall konfrontiert und erleben hektisches und ‚invasives‘ medizinisches Handeln rund um einen leblosen Körper, wobei in diesem Moment nicht die würdevolle Behandlung, sondern die Durchführung von medizinisch notwendiger Arbeit zählt (vgl. Wettreck 2001, 67-68). Gefühls- und Emotionsarbeit verlieren an Bedeutung (vgl. Strauss et al. 1980, 647). Möglicherweise lässt sich damit erklären, dass in der Erinnerung der oben angeführten Auszubildenden das erste Miterleben einer Reanimation eine *sehr prägende, aber vor allem auch sehr belastende Situation (S_14_KD_22)* war. Auszubildende, die dagegen aktiv an Reanimationen beteiligt sind, müssen in jedem Fall handlungsfähig sein. Eine Auszubildende beschreibt, wie sie die Beatmung des Patienten übernimmt:

> *Völlig überfordert drückte ich den Beatmungsbeutel ... Ich fing gleich wieder an den Patienten zu beatmen und bemerkte nicht sofort, dass sein Todeszeitpunkt festgelegt worden war (S_12_FK_4-7).*

Um volle Handlungsfähigkeit bemühte Auszubildende agieren im „Modus *erledigen*“ (Bohrer 2013, 277; kursiv im Original), ohne ihr Handeln zu hinterfragen, und verrichten gerade unter stärkstem Handlungsdruck ‚einfach nur‘ ihre Arbeit, wodurch sie die Situation meistern wollen (vgl. Bohrer 2013, 279). Die oben zitierte Auszubildende ringt um Handlungsfähigkeit und erlebt die emotionale Belastung erst nach Abbruch der Reanimation, als sie den Verstorbenen vor sich liegen sieht:

> *Es ist ein komisches Gefühl, einen Menschen vor sich liegen zu haben, dessen Herz vor kurzes Zeit noch geschlagen hat ... Es kamen sehr starke Emotionen in mir hoch (S_12_FK_4-7).*

Erst nach Wegfall des Handlungsdrucks beginnt die Auszubildende die Trauerarbeit und hat Zeit für eigene Gefühle. Werden Auszubildende mit Reanimationen konfrontiert, erleben sie inso-fern eine doppelte Belastung, als sie (erstens) eine schockartige, traumatisierende Begegnung aushalten und (zweitens) handeln können ‚müssen'. Zuallererst haben alle Beteiligten eine Reanimationssituation durchzustehen. Aber im ersten Moment danach verhalten sie sich verschieden: Womöglich suchen sie das Gespräch mit anderen Beteiligten oder verarbeiten für sich die belastende Situation (vgl. Wettreck 2001, 108). Insgesamt bestätigt sich als Ergebnis, dass in der Pflegepraxis nicht immer professionell gehandelt werden dürfte. Auszubildende brauchen aber gute Lernprozesse, damit sie selbstständig und eigenverantwortlich pflegen, denn als junge Erwachsene befinden sich die meisten von ihnen in einer Lebensphase, die durch „Lebensphasenthemen" (Fichtmüller; Walter 2007, 603) gekennzeichnet ist. Eine Auszubildende erzählt, wie sie den Beginn der Ausbildung erlebt hat:

> *Als ich die Ausbildung begonnen habe, war ich 16 Jahre, sehr schüchtern und für das große Berufsleben eigentlich noch nicht bereit. Ich hatte auch keine Ahnung, was in den nächsten drei Jahren auf mich zukommt, denn damit beschäftigt man sich als 16-jähriger Schüler noch nicht. Zurückblickend denke ich, war das noch sehr junge und unreife Alter ein großes Problem, denn mit mehr Lebenserfahrung weiß man, was auf sich zukommt, und kann Situationen besser einschätzen. So auch die Schwere der Ausbildung, die mir mit 16 noch nicht bekannt war. Wenn ich jetzt so darüber nachdenke, habe ich die größte Entwicklung schon am Anfang der Ausbildung gemacht. Nicht nur, dass ich von zu Hause ausgezogen bin und auf eigenen Beinen stehen musste, sondern auch wegen einer bestimmten Station ... Bekannt ist diese Station eher für Stress, keinen Lernerfolg und wenig Zeit, um sich mit Schülern zu beschäftigen. (S_14_AF_1_10-11)*

Sie schildert, was Fichtmüller und Walter in ihrer Untersuchung beschreiben (vgl. Fichtmüller; Walter 2007, 603-608): Auszubildende haben Entwicklungsaufgaben zu erledigen. Sie verlassen nämlich das Elternhaus, werden selbstständig, knüpfen neue Kontakte, beginnen eine Ausbildung, in der sie sehr schnell eigenverantwortlich handeln sollen, und stehen vor zahlreichen beruflichen und privaten Herausforderungen. Die oben angeführte Auszubildende hebt hervor, dass sie als junge, unreife Schülerin nicht wusste, wie schwer die Pflegeausbildung werden würde, und deshalb damit beschäftigt war, sich neu zu orientieren und ihre Rolle zu finden, sodass sie wohl intensive Identitätsarbeit zu leisten hatte. Auszubildende brauchen Zeit, um selbstreflexive Fragen zu klären, wozu auch insbesondere aktuelle Lebensfragen gehören. Vor allem setzen sie sich auseinander mit Fragen der eigenen Identität, indem sie sich beispielsweise fragen: „Wer bin ich?“ (Oelke; Meyer 2013, 345). Ferner sind sie beruflichen Herausforderungen noch gar nicht richtig gewachsen und so stellen sie sich aufgrund von Erfahrungen mit Krankheit, Alter, Sterben und Tod noch andere Fragen, die sie dadurch zu beantworten suchen, dass sie Gefühle reflektieren und über eigene Haltungen nachdenken (vgl. Oelke; Meyer 2013, 346). Dabei ist davon wohl auszugehen, dass sie es sich wünschen, bei der Bearbeitung solcher Entwicklungsaufgaben von Pflegenden und Lehrenden begleitet zu werden. Zusammenfassend ist es deshalb empfehlenswert, dass gemeinsam „Lernwege, Lernbereitschaften und Lebensthemen Spätadoleszenter, junger Erwachsener und Erwachsener in den Blick genommen werden – eben diese treffen in Pflegeausbildungen aufeinander“ (Fichtmüller; Walter 2007, 608).

4.2.2 Mit Pflegenden im Team zusammenarbeiten

Die Zusammenarbeit im Team lässt sich durch die Unterkategorien „Feindseligen Pflegenden ausgesetzt sein“ und „Ausgeschlossen werden“ konkretisieren.

4.2.2.1 Feindseligen Pflegenden ausgesetzt sein

4.2.2.1.1 Der schlechten Stimmung Pflegender ausgesetzt sein

Eine Auszubildende fühlt sich dem Stationsteam nicht zugehörig und ist demotiviert.

> *In der Rolle als Schüler fühlte ich mich manchmal nicht als vollständiges Mitglied im Team, was mir gelegentlich die Motivation raubte. Man hat sich oft im Ton vergriffen und ich hatte das Gefühl nicht respektiert zu werden. (S_11_DM_14)*

Weil mit der Auszubildenden unfreundlich kommuniziert wird, fühlt sie sich nicht angenommen.

Eine weitere Auszubildende fühlt sich ebenso wie andere Auszubildende den Launen von Pflegenden schutzlos ausgeliefert.

> *Außerdem verunsicherte mich die Tatsache, dass die schlechte Stimmung auf der Station einiger Pfleger/-innen an den Schülern ausgelassen wurde und man sich etwas hilflos gefühlt hat. (S_14_AS_23)*

Eine dritte Auszubildende wird insbesondere dadurch belastet, dass sie intensiv erlebt, wie Pflegende sich über andere Pflegende und pflegebedürftige Menschen abfällig äußern.

> *Das Schlimmste ist jedoch, wenn Kollegen untereinander, über andere oder über Patienten schimpfen. Als Schüler erlebt man solche Situationen intensiv, weil man oftmals gar nicht als Teil des Teams wahrgenommen wird. (S_14_MG_6)*

4.2.2.1.2 Von Pflegenden respektlos behandelt und ausgenutzt werden

Eine Auszubildende berichtet, dass manche Pflegende Auszubildenden mit klar definierten Erwartungen begegnen, was deren ‚Schülerrolle' betrifft.

> *Während der Ausbildung zur Gesundheits- und Krankenpflegerin gerät jeder Schüler irgendwann, sei es freiwillig oder nicht, in die Rolle des Schülers. Oft hat man es schon am Anfang seiner jungen Karriere nicht einfach, da man von verschiedenen Kollegen und Kolleginnen in eine Schublade gesteckt wird, die des Schülers. Vor allem in meinem ersten Praxiseinsatz des ersten Ausbildungsjahrs hatte ich es nicht immer ganz einfach, da ich meistens nur als „Dienstbote", „Putzfrau" oder „Waschfrau" gesehen wurde. Meine tägliche Aufgabe bestand nur darin, alle pflegebedürftigen Patienten bei der Körperpflege zu unterstützen und anschließend bestenfalls noch ihre Vitalzeichen zu überprüfen. Das ergab sich nach geraumer Zeit als sehr frustrierend für mich, da ich voller Wissbegier und überglücklich war, endlich als junge Krankenpflegeschülerin durchstarten zu können, jedoch wurde ich bald auf den Boden der Tatsachen zurückgeholt. Innerhalb der letzten zwei Jahre musste ich leider auch immer feststellen, dass ich als Schülerin oft nicht mit Vornamen angesprochen wurde, sondern nur immer als „die Schülerin" oder „hey du" gerufen wurde. Das stellte sich für mich als eines der größten Probleme dar, da meiner Meinung nach es jeder verdient hat, mit seinem Vornamen angesprochen zu werden. Anfangs hatte ich nicht den Mut diese Problematik anzusprechen und habe es über mich ergehen lassen. Doch ich merkte, wie es mich immer mehr störte und traurig machte, da es sich dabei um eine gewisse Art von Respekt und Würde handelt, die jeder in Anspruch nehmen darf. (S_14_NJ_1-10)*

Besonders im ersten Ausbildungsjahr muss die Auszubildende überwiegend Hilfstätigkeiten erledigen. Darüber hinaus ist ausschließlich sie für die Körperpflege aller pflegebedürftigen Menschen und allenfalls noch für die Durchführung der Vitalzeichenkontrolle zuständig. Weil sie engagiert und voller Wissensdrang in die Ausbildung gestartet ist, ist sie deprimiert. Sie erlebt es immer wieder, dass sie nicht mit ihrem Namen angesprochen wird. Während sie zu Ausbildungsbeginn diese Geringschätzung noch wortlos aufgrund mangelnden Widerspruchsmutes hingenommen hat, wird sie später davon immer stärker betroffen.

Eine weitere Auszubildende fühlt sich während der Praxiseinsätze nicht zum Pflegeteam zugehörig.

Ich hatte sehr oft das Gefühl, dass ich nicht richtig ins Team aufgenommen wurde, da ich ja eh nur für ein paar Wochen da bin. In den meisten Schülerhandbüchern steht zwar, dass wir Schüler für die Zeit des Einsatzes zum Team gehören und uns wohl fühlen sollen, allerdings vermitteln viele Schwestern dies nicht, z.B. ... wenn ich in der Pause nur mit dasitze und keiner im Entferntesten ein Gespräch mit mir führen will. (S_10_JS_23)

Die Auszubildende, die aus Kenntnis der „Schülerhandbücher" weiß, dass sie sich während des Stationseinsatzes als Teammitglied wohlfühlen soll, muss erleben, dass sie während der Pause von keinem Teammitglied angesprochen wird.

Eine dritte Auszubildende kritisiert, dass sie von der Bereichspflegekraft ausgenutzt wird.

Ich wäre auch schon froh, wenn die Bereichskraft mir unter die Arme greifen würde, anstatt sich im Stationszimmer zu überlegen, welchen Tee sie sich jetzt machen wird. Und mein Magen knurrt schon seit zwei Stunden, aber an Pause ist gar nicht zu denken, der „Fußabtreter" muss ja schließlich die Arbeit zügig erledigen, dass die Bereichskraft ja dem Spätdienst erzählen kann, wie stressig der Vormittag für sie doch war, ohne einmal zu erwähnen, was „der Schüler" alles geleistet hat. Ja, ich glaube, jeder, der die Ausbildung in der Krankenpflege absolviert hat, kann mich gerade nachvollziehen. Oft frage ich mich nach elf Tagen mit stressigem Frühdienst, wie schaffe ich das psychisch und körperlich jeden Tag aufs Neue? Ich opfere meine Kräfte oft bis an ein Limit auf, an dem mein Körper sagt: „Halt, stopp ..., ich bin auch noch da!" Wenn man abends schon mit einem „flauen" Magen ins Bett geht und sich denkt: „Von wem darf ich mich morgen wieder anpflaumen lassen? Schaffe ich es, alle Patienten so zu versorgen, dass ich mit einem guten Gewissen heimfahren kann?" ... Klar liegt es auch oft am Zeitmangel des Alltags, aber wenn man gemeinsam im Team anpacken würde, müsste sich keiner „abrackern", erst recht nicht die Azubis, denn Pflege ist für mich Teamarbeit, ein ‚Hand in Hand', auch wenn dies viele Vollkräfte leider nicht so sehen. Ja, es gibt so einige Momente, in denen ich oft an meine Grenzen gestoßen bin, in denen ich mir überlegt habe, ist das hier noch sozial, was wir hier machen? Es heißt ja immer „Lehrjahre sind keine Herrenjahre", aber muss man einem Berufsanfänger das Arbeitsleben so dermaßen verderben, dass man sich manchmal fragt: Bin ich hier richtig? Ich finde es sehr schade, dass manche Vollkräfte mit den Jahren sehr „versteifen" und

> *uns Azubis oft eher als „Last“ ansehen anstatt als „die Zukunft der Pflege“, denn wir sind diejenigen, die nachkommen, diejenigen, die die Patienten in Zukunft versorgen werden, und das möchte ich mit besten Wissen und Gewissen machen. (S_14_RE_8-13)*

Die gestresste Auszubildende fragt sich nach elf Tagen im Frühdienst, wie sie ihre Arbeit psychisch und physisch unter den widrigen Voraussetzungen bewältigen kann. Sie arbeitet bis zur körperlichen Erschöpfung. Völlig entkräftet denkt sie am Abend darüber nach, von wem sie am nächsten Tag zurechtgewiesen wird und ob sie die zu pflegenden Menschen gewissenhaft zu versorgen vermag. Im Gegensatz zu vielen Pflegenden ist sie sich sicher, dass trotz des alltäglichen Zeitmangels die Arbeit sowohl für Pflegende als auch Auszubildende durch Kooperation leichter bewältigt werden könnte. An der Grenze ihrer Leistungsfähigkeit angelangt, bezweifelt sie manchmal die Sozialverträglichkeit dieser ausbeuterischen Arbeitsweise. Sie weiß, dass sie als Auszubildende anspruchslos zu sein hat. Trotzdem fragt sie sich, ob sie sich durch die Arbeit so sehr belastet fühlen muss, dass sie einen Ausbildungsabbruch erwägt. Zu ihrem Bedauern werden die examinierten Pflegenden insofern zunehmend rigoroser, als sie sich von Auszubildenden sogar belästigt fühlen. Dabei bedenken sie nicht, dass sie der nächsten Generation von eigentlich zu bestmöglicher Arbeit motivierten Pflegenden begegnen und diese durch ihr abweisendes Verhalten massiv frustrieren.

Ein Auszubildender schildert, wie er durch die während der Ausbildung eingenommene ‚Schülerrolle‘ verändert worden ist.

> *Diese Arbeit beschäftigt sich mit meiner Rolle als Schüler - oder passender ausgedrückt: „Ich in der Rolle des Schülers“. Für mich, so viel lässt sich jetzt schon sagen, eine Reise, die mein Leben und mich - wenn man dies überhaupt differenzieren kann - veränderte. Es soll in einem kurzen Anriss dargestellt werden, wie mich das „In die Rolle gepresst werden“ beeinflusst hat und auch wie ich dort ankam, wo ich jetzt bin ... Dennoch hat mich all die Jahre nichts so sehr beschäftigt, geängstigt, blockiert, angespornt, geleitet und verändert wie die Schwierigkeiten, die ich mit meiner Schülerrolle hatte. Dies möchte ich hier aufarbeiten eben wegen dem großen Platz, den dies in meinem Leben eingenommen hat und immer noch einnimmt. (S_14_AL_4 und 7-8)*

In der intensiven Auseinandersetzung mit der ‚Schülerrolle‘ empfindet der Auszubildende hemmende und gleichzeitig antreibende Emotionen. Die Schwierigkeiten in Verbindung mit der Rolle bleiben für ihn die gesamte Ausbildungszeit über sehr bedeutsam. Zu Ausbildungsbeginn muss er Kompetenzen abgeben.

> *Kompetenzen - das wichtigste Stichwort überhaupt in diesem Abschnitt meines Lebens. Denn davon musste ich erst einmal eine große Menge abgeben. ... Am 01. Oktober ... hieß es: „Hallo, ich bin A. Schüler im ersten Jahr.“ ... „Am richtigen Ort“ - etwas, das ich mir in meiner praktischen Ausbildung leider nur sehr selten gedacht habe. Gut - die erste Station ist wohl für jeden erst einmal ein großer Schock. Dass ich gleich dort im Abschlussgespräch den Satz: „Man kann im ersten Jahr keine volle Punktzahl erhalten und außerdem bist du ja schon älter und da kann man schon erwarten, dass du den Ablauf gleich kennst ...“ kassiert habe, war wohl eher unglücklich als richtungsgebend, aber so habe ich es damals verstanden. Was hatte mein Alter mit dem Stationsablauf zu tun? So dachte ich mir, ich muss wohl noch mehr Demut üben und gab dann auch den Rest meiner selbst ab um mich neu formen zu lassen. (S_14_AL_10, 12 und 18-19)*

Der Auszubildende fühlt sich in der praktischen Ausbildung oft deplatziert. Obwohl er wie alle Auszubildenden einen ersten Praxisschock erlebt, wird er im abschließenden Beurteilungsgespräch von der Erwartung an ihn überrascht, er müsse sich aufgrund seines Alters schneller als jüngere Auszubildende in die Arbeitsabläufe einarbeiten können. Weil er diesen Zusammenhang nicht versteht, meint er noch unterwürfiger werden und sich vollends anpassen zu müssen. Schon zu Ausbildungsbeginn verliert er seinen Antrieb. Er muss erst wieder seiner selbst sicher werden, indem er bei der Arbeit seinen Gefühlen und seinem Wissen traut.

> *Irgendwo, ganz am Anfang, habe ich meinen „Drive“ verloren. So ist der persönliche Lernprozess immer noch geprägt von dem Lernen mir selbst wieder zu trauen, meine Gefühle auch als Instrument zur Ausübung dieses Berufes zu nutzen und meinem „nüchternen“ Wissen wieder ernsthaft Gehör zu verschaffen. In diesem Prozess fand ich aber auch etwas, von dem ich gar nicht wusste, dass ich „ihn“ eigentlich gar nicht wirklich hatte. Den eigenen Willen. Praktische Sache - so ein eigener Wille. Er sagt einem, was man mag und was nicht. Als ich ihn entdeckte, bemerkte ich, dass er mir sagte, was ich nicht will. Ich will nicht mehr Angst vor Dienstplänen haben und mich von maximalfrustrierten Schwestern wie den letzten Idioten behandeln lassen, wenn sie mir mal wieder mit dem typischen ... Satz: „Wenn du willst, darfst du die Mülleimer ausleeren.“ „Wenn du magst, darfst du schon mal die Patienten waschen, Übergabe brauchst du keine.“ Ein wirklich typischer ... Satz und für mich sehr demütigend. Was, wenn ich nicht will? Darauf gibt es keine Antwort. (S_14_AL_25-26)*

Der Auszubildende entdeckt wieder den eigenen Willen und weiß, was er künftig nicht mehr akzeptieren will: Er will keine Angst mehr vor Dienstplänen haben und sich auch nicht von verbitterten Pflegenden für dumm verkaufen lassen, indem er von ihnen hört, wenn er wolle, dürfe er die Mülleimer ausleeren oder ohne Übergabe die Körperpflege der pflegebedürftigen Menschen durchführen. Durch diese zynischen Aussagen wird er gedemütigt, weil er ja weiß, dass er keine Wahl hat. Während der Ausbildung hat er zwar pflegerisches Handeln erlernt. Aber er hat auch viel Kraft für die geforderte Unterwürfigkeit aufwenden müssen.

> *Dennoch habe ich natürlich auch im pflegerischen Handeln eine Weiterentwicklung erfahren, aber eben aus oben genannten Gründen hätten diese Dinge besser klappen können und müssen. Zu viel Energie kostete mir das Demütig-Sein ... Ich bin nicht die billige „Du-darfst-Kraft." Ich bin ein Mensch, der Respekt zollt, aber auch Respekt verdient. Eigentlich ganz einfach. (S_14_AL_31)*

Er sieht sich als einen Menschen, der wertschätzenden Umgang miteinander fördert und fordert.

Nach Aussage einer anderen Auszubildenden verhalten sich Pflegende unverständlicherweise bald nach der eigenen Ausbildung „gemein" und gleichgültig gegenüber Auszubildenden, obwohl sie selbst Erfahrungen in der ‚Schülerrolle' gesammelt haben und genau wissen, dass manche Pflegende die Arbeit von Auszubildenden erschweren.

> *Eine Frage gibt es, die sich meine Mitschüler und ich seit zwei Jahren Ausbildung stellen, aber wahrscheinlich niemals beantwortet bekommen. Warum die meisten examinierten Pflegekräfte, obwohl sie ihr Examen erst vor kurzer Zeit absolviert haben, oft gemein und interesselos gegenüber uns Schülern sind. Sie waren doch selbst bis vor kurzem noch in der Rolle des Schülers. Sie haben genauso gute und schlechte Erfahrungen auf Station gemacht und sind auch an viele Kollegen geraten, die einem das Arbeitsleben erschwert haben. (S_14_IH_10)*

4.2.2.2 Ausgeschlossen werden

Ein Auszubildender schildert, dass er mit anderen Auszubildenden während der Notoperation eines kleinen Jungen unaufgeklärt über dessen Befinden Telefondienst verrichten muss.

> *H. wurde auf der Station operiert. Das war meines Wissens das erste Mal, dass so etwas bei uns gemacht wurde. Der Darm war nicht reif genug und war nekrotisch. Bei der Operation wurden wir Schüler aus den Räumen geschickt und mussten bei den Telefonen bleiben, während die neugierigen Schwestern Fotos machten. Uns Schülern war es damals völlig egal, wie interessant diese OP war, wir wollten nur wissen, ob es dem Jungen gut geht und wie sie verläuft. Keiner hielt es für notwendig, uns in irgendeiner Form aufzuklären. Wenn ich mich recht erinnere, verstarb H. einige Tage später. Als der Junge starb, sah ich einen letzten Herzschlag auf dem Monitor. Ärzte und Schwestern reanimierten scheinbar den Kleinen, aber ohne Erfolg. Ich weiß nicht genau, was gemacht wurde, keiner hielt es für notwendig, die dummen Schüler aufzuklären. Es war der schlimmste Tag im Klinikum, den ich bisher erleben musste. Die einzigen tröstenden Worte für mich waren die eines jungen Assistenzarztes, der die Schultern hängen ließ, durchschnaufte und sagte: „Das ist die Int." Ich glaube, man kann das nur verstehen, wenn man den Arzt gesehen hätte, aber irgendwie hat mir das geholfen den restlichen Tag herumzubringen. An diesem Tag verlor ich das letzte Stück Respekt vor einigen unserer tollen Intensivschwestern, die uns Schüler für dumm und sich selbst scheinbar für Ärzte hielten. (S_10_MR_K_11-12)*

Während des Versterbens des Jungen nimmt der Auszubildende dessen letzten Herzschlag auf dem Monitor wahr und vermutet, dass er anschließend von der Ärzteschaft und von Pflegenden erfolglos reanimiert worden ist. Weil er als ‚dummer Schüler' nicht aufgeklärt worden ist, weiß er nicht genau, welche Maßnahmen durchgeführt worden sind. Durch diesen Vorfall erlebt er den bislang schlimmsten Tag seiner Ausbildung. Er wird durch die Aussage eines Assistenzarztes insoweit getröstet, als er seinen Arbeitstag irgendwie beenden kann. Aufgrund der Selbstgefälligkeit der Pflegenden den Auszubildenden gegenüber verliert er an diesem Tag die letzte Achtung vor ihnen.

4.2.2.3 Zusammenfassung und Diskussion

4.2.2.3.1 Unterkategorie „Feindseligen Pflegenden ausgesetzt sein"

Auszubildende berichten entweder, dass sie der schlechten Stimmung Pflegender hilflos ausgesetzt sind, oder sie werden von ihnen ignoriert. Gleichzeitig müssen sie sich abfällige Äußerungen Pflegender über andere Pflegende und zu pflegende Menschen anhören. Eine Auszubildende berichtet, dass sie Lästereien Pflegender verstärkt erlebt, weil sie von ihnen nicht beachtet wird:

wenn Kollegen untereinander, über andere oder über Patienten schimpfen. Als Schüler erlebt man solche Situationen intensiv, weil man oftmals gar nicht als Teil des Teams wahrgenommen wird (S_14_MG_6).

Im Textbeleg sind zwei Formen „horizontaler Feindseligkeit" (Abt-Zegelin 2009, 1049) erkennbar: Zunächst wird die Auszubildende ausgegrenzt von Pflegenden, dann erlebt sie deren Lästern über andere Pflegende.

Es ist nicht selten beobachtbar, dass feindselige Pflegende sich gegenseitig das Leben schwer machen. Sie werden zum Beispiel aggressiv, schüchtern andere ein, lassen sie in schwierigen Situationen alleine oder schikanieren sie durch ungerecht verteilte Arbeit. Als ‚die Neuen' auf der Station erleben Auszubildende besonders häufig feindseliges Verhalten (vgl. Abt-Zegelin 2009, 1049) und beschreiben, dass sie Feindseligkeiten ausgesetzt sind, gerade weil sie die ‚Schülerrolle' haben:

Oft hat man es schon am Anfang ... nicht einfach, da man von ... Kollegen ... in eine Schublade gesteckt wird, die des Schülers. Vor allem in meinem ersten Praxiseinsatz des ersten Ausbildungsjahrs ..., da ich meistens nur als „Dienstbote", „Putzfrau" oder „Waschfrau" gesehen wurde (S_14_NJ_1-10).

Sie verstehen nicht, warum sie von Pflegenden so schlecht behandelt werden. Eine Auszubildende schreibt:

Es heißt ja immer „Lehrjahre sind keine Herrenjahre", aber muss man einem Berufsanfänger das Arbeitsleben so dermaßen verderben, dass man sich manchmal fragt: Bin ich hier richtig? (S_14_RE_8-13)

Man kann die vorsichtige Hypothese aufstellen, dass machtlose Pflegende oft feindselig werden. Zu Berufsbeginn haben sie hohe Ideale, die sie jedoch in einem medizindominierten Gesundheitssystem bald verlieren, weil sie häufig keine Zeit für eine fürsorgliche Pflege haben. Als „Mädchen für alles" (Abt-Zegelin 2009, 1050) sind sie mit anderer Arbeit beschäftigt und gesellschaftlich werden sie als Pflegende wenig wertgeschätzt. Zu diesen Missständen schweigen Pflegende, d.h. „Pflege ist stumm" (Steppe, zit. in Oelke 2003, 13), denn öffentlich vertreten Pflegende nicht die Belange ihrer wertvollen Arbeit; vielmehr haben sie meistens ein geringes Selbstwertgefühl und eine wenig ausgebildete Berufsidentität. Sozialisiert als „bescheidene und geduldige Schwester[n]“ (Oelke 2003, 13) sind sie folglich machtlos und werden unterdrückt (vgl. Bartholomew 2009, 38).

Die Entstehung horizontaler Feindseligkeit ist mit Freires Unterdrückungstheorie (vgl. Freire 1972) gut erklärbar: Stehen sich zwei unterschiedlich mächtige Gruppen gegenüber, wird von der mächtigeren Gruppe die unterlegene Gruppe unterdrückt. Ohne Aussicht auf Veränderung wehrt sie sich mit der Zeit nicht mehr gegen die Unterdrückung und gewöhnt sich aufgrund „erlernte[r] Hilflosigkeit“ (Seligman 2000, zit. in Abt-Zegelin 2009, 1050) daran, gibt eigene Werte und Prinzipien auf und übernimmt Normen der überlegenen Gruppe (vgl. Abt-Zegelin 2009, 1050). Übertragen auf das medizindominierte Gesundheitssystem bedeutet dieses soziologische Phänomen, dass sich die ‚überlegene‘ Ärzteschaft und ‚unterlegende‘ Pflegende gegenüberstehen. Aufgrund der oben beschriebenen Missstände geben die Pflegenden ihre Ideale auf und nehmen gegebene Hierarchien hin. Folglich ‚machtlos‘ verhalten sie sich gegenüber allen ‚Neuen‘ ihres Pflegeteams (vgl. Bartholomew 2009, 38-41) – sowohl gegenüber anderen Pflegenden als auch gegenüber Auszubildenden – feindselig. In Praxiseinsätzen haben sich Auszubildende an „personengebundene Hierarchien und Ordnungen“ (Kühme 2009, 198) anzupassen. Passen sie sich aber nicht an, d.h. verletzen sie Teamhierarchien, erleben sie Ausbildung als „asymmetrische Konstellation, bei der ihnen ihr Status über [die] Machtausübung … [Pflegender] deutlich wird“ (Kühme 2009, 218). Auszubildende erfahren Macht, Hierarchie und Feindseligkeit oft verbal; beispielsweise werden sie in Kritikgesprächen persönlich verletzt, oder sie müssen über- bzw. unterfordernde (Hilfs)Arbeiten erledigen (vgl. Kühme 2009, 218-219). Ein Auszubildender schildert, wie er das asymmetrische Rollenverhältnis zwischen ihm als ‚Schüler‘ und Pflegenden erlebt:

> *Ich will nicht mehr Angst vor Dienstplänen haben und mich von maximalfrustrierten Schwestern wie den letzten Idioten behandeln lassen, wenn sie mir mal wieder mit dem typischen … Satz: „Wenn du willst, darfst du die Mülleimer ausleeren.“ „Wenn du magst, darfst du schon mal die Patienten waschen, Übergabe brauchst du keine." Ein wirklich typischer … Satz und für mich sehr demütigend. Was, wenn ich nicht will? Darauf gibt es keine Antwort (S_14_AL_25-26).*

Diese Aussagen lassen sich wohl dahingehend interpretieren, dass damit Pflegende ‚ihre‘ soziale Ordnung herstellen: Bis zu einem gewissen Grad handeln sie feste Krankenhausstrukturen aus (vgl. Bose 2017, 179). Wenn sie Arbeiten an Auszubildende delegieren, grenzen sie ihren ‚Schmutzbereich' ab und arbeiten „am eigenen sozialen Platz" (Bose 2017, 183). Sie geben gerade solche Arbeiten ab, die sie als statusniedrig, unangenehm und lästig empfinden; beispielsweise Reinigungsarbeiten (vgl. Bose 2017, 188). Wenn sie Auszubildende als *„Dienstbote*[n]*", „Putzfrau" oder „Waschfrau" (S_14_NJ_1_10)* sehen, haben sie diese „zur Putzfrau degradiert" (Bose 2017, 202), beschämt sowie herabgesetzt und nehmen ihnen den sozialen Status innerhalb der Krankenhaushierarchie.

Auszubildende erfahren während ihrer Pflegeausbildung in der Regel Machteinflüsse oftmals stärker als Ausbildungsstrukturen, Pflegelerninhalte oder Lernziele (vgl. Kühme 2009, 220). Auch der oben zitierte Auszubildende beschreibt, dass er aufgrund von Macht, Hierarchie und Feindseligkeit beim Lernen nur schwer vorankam:

> *Dennoch habe ich natürlich auch im pflegerischen Handeln eine Weiterentwicklung erfahren, aber eben aus oben genannten Gründen hätten diese Dinge besser klappen können und müssen. Zu viel Energie kostete mir das Demütig-Sein ... Ich bin nicht die billige „Du-darfst-Kraft." Ich bin ein Mensch, der Respekt zollt, aber auch Respekt verdient. Eigentlich ganz einfach (S_14_AL_31).*

Eine weitere auch verbal ausgedrückte Form von horizontaler Feindseligkeit erfahren Auszubildende durch Verletzungen und „Stigmatisierungen" (Kühme 2009, 198). Wenn sie beispielsweise nicht mit dem Vornamen angesprochen werden, fühlen sie sich respektlos behandelt, wodurch eine Auszubildende sehr belastet wird:

> *dass ich als Schülerin oft nicht mit dem Vornamen angesprochen wurde, sondern nur immer als ‚die Schülerin' oder ‚hey du' gerufen wurde. Das stellte sich für mich als eines der größten Probleme dar, da meiner Meinung nach es jeder verdient hat, mit seinem Vornamen angesprochen zu werden (S-14_NJ_1-10).*

Pflegende identifizieren sich häufig über berufliche Anredeformen, denn über die „pflegerische Namensgebung" (Wettreck 2001, 61) vermitteln sie anderen Menschen eigene „Passungen mit dem Kollegen-Team" (Wettreck 2001, 61), die sie aus der eigenen hierarchischen Position herleiten bzw. beanspruchen. Allerdings lassen sie sich meistens mit dem Vornamen ansprechen, womit sie den in der pflegerischen Beziehungsarbeit wichtigen „Nähe-Aspekt" (Wettreck 2001, 61) ausdrücken. Die oben angeführte Auszubildende wird ausgegrenzt, weil sie nicht wie andere Pflegende mit dem Vornamen angesprochen wird, und muss sich folglich in der Hierarchie ganz unten stehen sehen.

4.2.2.3.2 Unterkategorie „Ausgeschlossen werden"

Eine letzte Form horizontaler Feindseligkeit beschreibt ein Auszubildender, der das Sterben eines Kindes miterlebt, ohne von Pflegenden informiert oder begleitet zu werden:

> *Bei der Operation wurden wir Schüler aus den Räumen geschickt und mussten bei den Telefonen bleiben, während die neugierigen Schwestern Fotos machten. Uns Schülern war es damals völlig egal, wie interessant diese OP war, wir wollten nur wissen, ob es dem Jungen gut geht und wie sie verläuft. Keiner hielt es für notwendig, uns in irgendeiner Form aufzuklären (S_10_MR_K_11-12).*

Die Mitglieder innerhalb eines Pflegeteams unterstützen sich gegenseitig, wenn sie sich macht- und hilflos fühlen, und sehen im Team „das Gegengewicht gegen […] beruflich hinzunehmende Kränkungs-, Ohnmachts- und Wertverletzungs-Erfahrungen" (Wettreck 2001, 58). Durch ein starkes Wir-Gefühl stabilisieren sie sich gegen die eigene Pflegehierarchie, d.h. gegen über- oder untergeordnete Pflegende außerhalb des eigenen Teams (vgl. Wettreck 2001, 58), wozu Auszubildende gehören, die als ‚die Neuen' auf der Station befristet eingesetzt sind. Auch der oben zitierte Auszubildende beschreibt sein Empfinden, als er vom Team der Intensivpflegenden ausgeschlossen wird:

> *Ärzte und Schwestern reanimierten scheinbar den Kleinen, aber ohne Erfolg. Ich weiß nicht genau, was gemacht wurde, keiner hielt es für notwendig, die dummen Schüler aufzuklären. Es war der schlimmste Tag im Klinikum, den ich bisher erleben musste. … An diesem Tag verlor ich das letzte Stück Respekt vor einigen unserer tollen Intensivschwestern, die uns Schüler für dumm und sich selbst scheinbar für Ärzte hielten. (S_10_MR_K_11-12)*

Kommen Auszubildende in ‚machtlose' Stationsteams, dürften sie schnell mögliche ‚Opfer' horizontaler Feindseligkeit werden (vgl. Bartholomew 2009, 46). Zurückhaltend und meistens noch sehr jung erdulden sie feindseliges Verhalten und nehmen die ‚Schülerrolle' wohl eher als selbstverständlich an (vgl.

Martach; Völkel-Söte 2016, 27). Denn *jeder Schüler gerät irgendwann ... in die Rolle des Schülers (S_14_NJ_1-10)*. Weil sie als unwissende Anfänger in überforderten Stationsteams nicht selbstständig handeln können, sind sie gestressten Pflegenden oft lästig und werden alleine gelassen (vgl. Bartholomew 2009, 93). Dementsprechend versteht eine Auszubildende nicht, dass sie von Pflegenden nicht als künftige Kollegin gesehen wird:

> *Ich finde es sehr schade, dass manche Vollkräfte mit den Jahren sehr „versteifen" und uns Azubis oft eher als „Last" ansehen anstatt als „die Zukunft der Pflege", denn wir sind diejenigen, die nachkommen (S_14_RE_8-13).*

Auszubildende werden durch horizontale Feindseligkeit sehr stark belastet. Ein Auszubildender schreibt:

> *Dennoch hat mich all die Jahre nichts so sehr beschäftigt, geängstigt, blockiert, angespornt, geleitet und verändert wie die Schwierigkeiten, die ich mit meiner Schülerrolle hatte. Dies möchte ich hier aufarbeiten eben wegen dem großen Platz, den dies in meinem Leben eingenommen hat und immer noch einnimmt (S_14_AL_4 und 7-8).*

Fast täglich erleben sie, wie Pflegende ihnen und anderen Pflegenden das Leben erschweren, und spüren die Auswirkungen weit über die Arbeit hinaus. Aber mit ihren Ängsten und Unsicherheiten bleiben sie meistens alleine. Fordern sie Unterstützung ein, erhalten sie diese nur in einer konkreten Situation; oder sie werden dazu aufgefordert, sich dem hierarchischen System anzupassen, weil sie nur so die Ausbildung gut bestehen könnten (vgl. Martach; Völkel-Söte 2016, 28 und 30). Aber als die Neuen, die dazugehören wollen, wünschen sie sich Orientierung und Begleitung sowie Anerkennung und Respekt (vgl. Abt-Zegelin 2009, 1052). Falls sie aber als ‚unterlegene' Auszubildende gegen horizontale Feindseligkeit in der Pflege angehen, bräuchten sie „die Freiheit, die Sicherheit und die Erlaubnis, Probleme zur Sprache zu bringen" (Bartholomew 2009, 107). Ansonsten werden möglicherweise auch sie als ehemals Unterdrückte nach Abschluss der Ausbildung selbst zu Unterdrückern:

> *Eine Frage gibt es, die sich meine Mitschüler und ich seit zwei Jahren Ausbildung stellen, aber wahrscheinlich niemals beantwortet bekommen. Warum die meisten examinierten Pflegekräfte, obwohl sie ihr Examen erst vor kurzer Zeit absolviert haben, oft gemein und interesselos gegenüber uns Schülern sind. Sie waren doch selbst bis vor*

kurzem noch in der Rolle des Schülers. Sie haben genauso gute und schlechte Erfahrungen auf Station gemacht und sind auch an viele Kollegen geraten, die einem das Arbeitsleben erschwert haben (S_14_IH_10).

4.3 Reflexion der Forschungsmethode

Es gehört zum Standard empirischer Forschung, dass am Ende der Untersuchung eine Einschätzung der Ergebnisse anhand von Gütekriterien vorgenommen wird (vgl. Mayring 2002, 140). Deshalb werden im folgenden Abschnitt nach der Darlegung der Untersuchungsergebnisse und deren Zusammenfassung und Diskussion rückblickend einige kritische Überlegungen zum gewählten methodischen Vorgehen der Untersuchung angestellt.

Die vorgenommene qualitative Inhaltsanalyse nach Mayring zielte darauf ab, emotionale Herausforderungen Auszubildender während der praktischen Pflegeausbildung systematisch darzustellen sowie deren Erleben in belastenden Situationen zu beschreiben. Dazu wurden Hausarbeiten Auszubildender zum Umgang mit emotionalen Belastungen analysiert, wozu bereits vor der Datenauswertung aufgrund theoretischer Vorüberlegungen ein deduktives Kategoriensystem entwickelt wurde. Ausgehend von diesen vorab definierten und abgegrenzten Kategorien wurden dann für den Erkenntnisgewinn wesentliche Inhalte innerhalb induktiv gewonnener Kategorien zusammenfassend dargestellt sowie in den wissenschaftlichen Diskurs bereits vorliegender theoretischer und empirischer Erkenntnisse eingebracht, sodass sie kontextuell weit gerahmt erläutert und begründet werden konnten. Auch wenn das gewählte Verfahren durch eine für qualitative Forschungsmethoden eher systematische Vorgehensweise gekennzeichnet ist, muss es Gütekriterien genügen, weil eine argumentativ nachvollziehbare Vorgehensweise für die Begründbarkeit und Verallgemeinerbarkeit der Ergebnisse unerlässlich ist.[59] Neben den Gütekriterien *Regelgeleitetheit* und *Verfahrensdokumentation*, denen insbesondere in Kapitel drei durch die Ausführungen zur Untersuchungsanlage und zum Forschungsdesign entsprochen wird, erfüllt die vorliegende Untersuchung den „Leitgedanke[n] qualitativer Forschung (Mayring 2002, 146), nämlich die

[59] Vgl. Mayring 2002, 144-147.

größtmögliche *Nähe zum Gegenstand*, besonders gut. So ermöglicht die Analyse der über einen Zeitraum von etwa zwei Monaten angefertigten schriftlichen Hausarbeiten zu emotional belastenden Erlebnissen tiefgehende emotionale Einblicke in das Erleben Auszubildender; waren doch die von Auszubildenden geäußerte Gefühle wie Scham, Ekel und Angst Teil einer alltäglichen Unterrichtssituation.

Ferner habe ich als Forscherin innerhalb qualitativer Forschungsvorhaben die eigenen Interpretationen schlüssig zu begründen, wozu auch das jeweilige subjektiv geprägte Vorverständnis geklärt sein muss (vgl. Mayring 2002, 145). In der Auswertung des kategorisierten Datenmaterials kommt das Gütekriterium der *Argumentativen Interpretationsabsicherung* insbesondere dadurch zum Tragen, dass die Ergebnisse zum Erleben Auszubildender emotional belastender Erlebnisse in einen theoretischen bzw. empirischen Rahmen eingeordnet werden, der auf mein theoretisches Verständnis zum Gegenstand beruflicher Pflege zurückzuführen ist, das ich in Kapitel zwei skizziert habe. Zudem sind die Zusammenfassungen und Diskussionen der Ergebnisse in einer kritisch-reflexiven Auseinandersetzung mit der eigenen Subjektivität entstanden, sodass sie als interpretative Auslegung emotional belastender Situationen und nicht (wie bereits in Abschnitt 3.5 ausgeführt) als ‚einzige Wahrheit' verstehbar sind. Eine weitere Möglichkeit, meine Sensibilität als Forscherin beim Verstehen und Interpretieren der Ergebnisse in ihren Bedeutungsstrukturen abzusichern, stellt das Gütekriterium der *Kommunikativen Validierung* dar. Dabei ist im gemeinsamen Diskurs mit den Beforschten zu sichern, dass sich diese sowohl in den Analyseergebnissen als auch in deren Interpretationen wiederfinden (vgl. Mayring 2002, 147). Eine solche diskursive Auseinandersetzung war zwar nicht Inhalt der Untersuchung, fand aber schon in der Entstehungssituation der Hausarbeiten auf freiwilliger Basis entweder im persönlichen Gespräch oder mit der Methode des szenischen Spiels während des Unterrichts statt (vgl. Abschnitt 3.2). Darüber hinaus habe ich eine hochschulische Lehrveranstaltung[60] genutzt, um mit acht Studierenden, die im sechsten Semester Gesundheits- und Pflegepädagogik studieren, sowohl die Ergebnisse als auch

[60] Als Lehrkraft für besondere Aufgaben biete ich im Studiengang Gesundheits- und Pflegepädagogik nach dem Praxissemester eine Lehrveranstaltung an, in der ich gemeinsam mit Studierenden solche Erlebnisse reflektierend bearbeite, die sie nicht mit dem ‚unterrichtlichem Handwerkszeug' Lehrender lösen können. Dazu gehört insbesondere die Begleitung

deren Interpretationen anhand theoretischer und empirischer Erkenntnisse zu diskutieren. Die Studierenden fühlten sich an die eigene Ausbildung erinnert und erzählten von ähnlichen persönlichen emotionalen Erlebnissen. Die Zusammenfassungen und Diskussionen der Ergebnisse beurteilten sie als schlüssig und aufschlussreich. Insgesamt ergab die Rückmeldung der Studierenden, dass die Auseinandersetzung mit emotionalen Herausforderungen und insbesondere deren theorie- und empiriebasierten Erläuterungen zu einem erweiterten Verständnis für die Situation Auszubildender geführt haben, wodurch sich vor allem auch die Sicht auf emotionale Herausforderungen hinsichtlich der eigenen künftigen Rolle als Lehrende an Pflegeschulen insofern verändert hat, als ihnen bewusst geworden ist, dass belastende Situationen der praktischen Ausbildung (er)klärbar sind, falls sie sich reflexiv damit auseinandersetzen, und dass sie selbst als künftige Lehrende eine Verantwortung dafür tragen, dass auch Auszubildende ein Bewusstsein dahingehend entwickeln, belastende Situationen nicht unreflektiert hinzunehmen.[61]

4.4 Rückblick und Ausblick

Abschließend wird der Frage nachgegangen, welche Konsequenzen sich aus den Ergebnissen der vorliegenden Studie für die Pflegebildungspraxis ergeben, wozu ausgehend von den Forschungsfragen wesentliche Erkenntnisse der Untersuchung zusammengetragen sowie mögliche Grenzen bzw. weiterführende Fragen aufgezeigt werden. Ausgangspunkt des Erkenntnisinteresses waren emotionale Belastungen, die sowohl durch die anspruchsvolle Pflegetätigkeit als auch durch die unzureichende Ausbildungssituation in der Pflegepraxis entstehen und die von den meisten Auszubildenden schweigend ausgehalten werden, obwohl sie alleine nur schwer damit zurechtkommen. Mit der vorliegenden Untersuchung sollten umfassende Erkenntnisse zu emotionalen Herausforderungen Auszubildender herausgearbeitet sowie deren Erleben durch Aus-

---

solcher Auszubildender, die mit belastenden – beruflichen oder privaten – Lebenssituationen überfordert sind und sich hilfesuchend Lehrenden anvertrauen.

[61] Auch das persönlichkeitsstärkende Praxisbegleitungskonzept wurde in dieser Lehrveranstaltung den Studierenden vorgestellt und mit ihnen diskutiert. Teile der Lerneinheit sechs wurden durchgeführt.

zubildende beschrieben werden. Die Forschungsfragen konnten insoweit beantwortet werden, als im Verlauf der Arbeit emotionale Herausforderungen Auszubildender in Haupt-, Ober- und Unterkategorien erfasst wurden, die sowohl eine umfassende (Haupt- und Oberkategorien) als auch eine tiefgehende Sicht (Unterkategorien) auf Belastungen während der praktischen Pflegeausbildung ermöglichen. Die oben dargestellten Untersuchungsergebnisse lassen darauf schließen, dass durchaus viele Auszubildende im Pflegealltag schwer mit emotionalen Herausforderungen umgehen können, wenn sie täglich mit ‚menschlichen' Ausnahmesituationen konfrontiert werden. Von Ausbildungsbeginn an erleben sie häufig, wie alte, kranke und sterbende Menschen leiden, sich ängstigen, hoffen und trauern. Dem Datenmaterial kann schlüssig entnommen werden, dass mit diesen Erlebnissen auch sehr starke emotionale Belastungen verbunden sind, die dazu führen, dass einige Auszubildende wohl nur mit Mühe und Anstrengung lernen sowie teilweise an ihrer beruflichen Eignung und sogar an sich selbst zweifeln. Ferner bestätigen die Ergebnisse die Bedeutung ökonomisch und strukturell bedingter schlechter Arbeits- und Lernbedingungen für das Empfinden emotionaler Belastungen Auszubildender. Denn „wenn es um den Zusammenhang von Gefühl und Institution geht, ist es von Interesse, die Herkunft dieses Affektes nicht nur im einzelnen Mitarbeiter zu suchen" (Gröning 2014, 160). Insbesondere der Zeitmangel sowie fehlende Strukturen für das Arbeiten und Lernen lassen sich in der Untersuchung durchaus als große Herausforderungen identifizieren.

Aus den empirischen Befunden ergibt sich ferner, dass manche Pflegende den emotional überforderten Auszubildenden häufig die Pflegeausbildung erschweren: (erstens) durch ein schlechtes Vorbild, wenn sie pflegebedürftige Menschen versorgen; indem sie (zweitens) durch ihr destruktives Verhalten Auszubildende demotivieren und (drittens) dadurch, dass sie nicht selten an machtlosen Auszubildenden den eigenen beruflichen Alltagsfrust auslassen. Für viele emotionale Belastungssituationen lässt sich empirisch klar belegen, dass Auszubildende in bzw. nach diesen Erlebnissen keine entlastenden Gespräche führen bzw. führen können. Zudem schildern einige von ihnen, dass sie sich nicht trauen entsprechende Gespräche zu suchen, folglich das, was sie belastet, mit sich selbst ausmachen und die Belastungen ‚nach Hause' mitnehmen. Die empirischen Ergebnisse zeigen außerdem deutlich, dass häufig umso weniger über eine Situation ge-sprochen wird, je emotionaler sie ist. Dadurch bestätigt sich, was bereits die Pflegewissenschaftlerin Hilde Steppe treffend formuliert hat: „Pflege ist stumm“ (Oelke 2005, 651). Verbunden mit dieser Stummheit ist der leise, ja schweigende Umgang mit persönlichen Belastungen sowie mit strukturellen Missständen und inhumanen Arbeitsbedingungen. Pflegende entlasten sich häufig unter anderem dadurch, dass sie sich „allein oder gemeinsam als Team Auszeiten“ (Oelke 2005, 651) nehmen. Auszubildende aber – so belegen es die empirischen Ergebnisse dieser Arbeit – wechseln während der Ausbildung immer wieder die Einsatzbereiche und werden nicht auf jeder Station in das Pflegeteam aufgenommen. Darüber hinaus sind sie als Auszubildende in der Hierarchie ganz unten und können sich solche Auszeiten meistens nicht von sich aus nehmen.

An dieser Stelle ist zu klären, inwieweit die Befunde als generalisierbar angesehen werden können und welche Tragweite ihnen eingeräumt werden kann. Reichweite und Repräsentativität der entstandenen Aussagen beziehen sich zunächst auf das hier erhobene Feld, d.h. es muss klar sein, dass alle Auszubildenden ihre Ausbildung in der Krankenpflege oder Kinderkrankenpflege absolvierten sowie an der gleichen Pflegeschule waren. Die Berichte bzw. Schilderungen Auszubildender werden möglicherweise dadurch beeinflusst, dass alle Auszubildenden innerhalb feststehender Praxiseinsatzorte, mit denen die Bildungseinrichtung kooperiert, eingesetzt wurden. Folglich können keine Aussagen darüber getroffen werden, ob Auszubildende in anderen Pflegeeinrichtungen aufgrund anderer – beispielsweise struktureller und personeller – Voraussetzungen andere emotionale Belastungserfahrungen gemacht hätten. Ferner konnte innerhalb dieser Untersuchung nicht erfasst werden, welchen konkreten Einfluss die verschiedenen pflegerischen Settings auf emotionale Herausforderungen nehmen. So wurden mögliche Besonderheiten emotionaler Belastungen Auszubildender in der Langzeitpflege, die durch die Intensität und Dauer der Pflegebeziehung, die Betreuung demenziell erkrankter Menschen oder durch die oftmals noch schwierigeren Rahmenbedingungen in Altenpflegeeinrichtungen (vgl. Koch-Straube 1997; Menke 2005; Gröning 2014) entstehen könnten, im Rahmen dieses Forschungsvorhabens nicht explizit erfasst.[62]

[62] Allerdings wurden alle Auszubildenden für die 500 gesetzlich vorgeschriebenen Stunden überwiegend in der ambulanten Langzeitpflege eingesetzt, wo sie meistenfalls eine temporär stabile Patientengruppe pflegten.

Eine weitere Frage ist, wie sich verschiedene pflegerische Arbeitsfelder in ihren jeweiligen Belastungspotenzialen unterscheiden. Die Identifizierung spezifischer bzw. besonders häufiger Herausforderungen einzelner Pflegesettings könnte insofern wichtige Erkenntnisse liefern, als Auszubildende während ihrer Praxiseinsätze, die sich mit der Einführung der generalistischen Pflegeausbildung verändern werden (vgl. PflAPrV 2018, Anlage 7), ziel- und themenorientiert begleitet werden könnten.

Zusammenfassend legen die bislang vorliegenden wissenschaftlichen Erkenntnisse einschließlich dieser Untersuchung zum Gegenstand emotionaler Herausforderungen den Schluss nahe, dass grundsätzlich alle Auszubildenden ähnliche Situationen als emotional herausfordernd erleben dürften, auch wenn sich in konkreten Situationen ihr individuelles emotionales Erleben voneinander unterscheidet. Sowohl die vorliegenden Untersuchungsergebnisse als auch die oben in Abschnitt 2.2 skizzierten Pflegebildungsstudien, die sich mit Herausforderungen der Pflegepraxis beschäftigen, bestätigen, dass Auszubildende in der praktischen Pflegeausbildung keine bzw. keine ausreichende Begleitung im Umgang mit emotionalen Herausforderungen erfahren, was oft dazu führt, dass sie kaum über wirksame Möglichkeiten zur emotionalen Entlastung verfügen. In diesem Zusammenhang machen die Untersuchungsergebnisse auch evident, dass viele Auszubildende von der Ausbildung frustriert und enttäuscht sind. Einige denken sogar daran, die Ausbildung zu beenden. Andere würden die Ausbildung nicht noch einmal beginnen oder wollen nachher den Pflegeberuf nicht bzw. nicht mehr ausüben. Wieder andere wollen zwar im Beruf bleiben, hoffen jedoch darauf, nicht so ‚kalt und steif' zu werden, wie sie es bei Pflegenden sehr häufig erleben.

Ziel dieser Untersuchung war es, einen pflegedidaktischen Beitrag zum tieferen Verständnis dessen, was Auszubildende in der Pflegepraxis emotional belastet, zu leisten. Die Ergebnisse zeigen klar auf, dass Auszubildende im Umgang mit emotionalen Herausforderungen während der praktischen Ausbildung zu begleiten sind. Sie sollten unbedingt darüber sprechen können und das reflektieren, was sie belastet. Aus diesem Verständnis heraus wird ausgehend von den empirischen Ergebnissen im nun folgenden Kapitel fünf ein persönlichkeitsstärkendes Praxisbegleitungskonzept entwickelt, das es Auszubildenden ermöglicht, sich (selbst)reflexiv mit der Pflegepraxis auseinanderzusetzen.

5 Entwurf eines persönlichkeitsstärkenden Praxisbegleitungskonzepts

Auf der Grundlage der gewonnenen empirischen Ergebnisse zu emotionalen Herausforderungen Auszubildender in der praktischen Pflegeausbildung wird im folgenden Kapitel ein persönlichkeitsstärkendes Praxisbegleitungskonzept entworfen. Dazu werden zunächst *zentrale Aspekte* des Konzepts erläutert. Dann werden die *Elemente des Konzepts* vorgestellt.

Das vorzustellende Konzept, das die Gestaltung reflexiver Lerneinheiten in der Pflegepraxis konkretisiert, lässt sich der Kategorie pflegedidaktischer Arbeiten auf der *Mikroebene* zuordnen (vgl. Ertl-Schmuck; Fichtmüller 2009, 20). Arbeiten auf dieser Ebene sind dadurch gekennzeichnet, dass sie Fragen zur Planung und Durchführung konkreter Lehr- und Lernarrangements in den Blick nehmen, d.h. sie geben Hinweise auf „konkrete Umsetzungsstrategien [...] für das unterrichtliche und berufspraktische Ausbildungssetting" (Dütthorn; Walter; Arens 2013, 173). Persönlichkeitsstärkende Lernprozesse sind grundsätzlich offen zu gestalten, d.h. Lehrende sollen diese Lernprozesse anregen und steuern, indem sie Lerngegenstände offenlegen und Reflexionsräume eröffnen. Demnach ist das Konzept aufgrund seines konkreten Anwendungsbezugs als „Gesamtorientierung didaktisch-methodischen Handelns" (Oelke; Meyer 2013, 27) in der persönlichkeitsstärkenden Praxisbegleitung zu begreifen, d.h. mit dem Konzept werden insbesondere folgende Fragen beantwortet:

- Welches Bildungsverständnis liegt dem Konzept zugrunde?
- Auf welchem pflegerischen Selbstverständnis basiert das Konzept?
- Was heißt es, in der persönlichkeitsstärkenden Praxisbegleitung zu lernen?
- Welche Ziele werden mit der Begleitung verfolgt?
- Zu welchen Themen benötigen Auszubildende Begleitung?
- Wie können reflexive Lernprozesse didaktisch-methodisch gestaltet werden?
- Wie könnte eine Praxisbegleitung durchgeführt werden?

Mit Antworten auf diese Fragen ergibt sich der *Aufbau des Konzepts*: Ausgehend von den empirischen Ergebnissen werden mit dem Bildungs-, Pflege- und Lernverständnis zunächst konzeptionelle Grundlagen geklärt. Aussagen zu Zielen, Themen und Methoden konkretisieren das Bildungs-, Pflege- und Lernverständnis hinsichtlich der Gestaltung von Praxisbegleitungen. Dann werden vor dem Hintergrund des Bildungs-, Pflege- und Lernverständnisses sowie vor den Zielen, Themen und Methoden insgesamt sechs Lerneinheiten entwickelt, die als Anwendungsbeispiele verdeutlichen, wie persönlichkeitsstärkende Praxisbegleitungen durchgeführt werden könnten. Dabei werden die empirischen Ergebnisse in den Lerneinheiten sowohl über das Bildungs-, Pflege- und Lernverständnis als auch dadurch berücksichtigt, dass die Lerneinheiten durch Beispiele aus den Belegzitaten illustriert werden.

Abbildung 1: Aufbau des Konzepts

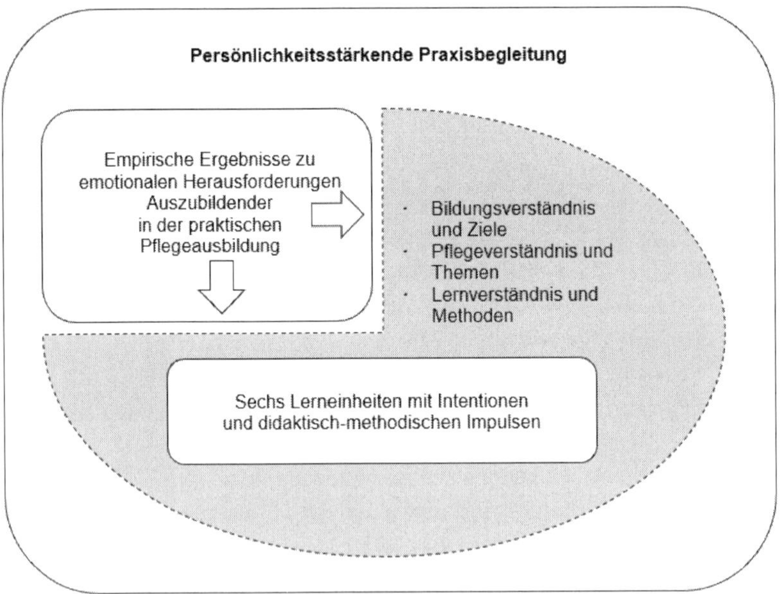

Das Konzept wird gemäß der *didaktischen Trias* von Zielen, Themen und Methoden konstruiert, wobei von der Interdependenz dieser drei Strukturmomente ausgegangen wird, die jedoch vorrangig von Klafkis „Primat der Zielentscheidungen“ (Klafki 2007, 259) beeinflusst wird; d.h. Entscheidungen über Themen und Methoden sind prinzipiell von den Zielen her zu begründen. Insofern werden einleitend das Bildungsverständnis, auf dem das Konzept basiert, sowie die Ziele der Begleitung erläutert. Dann werden das grundlegende Pflegeverständnis für die Begleitung sowie die aus Kapitel vier herauszuarbeitenden Themen der Begleitung skizziert. Im anschließenden Abschnitt wird konkretisiert, wie Auszubildende in der Begleitung lernen sollen und welches methodische Vorgehen sich daraus ergibt. In einem nächsten Schritt werden sechs Lerneinheiten mit Intentionen der Begleitung sowie konkreten didaktisch-methodische Impulse vorgestellt. Abschließend werden in Kapitel sechs erste knappe Umsetzungshinweise gegeben.

5.1 Bildungsverständnis und Ziele

Das Konzept einer persönlichkeitsstärkenden Praxisbegleitung orientiert sich an der Grundannahme, Bildung sei umfassende *Persönlichkeitsbildung*, wie sie im pflegedidaktischen Ansatz des szenischen Lernens beschrieben wird (vgl. Oelke 2018, 146). In Anlehnung an Oelkes „Zielkonzept zur Kompetenzförderung in den Pflege- und Gesundheitsberufen“ (Oelke; Meyer 2013, 343) wird Persönlichkeitsbildung insbesondere durch die *Förderung personaler Kompetenzen* sowie von *Reflexionsfähigkeit* erreicht. Diese Annahme ist auf Klafkis gesellschafts- und ideologiekritische Bildungstheorie zurückzuführen, wonach Bildung als exemplarische Auseinandersetzung mit gesellschaftlichen Schlüsselproblemen mit der Konzentration auf die Förderung von Selbstbestimmungs-, Mitbestimmungs- und Solidaritätsfähigkeit bestimmbar ist. Im Folgenden werden beide Bestimmungselemente von der „allgemeindidaktischen Ausgangsposition zu ihrer pflegedidaktischen Auslegung und Präzisierung“ (Oelke; Scheller; Ruwe 2000, 23) erläutert und dann – daraus abgeleitet – didaktische Grundsätze für das Begleitungskonzept expliziert.

Oelke greift mit ihrem Zielkonzept, das besonders auf Reflexionsfähigkeit ausgerichtet ist, auf Klafkis kritisch-konstruktives Bildungskonzept zurück, das sich zwar auf Bildung im Allgemeinen bezieht, jedoch in direkter Anschlussfähigkeit auf die pflegepädagogische Diskussion gesellschaftlicher Tabuthemen in der pflegerischen Arbeit übertragen werden kann (vgl. Oelke; Scheller; Ruwe 2000, 23). Bildung im Sinne Klafkis verfolgt ein emanzipatorisches Erkenntnisinteresse, das gesellschaftliche Verhältnisse und Vorstellungen kritisch hinterfragt und auf die drei Grundfähigkeiten *Selbstbestimmung*, *Mitbestimmung* und *Solidarität* abzielt (vgl. Klafki 2007, 90). Lernende können demnach selbstbestimmt über individuelle Lebensbeziehungen und Sinndeutungen zwischenmenschlicher, beruflicher, ethischer und religiöser Art entscheiden. Sie übernehmen Verantwortung für die Gestaltung gemeinsamer kultureller, gesellschaftlicher und politischer Verhältnisse. Und sie setzen sich für jene ein, denen beispielsweise aufgrund gesellschaftlicher Verhältnisse die Selbst- und Mitbestimmungsmöglichkeiten vorenthalten bzw. begrenzt werden (vgl. Klafki 2007, 52).

Ausgehend von einem Bildungsverständnis, das zur Selbst- und Mitbestimmung sowie zur Solidarität befähigen will, ist Bildung als Bildung für alle Menschen zu begreifen und hat sich nach Klafkis Auffassung mit Problemen auseinanderzusetzen, die alle Menschen gemeinsam haben und die sich in *gesellschaftlichen Schlüsselproblemen* wie beispielsweise der Friedens- und Umweltfrage, der sozialen Ungleichheit, den Gefahren durch digitale Medien, der menschlichen Sexualität und dem Verhältnis der Geschlechter untereinander zeigen (vgl. Klafki 2007, 56-60). Im Sinne eines „exemplarischen, gründlichen, verstehenden bzw. entdeckenden Lernens" (Klafki 2007, 62) untersuchen Lernende zentrale Probleme und hinterfragen mögliche Lösungen, „Interessenperspektiven" (Klafki 2007, 62) und Auswirkungen. Das besonders wirkmächtige Potenzial einer so begriffenen Bildung liegt darin, dass Lernende sich als Betroffene und zugleich als Mitverantwortliche erkennen, d.h. sie selbst werden aktiv, um zu reflektieren, zu urteilen, zu entscheiden und um zu handeln (vgl. Klafki 2007, 61). Klafki geht auch darauf ein, was durch die Bearbeitung exemplarischer Schlüsselprobleme an Erkenntnis bewirkt bzw. was gefördert wird. Lernende können sich nicht nur problemspezifische, strukturelle Erkenntnisse erarbeiten, sondern sich auch grundsätzliche Fähigkeiten und Einstellungen aneignen, die über das eigentliche Schlüsselproblem hinausreichen. In diesem Zusammenhang sind entscheidende personale und soziale Kompetenzen wie (Selbst)Kritikbereitschaft, Argumentationsbereitschaft,

Empathie und die Fähigkeit zum vernetzenden Denken anzuführen (vgl. Klafki 2007, 63). Diese ‚doppelte' Wirkungsweise exemplarischen Lernens durch Schlüsselprobleme nennt Klafki „kategorial" (Klafki 2007, 144).[63] Beide Momente kategorialer Bildung sind zunächst gleichwertig zu gewichten. Konzentriert sich jedoch das Bildungsverständnis auf die Förderung von Selbst-, Mitbestimmungs- und Solidaritätsfähigkeit – wie im vorliegenden Konzept intendiert –, dann erfährt das *zweite* Moment der kategorialen Bildung eine starke Gewichtung. Bildung im Sinne Klafkis ist in der Praxisbegleitung demnach insbesondere darauf ausgerichtet, „*emotionale* Erfahrungen und Betroffenheiten zu ermöglichen, zum Ausdruck zu bringen und zu reflektieren und die *moralische* und *politische Verantwortlichkeit*, *Entscheidungs- und Handlungsfähigkeit* [Auszubildender] anzusprechen" (Klafki 2007, 65; kursiv im Original).

Mit dem pflegedidaktischen Ansatz des szenischen Lernens wird in der pflegerischen Bildungsarbeit durch die Bearbeitung existenziell-emotionaler Themen im Zusammenhang mit Alter, Krankheit, Leid und Tod gelernt, mit denen Pflegende alltäglich konfrontiert sind. Außerdem werden pflegespezifische Phänomene wie Expertokratie, Hierarchie, Macht und Gewalt im gesellschaftlich-institutionellen Kontext thematisiert (vgl. Oelke 2018, 146). Oelke geht davon aus, dass Pflegende nur dann professionelle Pflegearbeit leisten, wenn sie über Kompetenzen wie „ausgeprägte Empathie- und (Selbst-)Reflexionsfähigkeiten, über Fähigkeiten zur Perspektivübernahme und zum hermeneutischen Fallverstehen verfügen" (Oelke 2018, 146). Deshalb müssen sie „in ihren Widerstandskräften, ihren Selbstschutzkompetenzen und ihrem kritisch-analytischen, gesellschaftlichen Bewusstsein" (Oelke 2018, 146) gestärkt werden. Sie fordert, dass Pflegebildungsprozesse über die berufliche Qualifizierung hinaus einer „umfassende[n] (Persönlichkeits-)Bildung" (Oelke 2018, 146) bedürfen. Beim szenischen Lernen werden Lernende dadurch in ihren personalen Kompetenzen gefördert, dass sie sich in Anlehnung an Klafkis Schlüsselprobleme mit emotional herausfordernden (Pflege)Themen auseinandersetzen.

---

[63] Kategoriale Bildung meint das „Sichtbarwerden von allgemeinen, kategorial erhellenden Inhalten auf der objektiven Seite und das Aufgehen allgemeiner Einsichten, Erlebnisse, Erfahrungen auf der Seite des Subjekts" (Klafki 1975, 43, zit. in Klafki 2007, 144).

In Oelkes *Zielkonzept zur Kompetenzförderung* konkretisieren sich zentrale Aspekte der *Förderung personaler Kompetenzen* Auszubildender, die persönlich gestärkt werden sowie Selbstvertrauen entwickeln sollen, damit sie sich auf die unmittelbare Nähe zu alten, kranken und sterbenden Menschen einlassen und sich gleichzeitig vor diesen Belastungen schützen können – und zwar so, dass sie pflegebedürftige Menschen nicht zu „Routineobjekt[en]" (Oelke; Meyer 2013, 344) werden lassen. Die Auszubildenden sollen die persönliche Haltung zu existenziellen und ethischen Fragen reflektieren sowie an der Gestaltung der beruflichen und gesellschaftlichen Gegenwart und Zukunft mitwirken. Zudem sollen sie sich bewusst werden, dass sie als „humane Dienstleistungsarbeit[er]" (Oelke; Meyer 2013, 345) eine wichtige Verantwortung tragen. Damit solche Bewusstwerdungsprozesse angebahnt werden, ergänzt Oelke ihr Zielkonzept um die „besondere Zielausrichtung Reflexionsfähigkeit" (Oelke; Meyer 2013, 345). Auszubildende sollen demnach auf *drei* Ebenen gefördert werden: in der Selbstreflexionsfähigkeit; der ethischen Reflexionsfähigkeit; der politischen Reflexionsfähigkeit:[64]

Auf der ersten Ebene impliziert *Selbstreflexionsfähigkeit* die aktive Auseinandersetzung mit der eigenen Person. Dabei sollen insbesondere jüngere Auszubildende während der Adoleszenz und Postadoleszenz unterstützt werden, die auf der Suche nach der eigenen Identität ihre Konzepte über sich selbst und über die Welt zu klären haben. Hinzu kommen berufliche Begegnungen mit tabuisierten Themen wie Krankheit, Alter, Sterben und Tod, die ebenfalls drängende, beunruhigende und existenzielle Fragen auslösen. Auszubildende sollen deshalb gefordert und gefördert werden, bei der persönlichen Auseinandersetzung mit existenziellen Themen ein Bewusstsein für die „eigenen Gefühle, Wahrnehmungen, Fantasien, Abwehr- und Integrationsmechanismen" (Oelke; Meyer 2013, 346) zu entwickeln und als Teil des eigenen Selbst zu akzeptieren. Ferner sollen sie über die eigene biografisch und sozial habitualisierte Haltung und deren Konsequenzen nachdenken. Abschließend geht es darum, dass sie zwischen den eigenen und fremden Bedürfnissen unterscheiden und eigene Grenzen setzen, wodurch sie sich selbst schützen sollen, ohne jedoch dadurch andere Menschen zu erniedrigen.

Die *ethische Reflexionsfähigkeit* auf der zweiten Ebene bezieht sich auf die Reflexion ethischer Alltagsfragen, wozu die „kleinen, normalen Dilemmata,

[64] Vgl. zu den folgenden Aussagen Oelke; Meyer 2013, 345-347.

die alltäglich brennen" (Oelke; Meyer 2013, 346), gehören. Auszubildende sollen im Diskurs mit Anderen zu ethisch gegründeten Entscheidungen kommen und sich gegebenenfalls von der „herrschenden Moral" (Oelke; Meyer 2013, 346) des Pflegealltags distanzieren. Durch Lernprozesse „vom Gefühl zum Argument" (Schmidt, zit. in Oelke; Meyer 2013, 346) werden sie in ihrer kritischen Urteils- und Entscheidungsfähigkeit gefördert.

Auf der dritten Ebene zielt die *politische Reflexionsfähigkeit* darauf ab, Auszubildende dazu zu ermutigen und zu befähigen, sich kritisch hinterfragend mit den Abgründen und Folgen gesellschaftlicher Entwicklungen auseinanderzusetzen. Zudem sollen sie eigene Gestaltungs- und Partizipationsmöglichkeiten erkennen und für sich nutzen.

Die Förderung von Reflexionsfähigkeit überhaupt als besondere Zielausrichtung postuliert Oelke als „Gegengewicht" (Oelke; Meyer 2013, 345) zur Handlungsorientierung. Gleichzeitig wird in Oelkes Zielkonzept durch die besondere Gewichtung der Reflexionsfähigkeit die Subjektorientierung herausgestellt. Denn werden schematisch strukturierte handlungsorientierte Lernprozesse nicht reflektiert, bergen sie die Gefahr „in ‚operatives Training' abzugleiten" (Lisop, zit. in Oelke; Meyer 2013, 345). Folglich wäre es wahrscheinlich, dass Auszubildende zum Selbstschutz vor zu großer Nähe aufgrund der damit verbundenen starken emotionalen Beteiligung ausschließlich nur noch distanziert und routiniert handelten, weil belastende Situationen für sie nicht erklär- und verstehbar bzw. nachvollziehbar wären. Auch die Untersuchungsergebnisse im empirischen Teil dieser Arbeit belegen klar, dass viele Auszubildende ein solches routiniertes und ‚kaltes' Verhalten immer wieder bei Pflegenden erleben. Werden Auszubildende jedoch in ihrer Selbstreflexions- sowie in ihrer ethischen und politischen Reflexionsfähigkeit gefördert, handeln sie vor allem (selbst)reflektiert, wodurch sie personale Kompetenzen, wie sie oben beschrieben wurden, erst entwickeln können.

Oelkes Zielkonzept, aus dem oben die wesentlichen Gesichtspunkte zur Förderung personaler Kompetenz sowie zum Ziel der Reflexionsfähigkeit skizziert worden sind und das auf Klafkis Bildungsverständnis basiert, folgt das hier vorzustellende persönlichkeitsstärkende Begleitungskonzept, wofür *drei didaktische Grundsätze* herausgearbeitet und konzeptualisiert werden, um aus diesen ‚übergreifenden' (Aus)Bildungszielen Konsequenzen für die Gestaltung von Praxisbegleitungen aufzuzeigen:

1. Persönlichkeitsbildung als übergreifende Zielbestimmung

Klafkis Allgemeinbildungskonzept bildet den Orientierungsrahmen für Planungsentscheidungen, die zu treffen sind, wenn Auszubildende begleitet werden. Auszubildende sollen sich aus einer geschichtlichen Perspektive heraus mit dem auseinandersetzen, was sie täglich im Pflegealltag erleben, damit sie die gewordene Gegenwart begreifen und die Zukunft mitgestalten. In diesem Zusammenhang beschäftigen sie sich mit pflegeberuflichen Schlüsselproblemen – wie in Kapitel vier dargestellt –, die sie als Betroffene und gleichermaßen Mitverantwortliche kritisch hinterfragen, reflektieren und beurteilen, um Problementscheidungen zu treffen und ihr Handeln danach auszurichten. Eine so verstandene Persönlichkeitsbildung verfolgt ein *emanzipatorisches Erkenntnisinteresse*, wodurch Auszubildende in *personalen Kompetenzen* gefördert werden, die sie dringend benötigen, um professionell zu pflegen. Ausgehend von den empirischen Ergebnissen zeigt sich, was Pflege bzw. Pflegeausbildung im Kern ausmacht.

Demnach sollen Auszubildende nach dem Pflegeberufereformgesetz während der Ausbildung ein „professionelles, ethisch fundiertes Pflegeverständnis und ein berufliches Selbstverständnis" (PflBRefG 2017, § 5) entwickeln und darüber hinaus stärken. Gleichzeitig sieht die Ausbildungs- und Prüfungsverordnung für die Pflegeberufe vor, dass es die Aufgabe Lehrender während der Praxisbegleitung sei, „die Auszubildenden insbesondere fachlich zu betreuen und zu beurteilen" (PflAPrV 2018, § 5). Diese gesetzliche Verpflichtung ist insofern problematisch, als unter Berücksichtigung der empirischen Ergebnisse zu bezweifeln ist, dass Auszubildende ein ethisch fundiertes sowie professionelles pflegeberufliches Selbstverständnis entwickeln können, wenn in der Praxisbegleitung ausschließlich deren fachliche Kompetenzen gefördert werden. Auch die in einem Sammelband veröffentlichten Beiträge zur Systematisierung der Praxisbegleitung als Forschungsfeld (vgl. Arens 2015) stützen die praxisbasierte Kritik an den gesetzlichen Vorgaben. Eklatante pflegedidaktische Diskussions- und Forschungsbedarfe werden in der Bildungsgangforschung ebenso aufgezeigt wie dringende Forschungsdesiderate zur Umsetzung der Praxisbegleitung überhaupt (vgl. Arens 2015, 414-426). Ein möglicher Schritt hin zu einem ethisch fun-dierten pflegeberuflichen Selbstverständnis könnte deshalb darin bestehen, Praxisbegleitung als persönlichkeitsstärkende Bildungschance zu begreifen:

„Wenn der Praxisbegleiter also Lernenden hilft, eine beobachtende und nachfragende, nachspürende Haltung einzunehmen, eigene und betriebliche Leitdifferenzen und Handlungsweisen zu besprechen, Noch-Verborgenes oder Unbewusstes hervorzuholen und verstehbar zu machen, Strukturen zu erkennen, Zusammenhänge und Wirkungen zu sehen, Widersprüche zu benennen, dann kann der Betrieb durch Praxis*begleitung* vertiefend und erweiternd zur Praxis*anleitung* Lernort sein." (Brinker-Meyendriesch 2015, 97; kursiv im Original)

2. Nicht widerständige, sondern widerstandskräftige Auszubildende

In der Praxisbegleitung sollen Auszubildende eigene Erlebnisse zu emotionalen Herausforderungen reflektieren, die sie innerhalb „historisch gewachsener hierarchischer, teils inhumaner, zunehmend auf Gewinnmaximierung ausgerichteter institutionell-gesellschaftlicher Strukturen" (Oelke 2018, 146) hatten. Gegenüber dem, was sie in der Pflegepraxis erleben, sollen sie ein kritisches Bewusstsein entwickeln, wobei aber die meisten von ihnen – so bestätigen es auch die Untersuchungsergebnisse – sich dem hierarchischen System des Krankenhauses unterordnen und das, was sie belastet, aushalten. Die Forschungsergebnisse der vorliegenden Arbeit verdeutlichen eindrücklich, dass viele Pflegende nicht im Entferntesten mit Auszubildenden, die sich selbst- und mitbestimmt sowie solidarisch sowohl für eigene Belange als auch für die Belange pflegebedürftiger Menschen einsetzen, umzugehen wissen.[65] Gerade deshalb ist es empfehlenswert, *emanzipatorische Lernprozesse* zu fördern, was für die Entwicklung insbesondere von ethischer und politischer Reflexionsfähigkeit bedeutet, dass Auszubildende zur kritischen Auseinandersetzung gerade mit gesellschaftlichen und berufspolitischen Fragen ermutigt werden sollen. Prüfen sie nämlich nicht für sich, was sie tagtäglich erleben, laufen sie Gefahr, selbst Routinen und Rituale eines widersprüchlichen, konfliktreichen Pflegealltags unreflektiert zu übernehmen. Gleichzeitig sollten sich auch die Lehrenden, die selbst meist ehemals Pflegende sind, darüber im Klaren sein, dass sie „die ‚Pflegewelt' nicht über SchülerInnen, die [sie] stellvertretend in den ‚Kampf' schicke[n]" (Kellner 2011, 415), verändern können. Vielmehr sollten Auszubildende in der Praxisbegleitung durch die Auseinandersetzung mit belastenden Situationen für künftige Situationen insofern gestärkt werden, als sie trotz belastender Umstände über persönliche Ressourcen und Schutz-

[65] Vgl. Abschnitt 2.2.

faktoren verfügen, die ihnen helfen, sich in schwierigen Situationen zurechtzufinden. Im Konzept der Resilienz lässt sich Widerstandskraft als „Erhalt oder Wiederherstellung [einer] normale[n] Funktionsfähigkeit trotz hoher Belastung“ (Eppel 2007, 139) beschreiben. Dabei ist Widerstandskraft kein konstantes Persönlichkeitsmerkmal, sondern das Ergebnis eines „immer wieder neuen dynamischen Bilanzierungsprozesses der Person“ (Eppel 2007, 139), wie er in der Praxisbegleitung durch die Reflexion auf herausfordernde und belastende Erlebnisse Auszubildender angeregt werden soll.

3. Stabilisierung Auszubildender durch eine positive, offene Emotionskultur
Auszubildende sollen sich mit erlebten Belastungen und damit verbundenen Gefühlen auseinandersetzen. Sie sollen darüber sprechen, was sie schockiert, ängstigt oder ärgert, wovor sie sich ekeln oder wofür sie sich schämen, welche Fragen, Probleme oder Konflikte sie haben, wie sie in Belastungssituationen reagierten oder potenziell reagiert hätten. Schließlich sollen sie nachhaltig erfahren, dass Gefühle nicht nur ‚erlaubt‘, sondern auch dringend notwendig sind, um entlastet und stabilisiert zu werden. Ein offener Umgang mit Gefühlen kann aber nur gelingen, wenn Auszubildende sich auf emotionale Lernverfahren einlassen, wofür es allerdings erforderlich ist, dass über die Praxisbegleitung hinaus auch an der Schule eine spür- und erlebbare Emotions- und Feedbackkultur existiert, da wohl zu erwarten ist, dass Auszubildende sich schwer damit tun, eigene Gefühle frei auszusprechen (vgl. Oelke 2005, 652-653). Wie die Untersuchungsergebnisse deutlich belegen, haben es viele der Auszubildenden gelernt, aus Angst vor schlechten Praxisbeurteilungen eben nicht über eigene Gefühle zu sprechen. Dessen sollten sich Lehrende, die Auszubildende begleiten, bewusst sein. Abschließend ergibt sich das *unabdingbare Postulat*, danach zu streben, dass in der ganzen Pflegeausbildung immer und überall von allen Beteiligten Gefühle thematisiert werden bzw. thematisierbar sind, ohne dass den Betroffenen negative Konsequenzen drohen.

5.2 Pflegeverständnis und Themen

Im Abschnitt 5.1 erfolgte die Explizierung des grundlegenden Bildungsverständnisses sowie der Ziele des persönlichkeitsstärkenden Praxisbegleitungskonzepts: Zunächst wurde Bildung ausgehend von Klafkis Auseinandersetzung mit gesellschaftlichen Schlüsselproblemen definiert, wobei die Subjektorientierung als zweites Moment kategorialer Bildung im Zentrum steht. Darauf aufbauend wurden mit Oelkes Zielkonzept mit der Betonung der Förderung personaler Kompetenz und der Reflexionsfähigkeit die Ziele der Praxisbegleitung aufgezeigt. Daraus ließen sich für die Gestaltung von Begleitungen drei didaktische Grundsätze formulieren: (erstens) Praxisbegleitung als Bildungschance, die ein emanzipatorisches Erkenntnisinteresse verfolgt, wodurch Auszubildende in ihren personalen Kompetenzen gefördert werden; (zweitens) die Stärkung Auszubildender in ihren Widerstandskräften mithilfe einer kritischen Reflexion des Pflegealltags und (drittens) deren Stabilisierung durch eine positive, offene Emotionskultur innerhalb der Pflegebildung.

Nach der Explikation von Bildungsverständnis und Bildungszielen müssen thematische Entscheidungen insoweit diskursiv-argumentativ gerechtfertigt werden, als die Auseinandersetzung mit den vorgeschlagenen Themen die Ziele tatsächlich fördern kann (vgl. Klafki 2007, 260). Damit deutlich wird, welche *persönlichkeitsstärkenden Bildungsdimensionen* mit der Bearbeitung emotionaler Herausforderungen Auszubildender in der Begleitung aufgegriffen werden könnten, wird zunächst aus den vorliegenden empirischen Ergebnissen ein grundlegendes konzeptionelles Verständnis vom inhaltlichen *Kern pflegerischer Arbeit* herausgearbeitet, das auch den institutionell-gesellschaftlichen Rahmen berücksichtigt, in dem Pflegearbeit stattfindet. Dann werden aus den empirischen Ergebnissen *Themen* identifiziert, deren inhaltliche Auseinandersetzung im Mittelpunkt der Praxisbegleitung stehen soll.

Die empirischen Befunde aus Kapitel vier verdeutlichen, dass Pflege weit mehr als die fachlich korrekte Durchführung von Pflegetechniken ist. Auszubildende leisten Körper- und Zivilisierungsarbeit (vgl. Gröning 2014), wenn sie sich in scham- und ekelbesetzte Pflegesituationen begeben. Ferner leisten sie Beziehungs-, Gefühls- und Emotionsarbeit (vgl. Strauss et al. 1980; Hellige 2002) durch intensive und anspruchsvolle Gespräche, die sie mit alten, kranken und sterbenden Menschen und deren Angehörigen führen. Täglich stehen sie vor ethisch-moralischen Grundsatzfragen und müssen sich im widersprüchlichen Pflegealltag mit oftmals lernhemmenden und ökonomischen Zwängen zurechtfinden. Zudem erleben sie sich in der Hierarchie des Krankenhauses meist ganz unten und sollen schließlich unter den schwierigen emotional belastenden Umständen die eigene berufliche Identität finden und professionell pflegen lernen.

Dieses Verständnis von Pflege wird im vorliegenden Konzept aufgegriffen, sodass auch Praxisbegleitung mehr als die Überprüfung fachlich korrekt durchgeführter Pflegetechniken sein soll.[66] Das folgende Beispiel einer alltäglichen Körperpflegesituation[67] verdeutlicht, welche persönlichkeitsstärkenden Bildungschancen Praxisbegleitungen haben könnten, wenn sie über fachlich-pflegetechnische Aspekte hinaus auf tatsächlich ausbildungsrelevante Probleme Auszubildender eingingen. Ein Auszubildender schildert, wie eine an Juckreiz leidende Patientin, die am ganzen Körper blutige Hautstellen hat, offenkundig lindernde Unterstützung benötigt. Während die Pflegende nichts gegen den Juckreiz unternimmt, ergreift der Auszubildende lindernde Maßnahmen. In der Reflexion auf diese Dilemmasituation äußert er:

> *Mich haben die Aussagen teilweise sehr gestört Frau K. als „Problempatientin" bzw. als „Ei" zu bezeichnen. Ich wusste mit diesen Aussagen nicht mehr anzufangen als sie zur Kenntnis zu nehmen und so stehen zu lassen ... Zu sehen, dass anscheinend, so hat es zumindest in diesem Moment auf mich gewirkt, niemand auf Station meine Pflegebemühungen fortgesetzt hat, stimmte mich traurig. Mit dem Gedanken zu spielen, Frau K. für die Nacht so liegen zu lassen, setzte ein wenig Wut in mir frei ... Ich habe der Pflegekraft dann versucht zu erklären, wie sie sich fühlen würde, wenn sie da läge und man ihr aus Bequemlichkeit (ich habe diesen Teil im Gespräch anders formuliert) den Rücken nicht eincremen würde. Sie nahm es zur Kenntnis und ließ mich gewähren ... Gern hätte ich die Übergabe dieser Patientin an den Nachtdienst übernommen oder zumindest pflegerisch einige Ratschläge gegeben, doch sehe ich dies außerhalb meiner Kompetenz als Schüler. (S_10_SH_9-11)*

Aus pflegewissenschaftlicher Perspektive betrachtet problematisiert der Auszubildende das, was den *Kern der Pflege* ausmacht:

[66] Vgl. oben Abschnitt 5.1.

[67] Die Situation ist ausführlich im Abschnitt 4.1.1.2.4 dargestellt.

> „eine asymmetrische, Nähe und Distanz ausbalancierende, interaktionsorientierte und kommunikative Zugangsweise, die am Leibkörper als therapeutische und fürsorgende, [em]pathische, anteilnehmende und fürsprechende Haltung und Handlung eine eigenständige Antwort auf die Konfrontation mit Leiden, Krankheit, Verlust, Trauer , Sterben und Tod darstellt" (Wettreck, zit. in Friesacher 2015, 202).

Menschen zu pflegen ist ein grundlegender Bestandteil menschlichen Lebens und dennoch gehört die Körperpflege bei vielen Pflegenden zu den eher zu vernachlässigenden, delegierbaren und unbeliebten Tätigkeiten (vgl. Friesacher 2015, 202). Im Gegensatz zur Pflegenden, deren Verhalten den Auszubildenden belastet, setzt er an der Leiblichkeit der betroffenen Patientin an, er lässt sich auf sie ein und nimmt fürsorgende und fürsprechende Anteilnahme an ihrem Leid, wodurch er das tut, was Friesacher als „das typisch ‚Pflegerische'" (Friesacher 2008, 236) bezeichnet.

Ausgehend von dem oben geschilderten Erlebnis eines Auszubildenden könnten in der Praxisbegleitung mit folgenden Fragen Bildungsziele verfolgt werden, wie sie oben im Abschnitt 5.1 aufgezeigt wurden:

- Was macht den Auszubildenden traurig und wütend? Auf wen ist er wütend? Was bewirken Trauer und Wut in ihm?
- Warum wird die Patientin als „Ei" bezeichnet? Wie könnte die vom Auszubildenden wahrgenommene Gleichgültigkeit der Pflegenden erklärt werden? Warum handelt sie nicht?
- Warum darf ein Auszubildender keine „Ratschläge" geben? Was wäre wohl passiert, hätte er geäußert, dass er die Übergabe übernehmen wolle?
- Wie könnte der Auszubildende sich selbst abgrenzen und schützen? Wie wird er in Zukunft in ähnlichen Situationen handeln?

Werden diese oder ähnliche Fragen in der Praxisbegleitung didaktisch-methodisch arrangiert bearbeitet, haben Auszubildende die Möglichkeit, sich ihrer Wahrnehmungs- und Deutungsmuster bewusst zu werden. Denn der Kern der Pflege, um den es im oben aufgeführten Beispiel geht, ist nur sehr eingeschränkt rationalisier- und beschreibbar. Damit Auszubildende nicht – wie vermutlich die oben im Beispiel angeführte Pflegende – in Gewohnheitsdenken und ritualisierte Handlungsmuster verfallen, ist es notwendig, von der unmittelbaren Situation Abstand zu nehmen, um diese kritisch zu durchdenken und zu reflektieren (vgl. Friesacher 2008, 237).

Darüber hinaus ist Persönlichkeitsstärkung dadurch möglich, dass Auszubildende in der kritischen Auseinandersetzung mit dem Erlebten sich einerseits mit den Hintergründen hierarchischer Strukturen im Krankenhaus beschäftigen und andererseits kritisch hinterfragen, welche Auswirkungen gesellschaftlich-gesundheitspolitische bzw. gesundheitsökonomische Strukturen auf das Verhalten Pflegender haben könnten. Versteht sich also Praxisbegleitung als persönlichkeitsstärkende Bildungschance, müssen Auszubildende Begleitung erfahren, wenn sie Körper-, Zivilisierungs-, Beziehungs-, Gefühls- und Emotionsarbeit leisten, ethische und moralische Grundsatzfragen reflektieren, sich im Pflegealltag zurechtfinden sowie eine Berufsidentität entwickeln. Das *Potenzial* des hier vorgelegten Praxisbegleitungskonzepts liegt gerade darin, dass Auszubildende sich nicht mit wissenschaftsbasiertem Berufshandeln auseinandersetzen, sondern mit pflege- und pflegeberufsimmanenten Herausforderungen, wodurch Pflege „sehr viel mehr [wird] als nur die Durchführung von Pflegetechniken oder die korrekte Ausübung von Krankenbeobachtung" (Oelke; Scheller; Ruwe 2000, 25).

Auch die zwei Hauptkategorien und sechs Oberkategorien aus Kapitel vier[68] zeigen, dass Auszubildende vor allem das, was ‚pflegetypisch' ist und den Kern der Pflege ausmacht, als emotional belastend erleben. Thematisch entsprechen die sechs Oberkategorien den sechs Lerneinheiten innerhalb der Praxisbegleitung.

Zusammenfassend ist festzuhalten, dass ein Pflegeverständnis, das im vorliegenden Begleitungskonzept aufgegriffen und thematisch durch die insgesamt sechs Lerneinheiten innerhalb der Praxisbegleitung konkretisiert wird, *körperlich-taktil*, *gesellschaftlich*, *sozial-interaktiv*, *emotional*, *ethisch-moralisch* und *identitätsbildend* dimensioniert ist.

[68] Vgl. Tabellen 1 und 2.

Übersicht über die Themen der sechs Lerneinheiten innerhalb der Praxisbegleitung, die sich aus den Haupt- und Oberkategorien ergeben:

A. Direkter Kontakt mit zu pflegenden Menschen und Angehörigen[69]

1. In Pflegesituationen an Grenzen kommen
   - Körperliche Nähe aushalten
   - Konfrontiert werden mit Aggression und Gewalt
2. Schwierige Gespräche führen
   - Gespräche mit zu pflegenden Menschen und Angehörigen
   - Gespräche mit Sterbenden und Angehörigen
3. In ethische und moralische Konflikte und Dilemmata geraten
   - Fertig werden mit kritischen Entscheidungen
   - Suizidversuch und Suizid von zu pflegenden Menschen erleben
4. Sterben und Tod aushalten
   - Mit der Endlichkeit des Lebens konfrontiert werden
   - Sterben von Kindern aushalten und die Trauer der Eltern mitempfinden
   - Verstorbene versorgen

B. Lernen und Arbeiten in der Pflegepraxis[70]

5. Im Pflegealltag zurechtkommen
   - In ökonomischen Zwängen stecken
   - Beim Lernen demotiviert werden
   - Verantwortung in Pflegesituationen übernehmen
   - In Notfällen fertig werden mit Druck, Anspannung und Schuldgefühlen
6. Mit Pflegenden im Team zusammenarbeiten
   - Feindseligen Pflegenden ausgesetzt sein
   - Ausgeschlossen werden

---

[69] Vgl. Abschnitt 4.1.

[70] Vgl. Abschnitt 4.2.

5.3 Lernverständnis und Methoden

Im Anschluss an das Bildungs- und Pflegeverständnis mit den Zielen und Themen der Begleitung soll als letztes Element der didaktischen Trias das Lernverständnis mit methodischen Implikationen für die Begleitung erläutert werden. Das in der Praxisbegleitung gemeinsam arrangierte Reflektieren über belastende Situationen, wodurch Auszubildende stabilisiert und persönlich gestärkt werden sollen, inkludiert ein genuin konstruktivistisches, subjektorientiertes Verständnis von Lernen, das Auszubildenden Gelegenheiten und Lernräume zur Auseinandersetzung mit eigenen Erlebnissen eröffnet, um ganzheitlich und mit allen Sinnen sowie gemeinsam mit Anderen von- und miteinander zu lernen. Basierend auf der *zentralen* Vorstellung, Auszubildende lernten durch eigene Erlebnisse „im Sinne folgenreichen Erfahrung-Machens“ (Oelke 2018, 147) innerhalb von oder als Reaktion auf ‚Szenen‘, in die sie „körperlich, emotional, denkend und handelnd eingebunden sind“ (Scheller 2004, 19), wird im vorliegenden Konzept davon ausgegangen, dass ein solches Erfahrungslernen stattfindet, wenn Erlebnisse reflektiert werden und sich daraus neue Erkenntnisse ergeben. Ein wesentliches Ziel der Begleitung ist es, Auszubildende in ihrer Selbstreflexionsfähigkeit sowie in ihrer ethischen und politischen Reflexionsfähigkeit zu fördern (vgl. Abschnitt 5.1). Dabei wird angenommen, dass Reflexionskompetenz dadurch besonders nachhaltig gefördert wird, dass Auszubildende das Reflektieren erproben und sich darin üben. Reflektieren als konstitutives Konzeptelement ist demnach eine zu fördernde Personalkompetenz und gleichzeitig eine grundlegende Voraussetzung für Lernen durch Erfahrung, d.h. Auszubildende lernen dadurch zu reflektieren, dass sie reflektieren.

In den folgenden Abschnitten wird zunächst erläutert, warum durch ‚Erfahrung-Machen‘ gelernt werden kann. Dann werden Anregungen zum Erfahrungslernen aufgezeigt, dargelegt in fünf Aspekten eines förderlichen Lernens in der Begleitung: (erstens) das Lernen durch Reflektieren, (zweitens) das Lernen als Arbeit mit und an Haltungen, (drittens) das Lernen mit dem Fokus auf kritische Urteilsbildung, (viertens) das ganzheitliche Lernen mit allen Sinnen sowie (fünftens) das Lernen als kooperatives Geschehen. Abschließend sei der Frage nachgegangen, welche methodischen Konsequenzen ein solches Lernverständnis nach sich zieht. Dazu werden vier methodische Ansätze vorgestellt, mit denen reflexive und offene Lernräume gestaltet werden könnten, wozu (erstens) szenisches Lernen, (zweitens) der Einsatz von Materialmedien, (drittens) Falldiskussion und Fallbesprechung sowie (viertens) die Arbeit mit historischen Quellentexten gehören.

5.3.1 Lernen durch Erfahrung

Wie die empirischen Ergebnisse der Arbeit belegen, sind es insbesondere konkrete Erlebnisse, die Auszubildende im Zusammenhang mit emotionalen Belastungen erinnern. Auch wenn diese Erlebnisse oft sehr lange zurückliegen, schildern Auszubildende solche Situationen umfassend in ‚Szenen' oder beschreiben ‚in Bildern', was sich konkret ereignet hat. Erlebnisse, in denen Auszubildende sich mit Grenzen der eigenen Selbstwirksamkeit bzw. mit der eigenen Machtlosigkeit konfrontiert sehen, sind auf ihre Art ganz besondere Erlebnisse (vgl. Kellner 2011, 394). Die Untersuchungsergebnisse zeigen, dass Auszubildende sogar detaillierter Einzelheiten wieder bewusst werden, wenn sie auch lange zurückliegende Belastungen reflektieren, die sie als Momente der eigenen Hilflosigkeit erlebt hatten. Ein Erlebnis wird dann zur Erfahrung, wenn es „mit anderen Erlebnissen bewusst in Verbindung gebracht wird und damit in seinen Voraussetzungen und Wirkungen begriffen wird" (Oelke; Scheller; Ruwe 2000, 31). Dem Lernverständnis des vorliegenden Konzepts liegt die Annahme zugrunde, dass Auszubildende erst lernen, wenn sie Erlebnisse und Situationen, in denen sie selbst in Frage gestellt werden, so zu Erfahrungen verarbeiten, dass das Neue nicht einfach abgewehrt oder angeeignet wird, sondern der Blick auf die eigenen Vorstellungen und Verhaltensmuster gelenkt und diese verändert werden. Dabei begreifen Auszubildende, was in der Situation mit ihnen passiert ist, welche Gefühle in ihnen ausgelöst wurden, welche Wahrnehmungen und Handlungen dafür ausschlaggebend waren und welche Konsequenzen daraus gezogen werden können (vgl. Scheller 2004, 19-20).

Dieses Lernverständnis lässt sich mit Erkenntnissen aus der Bildungsgangforschung vertiefen. Demnach lernen Subjekte in ihrer ganz eigenen „dringliche[n] und soziale[n] Wirklichkeit" (Hahn 2004, 169), indem sie objektive Herausforderungen ihrer sozialen Umwelt als subjektiv bedeutsam wahrnehmen und interpretieren, um diese dann entsprechend eigener Erlebnisse, Gefühle, Einstellungen, Werte und Haltungen zu bearbeiten (vgl. Hahn 2004, 167). Bildungsgangforscher gehen davon aus, dass insbesondere durch Erfahrungskrisen wie Dissens- oder Diskrepanzerfahrungen unter bestimmten Voraussetzungen ‚gut' gelernt werden kann. Lernende können in solchen Situationen Probleme meistens nicht einfach lösen, indem sie eingespielte, bewährte und routinierte Wahrnehmungs- und Denkmuster anwenden, sondern müssen stattdessen neue Wege zur Problembearbeitung anbahnen. Durch andere Vorgehensweisen verändert sich ihr Denken ebenso wie ihr Verhältnis zur Welt und darüber hinaus zu sich selbst. Allerdings besteht gerade in Krisensituationen die Gefahr, dass gerade emotional angespannte Lernende aufgrund von Vorurteilen, Erwartungen und Überzeugungen keine neuen Wege gehen, sondern ihre bewährten Routinemuster zur Lösung von Problemen einsetzen. Damit sie nun Erlebnisse zu (Lern)Erfahrungen machen können, müssen sie darauf erst reflektieren (vgl. Combe 2004, 57-58).

Dass die Pflegeausbildung an Krisenerfahrungen ‚reich' ist, zeigen die Ergebnisse dieser Arbeit: Auszubildende werden fast täglich konfrontiert mit ethisch-moralischen Fragestellungen. Einerseits erleben sie mit, wie alte, kranke und sterbende Menschen und ihre Angehörigen vor Entscheidungen gestellt werden, und denken darüber nach, wie sie selbst wohl an deren Stelle handeln würden. Andererseits müssen sie für sich selbst klären, wie sie mit den Widersprüchlichkeiten des Pflegealltags, mit erlebter Gewalt, Macht und Hierarchie umgehen wollen. Damit Auszubildende Erlebnisse bearbeiten können, benötigen sie während der praktischen Pflegeausbildung Gelegenheiten für subjektiv bedeutsame Lernprozesse, d.h. die Praxisbegleitung wird zum „Erfahrungsraum" (Hentig, zit. in Combe 2004, 58) für Auszubildende.

5.3.1.1 Lernen durch Reflektieren

In diesem Erfahrungsraum sollen sich Auszubildende reflexiv auseinandersetzen mit emotionalen Erlebnissen, wobei es „eher um Erkenntnis als Kenntnis, [als] um (Nach-)Denken als Wissen" (Oelke 2018, 147) geht. Reflexives Lernen zielt auf ein praktisches und emanzipatorisches Erkenntnisinteresse, wie es Darmann-Finck in der pflegedidaktischen Heuristik ihrer interaktionistischen Pflegedidaktik herausgearbeitet hat. Demnach sollen Auszubildende selbsterlebte emotionale Belastungssituationen einerseits dahingehend reflektieren, „vielfältige und bisher nicht gesehene Deutungen für Pflegephänomene oder Patientenverhalten zu entwickeln, die Begrenztheit der bisherigen Deutungen zu erkennen und ein Bewusstsein von der Andersheit der Anderen und der Konstruktivität von Deutungen sowie von Nicht-Wissen zu entwickeln" (Darmann-Finck 2010, 180). Andererseits sollen sie „zum reflexiven Umgang mit widersprüchlichen Anforderungen befähigt werden, indem sie sich die in Pflegesituationen enthaltenen gesellschaftlich geprägten Widersprüche bewusst machen und sie dann nicht einseitig auflösen, sondern verschiedene Handlungsmöglichkeiten ausloten und sie hinsichtlich der damit verbundenen Folgen bewerten" (Darmann-Finck 2010, 182).

Beide Erkenntnisinteressen – das praktische und das emanzipatorische – sind immanente Bestandteile reflexiven Lernens, weshalb es in der Begleitung erforderlich ist, reflexive Lernprozesse *zweifach* anzustoßen: Durch die Auseinandersetzung mit alten, kranken und sterbenden Menschen sollen Auszubildende zunächst einen sinnverstehenden Zugang zu belastenden Pflegesituationen erhalten, damit sie im Selbst- und Fremdverstehen „in der body-to-body-Interaktion über leibliches Verstehen [… zu Urteilen gelangen …], die nichtsprachlichen, präreflexiven und gestalthaften Charakter haben" (Darmann-Finck 2010, 179). Dann sind Pflegebeziehungen immer kontextuell mit äußeren Einflussfaktoren zu sehen, die sich konkret zeigen können, wenn Auszubildende in scham- und ekelbesetzten Pflegesituationen zusätzlich in Zeitnöte geraten oder miterleben müssen, dass zu pflegende Menschen von Pflegenden respektlos und entwürdigend behandelt werden. Deshalb sollten Auszubildende immer auch über den Einzelfall hinausgehende Erkenntnisse reflektieren, d.h. sie sollen sich kritisch auseinandersetzen mit „Abhängigkeiten und Missachtungsformen" (Darmann-Finck 2010, 182), die im Zusammenhang mit gesellschaftlich-institutionellen Zwängen stehen, denen Auszubildende täglich ausgesetzt sind. Angewendet auf die drei Reflexionsebenen, die im Abschnitt 5.1 erläutert worden sind, verfolgt die Reflexion folgende Absichten: In der selbstreflexiven Auseinandersetzung sollen Auszubildende insbesondere durch die reflexive „Arbeit an und mit Haltungen" (Oelke 2018, 140) lernen. In der ethischen und politischen Reflexionsarbeit konzentrieren sich Auszubildende darauf, zu kritischen Urteilen gelangen. *Beide* Absichten reflexiven Lernens – die Arbeit an und mit Haltungen und die kritische Urteilsfindung – sollten in der Begleitung gleichermaßen gefördert werden.

5.3.1.2 Lernen als Arbeit mit und an Haltungen

Damit selbstreflexive Lernprozesse gefördert werden können, ist zu klären, was es bedeuten kann, mit und an Haltungen zu arbeiten. Jeder Mensch hat grundsätzlich eine Haltung; sie ist

> „das Gesamt an inneren Vorstellungen, Gefühlslagen, sozialen und politischen Einstellungen (innere Haltung) sowie körperlichen und sprachlichen Ausdrucksformen (äußere Haltung), das eine Person oder Personengruppe in bestimmten Interaktionssituationen zeigt, aber auch längerfristig gegenüber anderen Personen und sich selbst aufrechterhält" (Oelke 2018, 148).

Einerseits ist die Haltung eines Menschen etwas Individuelles und Persönliches, denn sie ist zurückzuführen auf biografische Lebenszusammenhänge, durch die Menschen geprägt wurden. Andererseits weisen Haltungen kollektive Gemeinsamkeiten auf, d.h. Menschen teilen mit anderen Menschen, mit denen sie etwas verbindet, einen ganz bestimmten Habitus, der unter anderem auch durch den Beruf geprägt wird.[71] Jedoch zeigen sich diese Haltungen oft als „eingeschliffene [unbewusste] Verhaltensmuster" (Oelke; Scheller 2014, 8), die zwar erklärt, aber nicht voll begriffen werden können. Werden also emotionale Erlebnisse dadurch reflexiv verarbeitet, dass Auszubildende versuchen sich diese zu erklären, dann ist immer davon auszugehen, dass in diesen Erklärungen bewusste, aber auch unbewusste Vorstellungen und Wünsche beinhaltet sind (vgl. Oelke; Scheller 2014, 8). Lernprozesse können also nur dann persönlichkeitsstärkend sein, wenn sowohl Wahrnehmungs-, Denk- und Deutungsmuster Auszubildender als auch ihre sozialen Handlungsmuster – also innere und äußere Haltungen – bearbeitet werden. Außerdem ist Arbeit an und mit Haltungen immer auch „Arbeit an und mit individuell Bewusstem wie auch Un- und Vorbewusstem einerseits sowie gesellschaftlicher ‚Bewusstheit' bzw. ‚Unbewusstheit'" (Erdheim, zit. in Oelke 2018, 148) andererseits. Arbeiten Auszubildende an und mit ihren Haltungen, lernen sie nicht ausschließlich durch die Versprachlichung von Erlebtem. Damit Vor- und Unbewusstes in das Bewusstsein kommen kann, sind Lerngelegenheiten notwendig, die es

[71] Balzer (2015) hat in ihrer Studie zum pflegeberuflichen Ausbildungsmilieu aus allen Handlungsweisen, Einstellungen und Haltungen Auszubildender Habitustypen herausgearbeitet, die diese benötigen, um im Pflegealltag zu ‚überleben'.

ihnen ermöglichen, eigenen Erlebnissen sinnlich-körperlich nachzuspüren (vgl. Oelke; Scheller 2009, 52).

Lernen an und mit Haltungen, das ein praktisches und emanzipatorisches Erkenntnisinteresse verfolgt, beinhaltet, dass Auszubildende sich ihrer widersprüchlichen Haltungen und Handlungsmuster bewusst werden. Ausgehend von den empirischen Untersuchungen könnte es in der Begleitung darum gehen, dass sich Auszubildende der eigenen Wahrnehmungen und Gefühle, d.h. der inneren Haltungen bewusst werden, wenn sie körperliche Nähe in scham- und ekelbesetzten Situationen aushalten müssen oder wenn sie selbst – meist zum ersten Mal – Sterbende begleiten und dadurch mit der eigenen Endlichkeit konfrontiert werden. Zudem sollten sie sich darüber klar werden, welche körperlichen und sprachlichen Haltungen und Handlungsmuster sie nutzen, wenn beispielsweise ausschließlich sie als Auszubildende die Körperpflege durchführen müssen. An einem Belegzitat kann verdeutlicht werden, was Auszubildenden durch die Haltungsarbeit bewusst werden könnte: *In solchen Situationen denke ich mir oft, dass es eigentlich kein Wunder ist, dass es Gewalt in der Pflege gibt (S_10_CK_16).* In Körperpflegesituationen werden Pflegende zu „Zivilisierungsarbeiter[n]“ (Gröning 2014, 112). Die empirischen Ergebnisse bestätigen, dass es während der Körperpflege immer wieder zu Grenzüberschreitungen und -verletzungen durch Pflegende kommt, weil Pflegende mit der Körperpflege eine gesellschaftlich wenig anerkannte Arbeit durchführen. Ziel der Haltungsarbeit könnte es sein, dass sich Auszubildende bewusst werden, wie sie sich in ‚aufgezwungenen‘ Körperpflegesituationen gegenüber pflegebedürftigen Menschen verhalten, wie Pflegebedürftige dieses Verhalten wahrnehmen und warum und wozu Auszubildende sich so verhalten. Ferner könnten Auszubildende darüber nachdenken, wie sich ihr Verhalten, aber auch ihr sprachlicher Ausdruck in Körperpflegesituationen im Verlauf der Ausbildung verändert haben. Werden sich Auszubildende ihrer Wahrnehmungs-, Deutungs- und Verhaltensmuster bewusst, könnten sie einerseits erkennen, dass sie sich aufgrund ihrer Aversion gegen die Körperpflege auf einem schmalen Grat hin zu grenzüberschreitendem und -verletzendem Verhalten bewegen.

Andererseits könnten sie darüber nachdenken, wie sie sich künftig verhalten könnten, damit sie als Körper- und Beziehungsarbeiter professionell pflegen. Auszubildende bringen eigene Ideal- bzw. Optimal-Vorstellungen vom

Pflegen in die Ausbildung ein, die auf innere Haltungen zurückzuführen und aufgrund biografischer Ereignisse oder Lebenssituationen entstanden sind. Die empirischen Ergebnisse bestätigen, dass sehr viele Auszubildende von Beginn der Ausbildung an hohe Ansprüche an sich selbst als Pflegende stellen. Sie sind „nicht nur als Rollenträger, sondern als ganze Personen mit ihren eigenen biografischen Bezügen in Pflegesituationen involviert" (Darmann-Finck 2011, 69). In der Pflegeausbildung erleben sie jedoch vieles anders, als es ihren Wünschen, Vorstellungen und Erwartungen entspricht, und sind folglich überfordert. Damit ist die Pflegeausbildung aufgrund ihrer „unklare[n], divergente[n] und widersprüchliche[n] Rollenanteile" (Gudjons; Wagener-Gudjons; Pieper 2008, 23) für Auszubildende mit der Suche nach der eigenen Identität verbunden. Selbstreflexive Bewusstwerdungsprozesse in der Praxisbegleitung sind deshalb immer auch biografisch geprägt, was sich damit begründen lässt, dass es Auszubildenden aufgrund von Zwängen, Traditionen und Strukturen, denen sie im Pflegealltag begegnen, wohl schwerfallen dürfte, sich der eigenen Haltung bewusst zu werden. Die biografische Selbstreflexion kann Auszubildende dabei unterstützen, „Brücken zu schlagen" (Gudjons; Wagener-Gudjons; Pieper 2008, 23) zwischen der Vergangenheit, der Gegenwart und der Zukunft, wobei folgende Fragen beantwortet werden könnten:

- Welche Ereignisse oder Personen haben meine Wahrnehmungen, Deutungen und Gefühle im Umgang mit Alter, Krankheit und Tod geprägt?
- Welche Anteile davon zeigen sich, wenn ich Menschen pflege?
- Was davon möchte ich bewahren und was verändern?

Durch die biografische Selbstreflexion können Auszubildende ihre Zweifel, aber auch Hoffnungen für die berufliche Zukunft ausdrücken. Durch den Blick zurück können sie für die Zukunft gestärkt werden (vgl. Gudjons; Wagener-Gudjons; Pieper 2008, 24). Grundsätzlich sind Erinnerungserlebnisse Auszubildender subjektiv geprägt; sie „halten fest, wie wir die Ereignisse erlebt haben, sie sind keine Kopien dieser Ereignisse" (Schacter, zit. in Gudjons; Wagener-Gudjons; Pieper 2008, 24). Wie sich Auszubildende erinnern, ist davon abhängig, welche „Abrufreize" (Gudjons; Wagener-Gudjons; Pieper 2008, 25) aktiviert werden, d.h. welche Absichten und Ziele mit der Erinnerung verbunden sind. Biografische Erinnerungen sind in der Praxisbegleitung insbesondere emotionale Erinnerungen. Auszubildende sollen sich ihrer Erlebenswirklichkeiten als der eigenen inneren Realität bewusst werden und sich deren momentaner und künftiger Bedeutungen und Auswirkungen vergegenwärtigen. Damit biografisch entstandene Wahrnehmungs- und Deutungsmuster zum Vorschein kommen, dürfte es sinnvoll sein, dass sich Auszubildende in ihren reflexiven Auseinandersetzungen mit Erlebtem gegenseitig unterstützen, indem sie beispielsweise gezielt nachfragen, wenn Gefühle nicht bzw. unklar formuliert werden oder wenn erwartungsgemäße Reaktionen nicht oder nur zögerlich erfolgen (vgl. Gudjons; Wagener-Gudjons; Pieper 2008, 26), wodurch Auszubildende sich gegenseitig in ihrer Selbstreflexionsfähigkeit stärken könnten.

5.3.1.3 Lernen mit dem Fokus auf kritische Urteilsbildung

Ein weiterer Schwerpunkt reflexiven Lernens in der Begleitung ist die Förderung kritischer Urteilsfähigkeit. Auszubildende können zu kritischen Urteilen gelangen, indem sie auf ethischer und politischer Ebene reflektieren, wobei sich die Reflexion auf ethisch-moralische Konfliktsituationen und Dilemmata konzentriert, in denen Auszubildende nicht wissen, wie sie richtig handeln sollen. Reflektieren sie auf politischer Ebene, geht es insbesondere darum, historisch gewachsene gesellschaftlich-strukturelle Bedingungen, die für die „pflegerische Verhinderung“ (Wettreck 2001, 139) verantwortlich sind, kritisch zu hinterfragen und zu bewerten.

Aus den empirischen Ergebnissen geht hervor, dass Auszubildende ethisch-moralisch fragwürdige Erlebnisse eher passiv erleben, d.h. sie erleben, wie Pflegebedürftige, Angehörige, die Ärzteschaft und Pflegende Entscheidungen treffen, und wissen nicht, welche Haltung sie dazu einnehmen sollen. Lernangebote, die darauf abzielen, dass Auszubildende ethisch relevante Problem- und Dilemmatasituationen reflektieren, sollen zum kritischen Denken anregen und Auszubildende dabei unterstützen, sich der eigenen Wertmaßstäbe bewusst zu werden, um begründete Positionen zu finden (vgl. Oelke; Meyer; Rabe 2013, 378). Somit beinhalten ethische Reflexionen immer auch selbstreflexive Anteile. Lernen durch Reflektieren auf ethischer Ebene fördert sowohl personale als auch sozial-kommunikative Kompetenzen (vgl. Rabe 2005, 132). Damit Auszubildende sich begründet positionieren, benötigen sie insbesondere eine „durch Erfahrung geschärfte Urteilskraft“ (Kant, zit. in Rabe 2017, 188), die „praktische Anforderungen mit übergeordneten Gesichtspunkten“ (Rabe

2017, 188) verbindet, d.h. Urteilskraft ist notwendig, um zu prüfen, welche ethischen bzw. moralischen Prinzipien auf eine konkrete Situation zutreffen und wie diese Prinzipien schließlich moralisch legitimiertes Handeln bestimmen sollten. Auf Urteilskraft basierende Prüfungen beziehen sowohl den Verstand als auch die Gefühle und Wahrnehmungen ein und kommen schließlich nach Abwägung zwischen ethischer Theorie und situativer Anwendung zu begründeten Entscheidungen. Eine so begriffene Urteilskraft kann „nicht gelehrt, sondern nur geübt werden“ (Rabe 2017, 189). Das Reflektieren auf ethischer Ebene bietet Auszubildenden Gelegenheiten dazu, Urteilskraft zu üben, um dadurch zu kritischen, argumentativ begründeten Urteilen zu gelangen.

In ethisch motivierten Reflexionen beschäftigen sich Auszubildende mit eigenen Wertfragen. Um zu verstehen, wie insbesondere jüngere Auszubildende zu begründeten Positionen gelangen, ist es erforderlich, sich mit deren Weltbild zu befassen. Fellmann geht in seiner Arbeit zum Ethikunterricht[72] davon aus, dass junge Menschen „grundsätzliche Fragen sehr absolut sehen und Kompromisse in wichtigen Fragen ablehnen“ (Fellmann, zit. in Rabe 2017, 169). Im Nachdenken über ethisch-moralisch fragwürdige Erlebnisse, in denen Entscheidungen aufgrund hierarchischer Strukturen eher selten von Pflegenden – und überhaupt nicht von Auszubildenden – getroffen werden, könnte diese ‚Absolutheit‘ dazu führen, dass Auszubildende zu keinem befriedigenden Urteil kommen. Reflexionen auf der ethischen Ebene sollten deshalb vor allem die Fragen der Auszubildenden klären, wobei es zunächst um die vordringliche Frage der Moral geht, in welcher Welt wir leben (vgl. Fellmann, in Rabe 2017, 169). Für Auszubildende in der Pflege stellen sich diese Fragen an allen Lernorten der Ausbildung, an denen sie Diskrepanzen zwischen den eigenen Ansprüchen und der Wirklichkeit erleben. Eine schlechte Praxis, die von „ökonomischen Denken und Nützlichkeitserwägungen dominiert wird“ (Rabe 2017, 169), hat auch Auswirkungen auf ethisch-moralisches Handeln, wodurch sich die ethische und die politische Reflexionsebene überschneiden. Auszubildende könnten sich beispielsweise fragen, wie sie mit nichtveränderbaren Bedingungen umgehen sollen, warum sie überhaupt reflektieren sollen oder was für einen Sinn ethische Reflexionen verfolgen, wenn sich am Ende in der täglichen Pflegepraxis doch nichts verändert.

---

[72] Vgl. Fellmann 2000.

Eine zweite moralische Frage ist die Frage „Wer bin ich?“ (Fellmann, in Rabe 2017, 170), die in Bezug auf ethische Reflexionen bedeuten könnte, innerhalb selbstreflexiver Identitätsfindungsprozesse auch darauf zu reflektieren, welche Auswirkungen die eigenen Handlungsgrenzen auf den Umgang mit zu pflegenden Menschen haben bzw. haben könnten. Die dritte und letzte moralische Frage ist die „klassische Frage nach dem richtigen Handeln“ (Fellmann, in Rabe 2017, 169), der in der Praxisbegleitung insofern nachgegangen werden sollte, als Auszubildende sich in ihrer Urteilskraft üben, um eine eigene begründete Position finden. Vor allem aber sollte Auszubildenden Raum für Spannungserfahrungen sowie für die gemeinsame Analyse und Reflexion ihrer Praxiserlebnisse gegeben werden, wofür sie ihre „Zuschauerperspektive“ (Rabe 2017, 169) aufgeben. Reflexionen auf der ethischen Ebene sind vor allem Reflexionen der Praxis, die Auszubildende in einem schülerdominierten, argumentativen Dialog kritisieren sollten (vgl. Oelke; Meyer; Rabe 2013, 378).

Die Reflexion auf politischer Ebene ist ebenfalls eine (pflege)praxiskritische Reflexion. Auszubildende sollen reflektieren, was sie tagtäglich daran hindert, professionelle Pflege zu leisten. Außerdem sollen sie sich mit den Hintergründen und Sinnzusammenhängen auseinandersetzen, die dazu geführt haben und immer noch führen, dass viele Pflegende schweigend aushalten, was sie belastet. Dieses Schweigen hat traditionelle Wurzeln, die mit historisch normierten Tugenden einer ‚guten‘ Schwester erklär- und begründbar sind:

> „Wenn Menschen kollektiv seit einem Jahrhundert und individuell von Beginn ihrer beruflichen Sozialisation an ge- bzw. unterdrückt werden, wenn sie ständig an ihre Minderwertigkeit erinnert und in ihrer Selbstsicherheit gebrochen werden, wenn sie immer wieder mit dem Ideal der bescheidenen und geduldigen Schwester konfrontiert sind, das sie als ‚reale Person‘ nie erreichen können, dann bleibt das nicht ohne Folgen“ (Oelke 2005, 651).

Damit Auszubildende sich auf der politischen Reflexionsebene kritische Urteile bilden können, sollten sie aktuelle gesellschaftliche und (gesundheits)politische Entwicklungen sowie kollektive – innere sowie äußere – Haltungen hinterfragen, die Pflegende zu diesen Entwicklungen einnehmen. Anders als bei der Selbstreflexion geht es auf der politischen Reflexionsebene jedoch nicht (nur) um die eigene Haltung, sondern vielmehr auch um eine geschichtlich entstandene gemeinsame Haltung Pflegender. Auszubildende sollen sich also kritisch mit kulturellen Mustern der eigenen Berufsgruppe beschäftigen, um insbesondere emanzipatorische Erkenntnisse zu gewinnen, d.h. sie sollen kollektive Muster nicht ‚einfach' übernehmen, sondern kritisch darüber nachdenken, ob sie Erkenntnisse bzw. welche Erkenntnisse sie in ihr eigenes pflegerisches Selbstverständnis einbringen wollen. Dass Auszubildende sich auf politischer Ebene kritische Urteile bilden sollten, ist eine Notwendigkeit, die sich auch auf die Befunde der empirischen Untersuchung stützt. So fragt sich eine Auszubildende,

> *„warum die meisten examinierten Pflegekräfte, obwohl sie ihr Examen erst vor kurzer Zeit absolviert haben, oft gemein und interesselos gegenüber uns Schülern sind. Sie waren doch selbst bis vor kurzem noch in der Rolle des Schülers. Sie haben genauso gute und schlechte Erfahrungen auf Station gemacht und sind auch an viele Kollegen geraten, die einem das Arbeitsleben erschwert haben" (S_14_IH_10).*

Die Auszubildende beschreibt, was möglicherweise Folge einer unreflektierten Übernahme dessen sein könnte, was Auszubildende während der eigenen Ausbildung oft als ‚normal' erlebt haben. Lernen sie aber in der Begleitung, indem sie kritische Urteile bilden, dann – so die konzeptionelle Lernvorstellung – sollten sie erkennen, warum und wozu sich gerade erst vor kurzer Zeit examinierte Pflegende möglicherweise feindselig gegenüber ihnen verhalten. Ferner sollten sie sich der eigenen Haltungen zu diesem Verhaltensweisen bewusst werden und daraus ableiten, wie sie selbst sich nach Abschluss der Ausbildung verhalten wollen.

Durch politisches Reflektieren sollen sie von einer zu „Beginn der Ausbildung noch ‚unschuldigen Empörungsfähigkeit'" (Kellner 2011, 385) hin zu einer kritisch hinterfragenden Empörungsfähigkeit bzw. -sensibilität gelangen. Lernen, das als Arbeit mit und an Haltungen verstanden wird und auf kritische Urteile abzielt, ist gleichzeitig ein offenes, emotionales Lernen, worauf Auszubildende sich erst einlassen müssen. Dafür benötigen sie vielfältige Lernangebote, die individuell und zugleich kollektiv sind, d.h. sie sollen lernen, indem sie sich sowohl mit sich selbst auseinandersetzen als auch durch den Austausch mit anderen Auszubildenden zu Erkenntnissen gelangen.

5.3.1.4 Ganzheitliches Lernen mit allen Sinnen

Lernen in der Begleitung folgt dem Prinzip des ganzheitlichen Lernens mit allen Sinnen. Lernende sind demnach immer „ganze[e] Mensch[en] mit [ihrer] Geschichte, den Träumen, Ängsten und Phantasien“ (Svoboda; Scala; Reichel; Gut 2012, 21). Sie sollen sich darin üben, in sich hineinzuhören und dadurch den eigenen Körper und die eigenen Gefühle bewusst wahrzunehmen und zu spüren, wodurch Lernen zum leiblich-körperlichen, emotionalen und sinnlichen Geschehen wird. Ein solches Lernverständnis ‚passt‘ zu dem, was Gegenstand des Lernens in der Begleitung ist: die „Veröffentlichung des Körperlichen“ (Gröning 2014, 13) in verletzungsoffenen Pflegesituationen, die „pflegerische Verhinderung“ (Wettreck 2001, 13), die von Pflegenden schweigend geduldet wird, und schließlich die „[Wieder]Herstellung des zivilisierten Menschen“ (Gröning 2014, 112) als eine gesellschaftlich wenig anerkannte pflegerische Aufgabe. Denn in der Auseinandersetzung mit emotionalen Erlebnissen, die in tabuisierten, beschämenden Situationen stattfinden, brauchen Auszubildende Lernangebote, die es ihnen ermöglichen, mit den Sinnen auszudrücken, wofür Worte fehlen. Lernen wird als „Kontaktprozess“ (Svoboda 2012, 13) verstanden, wonach Menschen lernen, indem sie ihre Umwelt und andere Menschen kontaktieren bzw. zu ihrer Umgebung in Beziehung treten. Durch das Heraustreten aus dem Alten und dem Zugehen auf das Neue können persönlich bedeutsame Lernprozesse stattfinden, wofür Auszubildende jedoch eigene Grenzen überwinden müssen, derer sie sich in arrangierten Lernräumen ebenso erst bewusst werden müssen wie eigener Bedürfnisse und Möglichkeiten. Zudem machen vor allem junge Auszubildende häufig ihre Identität und ihren Selbstwert von der eigenen Körperlichkeit abhängig, wenn sie sich fragen: „Wer bin ich? [… oder …] Wie stehe ich zu meinem Körper?“ (Oelke; Meyer 2013, 345). Durch körperliche Einfühlungsprozesse können sie entdecken und erfahren, was ihnen selbst wichtig erscheint. Lernen mit allen Sinnen ist als offener „Möglichkeitsraum“ (Svoboda 2012, 19) so zu gestalten, dass Auszubildende durch vielfältige erleb- und erfahrbare Zugänge, kreative und unkonventionelle Arbeitsformen sowie unter Einbeziehung der Körper- und Gefühlsdimension ganzheitliche Lernerfahrungen sammeln können, sodass ihr Interesse und ihre Neugierde geweckt und eigenständige Suchprozesse ermöglicht werden (vgl. Svoboda; Scala; Reichel; Gut 2012, 28).

5.3.1.5 Lernen als kooperatives Geschehen

Lernen Auszubildende ganzheitlich sowie mit allen Sinnen, dann konstruieren sie das, was sie wahrnehmen und fühlen, als „Wirklichkeiten eigener Art" (Siebert 2005, 6); wobei ‚wirklich' ausschließlich das ist, was sie selbst als sinn- und bedeutungsvoll erleben. Bestehende Wirklichkeitsstrukturen, die nicht in die eigene Lebenswelt passen, werden von Auszubildenden als ‚inviabel', d.h. als nicht zweckmäßig oder lebensdienlich betrachtet und folglich ignoriert. Auszubildende reflektieren Erlebnisse also zunächst einmal aus subjektiver Perspektive, d.h. ausgehend von einem konstruktivistischen Lernverständnis beschränken sich die Erkenntnisse, die Auszubildende aus diesen Reflexionen gewinnen, auf die eigenen Wahrnehmungen. Damit aber neue, erkenntniserweiternde Sichtweisen entstehen können, soll in der Begleitung von- und miteinander gelernt werden, d.h. Auszubildende sollen ‚ihre Wirklichkeiten' mit Anderen teilen, wodurch Lernen zu einem kooperativen Geschehen wird. Demnach lernen Auszubildende nicht an einem bestimmten Thema, sondern durch die Gruppe, die dieses Thema gemeinsam ‚verkörpert'. Im Austausch sollen die eigenen Selbst- und Weltbilder vorgestellt, reflektiert, evaluiert, dekonstruiert und rekonstruiert werden (vgl. Siebert 2005, 7), wodurch Lernen zu einem intensiven, emotionalen und dadurch nachhaltigen Geschehen in „wechselseitige[r] Anerkennung, Toleranz und Aufgeschlossenheit gegenüber Andersdenkenden, Selbstverantwortung für eigenes Denken, Wahrnehmen und Handeln, […] Relativierung unserer alltäglichen ‚Weltüberzeugung'" (Siebert 2005, 8) wird. In der Begleitung sollen Auszubildende durch den Austausch zu belastenden Situationen Verständnis- und Solidaritätserfahrungen sammeln, die es ihnen erleichtern, ‚geteilte' Gefühle auszuhalten. Dadurch, dass sie eigene Konzepte, d.h. Wahrnehmungen, Vorstellungen und Sichtweisen zu alten, kranken und sterbenden Menschen mit anderen Auszubildenden teilen, schärfen sie die eigene Selbst- und Fremdwahrnehmung und eröffnen sich selbst und Anderen neue Perspektiven. Durch sich entwickelnde Gespräche können sie Erlebnisse vertiefend bearbeiten, indem sie gemeinsam nachdenken, differenzieren und schließlich verstehen (vgl. Sange 2005, 175).

Verstanden wird – über den kommunikativ-sprachlichen Austausch hinaus – auch im hermeneutischen Sinn, d.h. indem Auszubildende sich in Andere einfühlen. Für das konzeptionelle Lernverständnis können neurobiologische

Erkenntnisse zum intuitiven Verstehen, die „Theory of Mind“ (Bauer 2006, 15), herangezogen werden, wonach es die in der Hirnrinde sich befindlichen Spiegelneuronen einem Menschen ermöglichen, im gleichen Moment das zu fühlen, was ein anderer Mensch fühlt. Demnach befähigen Spiegelneuronen Menschen zur emotionalen Resonanz, sodass diese die Gefühle spüren, die sie über die Körpersprache eines anderen Menschen rekonstruiert haben, in sich selbst und gewinnen dadurch ein „spontanes, intuitives Verstehen dessen, was den anderen bewegt“ (Bauer 2006, 86). Spiegelneuronen stellen eigene Vorstellungen den ‚Bildern‘ anderer Menschen gegenüber. ‚Erlebbar‘ wird ein Mensch dadurch, dass „etwas ihm Entsprechendes in uns selbst aktiviert wird“ (Bauer 2006, 88). Spiegelneuronen reagieren einerseits, wenn Menschen Handlungen ausführen, körperliche Empfindungen spüren oder Emotionen fühlen, und andererseits, wenn Menschen andere Menschen bei ihren Handlungen beobachten oder wenn sie miterleben, dass ein anderer Mensch körperliche Empfindungen spürt, sich ängstigt, schämt oder ekelt (vgl. Bauer 2006, 89). Die Existenz von Spiegelneuronen und die damit verbundene Fähigkeit zur emotionalen Resonanz kann zum einen begründen, warum Auszubildende überhaupt emotionale Belastung erleben; zum anderen können Spiegelneuronen in der Begleitung ‚genutzt‘ werden, um gemeinsame emotionale Lernprozesse anzustoßen.

Zusammenfassend kann festgehalten werden, dass Auszubildende in der Begleitung *durch emotionale Erlebnisse lernen*, indem sie *reflektieren*, *mit und an Haltungen arbeiten* und *kritische Urteile bilden*. Ein solches *kooperatives* sowie *ganzheitliches Lernen mit allen Sinnen* ist von Lehrenden vorzubereiten und zu begleiten. Sie haben die Aufgabe, geschütztes Lernen zu arrangieren, damit Auszubildende wahrnehmen, erfassen und schließlich reflektieren können, was bislang verborgen oder unbewusst war. Lehrende sollen ihnen helfen, Zusammenhänge und Wirkungen zu verstehen, Widersprüche auszusprechen und zu erklären, sodass sie in der Praxisbegleitung Vorbereiter, ‚Frage-Helfer‘ und Ermutiger sind. Im folgenden Abschnitt wird der Frage nachgegangen, wie sich ein solches erfahrungsorientiertes Lernverständnis methodisch-didaktisch konkretisieren lässt.

5.3.2 Methodisches Vorgehen

In diesem Abschnitt werden vier methodische Ansätze vorgestellt, mit denen Lernen während der Praxisbegleitung gelingen könnte. Die Darstellung erhebt nicht den Anspruch erschöpfend zu sein, sondern zielt darauf ab, auf der Basis knapp skizzierter Ansätze geeignete Lernformen aufzuzeigen, die zur Gestaltung einer persönlichkeitsstärkenden Praxisbegleitung beitragen könnten.

5.3.2.1 Szenisches Lernen

Der Ansatz des *szenischen Lernens* bzw. des *szenischen Spiels* ist für das persönlichkeitsstärkende Praxisbegleitungskonzepts konstitutiv, denn das konzeptionelle Bildungs-, Pflege- und Lernverständnis kongruiert mit dem des szenischen Spiels, weshalb davon auszugehen ist, dass mit diesem Ansatz die Ziele der Begleitung besonders gut verfolgt werden können. Bearbeitet werden „*sozial-interaktive* und *kulturell-gesellschaftliche* Fragestellungen“ (Oelke; Meyer; Scheller 2013, 372; kursiv im Original), wie sie sich auch mit den Themen der Lerneinheiten dieses Konzepts ergeben.[73] Im szenischen Spiel sollen sich Auszubildende mit dem eigenen Körper vertraut machen sowie sich mit ihren Erlebnissen und Gefühlen auseinandersetzen, die sie im Zusammenhang mit existenziellen Bedrohungen wie Krankheit, Sterben und Tod erlebt haben (vgl. Oelke; Meyer; Scheller 2013, 372).

Das szenische Spiel als Lernform ist dadurch gekennzeichnet, dass Lernende ganzheitlich, eingebunden in Szenen sowie durch die Arbeit an und mit Haltungen lernen. Dabei handeln sie in vorgestellten Situationen geschützt durch die Rolle, die sie einnehmen. Indem sie sich auf diese Rolle einlassen, können sie sowohl fremde Verhaltensmuster erleben als auch eigene „in ihnen fremde, häufig bedrohliche Anteile“ (Oelke; Meyer; Scheller 2013, 374) entdecken. Wenn sie diese Anteile an sich selbst respektieren, öffnen sie den Blick „für die vielfältigen Schattierungen und Ambivalenzen in sich und ihren Beziehungen zur Arbeit, zu den Patienten, Kolleginnen und Ärzten“ (Oelke; Meyer; Scheller 2013, 374), d.h. sie lernen zu akzeptieren, dass auch sie als

[73] Oelke und Ruwe haben zu vielen dieser Fragestellungen erprobte Lerneinheiten mit Verfahrensweisen des szenischen Spiels vorgelegt (vgl. Oelke; Scheller; Ruwe 2000). Weitere Lerneinheiten sind unter www.cornelsen.de online verfügbar.

Pflegende schwach, traurig, überfordert und aggressiv sind und auch sein dürfen. Besonders charakteristisch für das szenische Spiel – in Abgrenzung zum darstellenden Spiel bzw. zum Rollenspiel – ist die systematische, differenzierte Einfühlung in die Rolle und in Situationen, wodurch selbstinszenierende, oberflächliche sowie stereotype Rollendarstellungen verhindert werden sollen (vgl. Oelke 2018, 148). Erst durch die gelingende Einfühlung werden nämlich eigene Erlebnisse und Gefühle sowie körperliche und sprachliche Verhaltensweisen aktiviert, die es Lernenden ermöglichen, beim Spielen Haltungen und Verhaltensweisen zu zeigen, die sie selbst in realen Situationen ebenfalls an den Tag legen würden (vgl. Oelke; Meyer; Scheller 2013, 375). Außerdem wird jede Spielsequenz reflektiert (vgl. Oelke 2018, 148). Damit Lernende die von ihnen gezeigten Haltungen selbst wahrnehmen und reflektieren können, erhalten sie von Beobachtern konkrete Anregungen, d.h. diese beschreiben, welche Haltungen von außen szenisch sichtbar geworden sind und was sich über soziale Beziehungen aufgrund von Handlungen, Haltungen und Sprache gezeigt hat. Szenische Reflexionen sind diskursförderlich, denn Lernende – Spielende und Beobachtende – nehmen Szenen unterschiedlich wahr. Gemeinsam müssen sie subjektiv wahrgenommene Handlungen und Verhaltensweisen beschreiben und präzisieren, prüfen und erklären, wodurch sie schließlich gemeinsam lernen (vgl. Oelke; Meyer; Scheller 2013, 375).

Nach Scheller gehört es zum szenischen Spiel „im engeren Sinne" (Scheller 2004, 71), dass die Spielenden sich in Personen sowie in die szenisch darzustellende Situation einfühlen. Dazu sollen sie den Handlungsort selbst gestalten, um dann aus der Rolle heraus auszusprechen, „was sie gerade tun, denken, empfinden und was sie gleich vorhaben" (Scheller 2004, 71). Nach der Einfühlung handeln sie aus ihren Rollen mit den dazugehörigen Haltungen heraus in vorgestellten Situationen, wobei die Szene mehrmals gespielt sowie immer wieder durch die Beobachtenden unterbrochen werden kann, damit die Spielenden Gedanken und Gefühle der Personen, die sie spielen, äußern können. Das szenische Spiel endet damit, dass die Spielenden, bevor sie ihre Rolle bewusst ‚abstreifen', noch einmal Befindlichkeiten äußern „über Erlebnisse und Perspektiven der Person, die sie spielen" (Scheller 2004, 72). Für das szenische Spiel im engeren Sinne und darüber hinaus für szenische Lernprozesse, mit denen Auszubildende durch „sinnliche Wahrnehmungen und Vorstellungen, körperliche oder sprachliche Haltungen und Interaktionen, Gedanken,

Empfindungen, Fantasien oder Beziehungswünsche [sowie durch] Veränderung oder Erweiterung des Verhaltensrepertoires" (Oelke; Meyer; Scheller 2013, 377) lernen könnten, stehen unterschiedliche Spielverfahren[74] zur Verfügung.

5.3.2.2 Einsatz von Materialmedien

Eine Möglichkeit, um Erlebnisse und Erinnerungen und damit verbundene Gefühle zu aktivieren, Wahrnehmungen und Deutungen zu erfassen, Verhaltensweisen zu hinterfragen sowie Alternativen zu entwickeln, bieten Materialmedien, wozu alle Medien gehören, die sich für kreative Prozesse eignen wie Papier, Stifte, Bilder, Fotos, Knetmasse, Ton und Seile. Medien werden zum „Kommunikations- und Ausdrucksmittel" (Richter 2011, 150), indem inneren Prozessen eine äußere begreifbare Gestalt über „spontane Expression" (Richter 2011, 150), d.h. durch kreative Prozesse und Handlungen gegeben wird.

Es gibt eine große Anzahl an Übungen zur Arbeit mit Materialmedien. In der Begleitung könnten beispielsweise Auszubildende mit Hilfe von Foto- und Bildkarten Gefühle und Befindlichkeiten beschreiben. Durch die Arbeit mit Seilen könnten Strukturen dargestellt werden, die Auszubildende während ihrer Ausbildung erleben, sowie Entwicklungs- und Lernprozesse verdeutlicht werden. Papier und Stifte eignen sich für die berufliche Identitätsarbeit, beispielsweise durch die biografische Auseinandersetzung mit Lebenslinien. Mit Knetmasse oder Ton könnten Auszubildende eigene Wünsche und Vorstellungen konkret oder abstrakt darstellen, um dann darüber nachzudenken, woher diese Wünsche und Vorstellungen kommen und was sie für Auszubildende bedeuten, wie sie ihre Wünsche verwirklichen könnten oder auch wie sie sich von nichtrealisierbaren Vorstellungen, die sie mit dem Pflegeberuf und der Pflegeausbildung verbinden, verabschieden könnten.

---

[74] Zu den wesentlichen Spielverfahren gehören Wahrnehmungs- und Vorstellungsübungen, Körper- und Sprechübungen, Habitus- und Haltungsübungen, Rollenschreiben und Rollengespräche, Standbilder, Stimmenskulptur, szenisches Lesen, szenische Rekonstruktion, szenische Improvisation und szenische Demonstration (vgl. Oelke; Meyer; Scheller 2013, 377).

5.3.2.3 Falldiskussion und Fallbesprechung

Durch die Diskussion bzw. Besprechung von schwierigen Situationen, die Auszubildende in die Praxisbegleitung einbringen und die keine eindeutigen Lösungen zulassen, könnten gemeinsam mögliche Handlungsoptionen entwickelt werden. Zwei mögliche Ansätze werden im Folgenden vorgestellt: für die Arbeit mit Fällen ein Modell zur reflexionsorientierten ethischen Falldiskussion (vgl. Rabe 2005) und für die Fallbesprechung in der Pflegeausbildung ein „Anleitungs- und Trainingsprogramm zur Kollegialen Beratung“ (Roddewig 2014; 2018).

5.3.2.3.1 Falldiskussion

Durch die *ethische Falldiskussion* könnten Auszubildende eigene Erlebnisse reflektieren, die sie im Zusammenhang mit ethisch-moralisch problematischen Pflegesituationen erleben bzw. erlebten, damit sie zu kritischen Urteilen gelangen. Während für die Reflexion eigener Erlebnisse erfahrungsorientierte Methoden wie das szenische Spiel gut geeignet sind, damit sich Auszubildende insbesondere eigener Haltungen bewusst werden, ist es zur kritischen Urteilsbildung notwendig, dass sie vom eigenen Erleben Abstand nehmen (vgl. Rabe 2005, 132).

Durch die Diskussion selbst eingebrachter Fälle lernen Auszubildende insofern ‚zweifach‘, als sie sich zunächst mit einem konkreten Fall emotional-moralisch auseinandersetzen und dann zu allgemeinen ethischen Erkenntnissen gelangen. Um „die Frage nach den Übergängen zwischen Erfahrung und Theorie“ (Rabe 2005, 133) zu klären, d.h. die didaktische Vorgehensweise vom konkreten Fall hin zu allgemeinen Erkenntnissen zu bestimmen, stellt Rabe ein Reflexionsmodell als Strukturierungshilfe für ethische Falldiskussionen vor, mit dem Auszubildende insbesondere in ihrer Diskursfähigkeit gefördert werden können. Für die Begleitung ist dieses praxisnahe Modell, das auf die Reflexion und nicht auf die Entscheidungsfindung fokussiert, gut geeignet, weil pflegeethische Dilemmata keine ‚klassischen‘ Dilemmata sind, d.h. Pflegende treffen selbst keine ethisch relevanten Behandlungsentscheidungen. Wie die empirischen Untersuchungsergebnisse dieser Arbeit bestätigen, liegen ethisch-moralische Probleme Pflegender eher in der Gestaltung von Pflegesituationen sowie in der Zusammenarbeit mit anderen Berufsgruppen im institutionellen Umfeld (vgl. Rabe 2005, 133). Außerdem entspricht das Lernverständnis Rabes dem konzeptionellen Lernverständnis der Praxisbegleitung, d.h. Auszubildende sind insbesondere in ihrer Urteilskraft zu fördern, damit sie zu kritischen und argumentativ begründeten Urteilen gelangen können, und sie können diese Kompetenzen nur erlangen, indem sie üben zu reflektieren. Deshalb sollen Auszubildende in der ethischen Falldiskussion durch den Diskurs mit anderen Auszubildenden die situative ethisch-moralische Relevanz selbst herausarbeiten sowie eigenständig formulieren und begründen, zu welchen Urteilen sie abschließend gelangen. Dabei wird das Reflexionsmodell eine Hilfe zur Selbstreflexion, um ein „Abgleiten in die Beliebigkeit [... ebenso zu verhindern wie die ...] einseitige Betonung eines Detailaspektes" (Rabe 2005, 137).

Die konkrete Reflexion erfolgt in drei Schritten:[75] Zunächst wird die Situation analysiert. Auszubildende sollen eigene Gefühle und spontane moralische Urteile äußern, um dann die Situation aus der Perspektive anderer beteiligter Personen zu betrachten sowie Handlungsalternativen und deren mögliche Folgen zu diskutieren.[76] In einem zweiten Schritt folgt die ethische Reflexion. Auszubildende sollen ethisch-moralische Probleme erkennen sowie Grundsätze, Prinzipien und Werthaltungen diskutieren, die in dieser Situation verletzt worden sind. Darüber hinaus sollen sie die „herrschende Moral" (Rabe 2005, 140) des Pflegealltags diskutieren sowie der Frage nach der persönlichen, institutionellen und gesellschaftspolitischen Verantwortung nachgehen. Der dritte und letzte Schritt besteht darin, Ergebnisse als ethisch begründete Erkenntnisse zu sammeln. Auszubildende sollen Konsense, aber auch Dissense erläutern, begründen und schließlich festhalten. Zudem sollen sie problemförderliche Faktoren und strukturelle Mängel des Pflegealltags erkennen, die dazu beitragen, dass es auch am Ende der Reflexion keine eindeutigen und ‚befriedigenden' Urteile geben kann. Durch diese Erkenntnis erhalten ethische Reflexionen gleichzeitig eine politische Dimension. Diskussionswürdige Themen sind beispielsweise hierarchisch vorgegebene Strukturen, die ‚Machtfrage' sowie ökonomische Rahmenbedingungen und ihre Auswirkungen auf eine gute ärztliche und pflegerische Versorgung.

---

[75] Vgl. zu den folgenden Ausführungen Rabe 2005, 138-140.

[76] Für den ersten Schritt der Situationsanalyse eignen sich erfahrungsorientierte Methoden wie das szenische Spiel.

5.3.2.3.2 Fallbesprechung

Durch *kollegiale Beratung* könnten Auszubildende eigene Erlebnisse reflektieren, die sie mit anderen Auszubildenden verbindet, indem sie deren Erfahrungen nutzen, um den eigenen beruflichen Alltag zu reflektieren und für konkrete Probleme Lösungen zu finden. Sie können durch kollegiale Beratung Anspannung und Stress abbauen sowie die eigene Widerstandsfähigkeit erhöhen und dadurch der Entstehung von Burnout vorbeugen (vgl. Roddewig 2018, 14).

In der kollektiven Beratung lernen sie selbstständig in Kleingruppen von fünf bis zehn Personen. Eine ratsuchende Person wendet sich mit einer lösungsoffenen Problemsituation an die Gruppe und wird von ihr in einem klaren Setting mit feststehenden Regeln und einem einfachen Phasenverlaufsschema beraten. Die Aufgaben bzw. Rollen, die in den Sitzungen zu übernehmen sind, werden rotierend von allen Gruppenmitgliedern eingenommen, sodass sich alle Auszubildenden gleichermaßen in die Beratung einbringen können. Die Vielfältigkeit der eingebrachten Erfahrungen trägt schließlich zur Lösungsfindung bei, wobei am Ende auch mehrere Lösungen stehen können (vgl. Roddewig 2014, 74-76). Durch das gemeinsame Angehen und Lösen von Problemen sowie der damit verbundenen Auseinandersetzung mit verschiedenartigen Standpunkten entwickeln Auszubildende gleichzeitig ein Verständnis für andere Positionen, wodurch die soziale Wahrnehmungsfähigkeit ebenso wie die gegenseitige Wertschätzung der Gruppe gefördert werden (vgl. Roddewig 2018, 19-20). Außerdem werden Auszubildende in der Entwicklung von Handlungs- und Problemlösekompetenz gefördert, indem sie aus den eingebrachten Praxisfällen des Ratsuchenden ihrerseits Erfahrungen machen, die sie dann auf eigene Probleme transferieren können (vgl. Roddewig 2014, 77). Damit allerdings Auszubildende selbstständig kollegiale Beratungen durchführen können, müssen sie Grundhaltungen der Akzeptanz, Wertschätzung, Kongruenz und Empathie einnehmen, über Grundwissen zu gruppendynamischen Prozessen verfügen, kommunikative Kompetenzen aufweisen sowie Kenntnisse zu Beratungsstrukturen und Beratungsmethoden besitzen. Solche Fähigkeiten und Fertigkeiten können jedoch nicht per se vorausgesetzt werden, sondern müssen geübt und gelebt werden, damit sie in der Beratung sinnvoll eingesetzt werden können (vgl. Roddewig 2014, 79-80). Roddewig stellt ein „Anleitungs- und Trainingsprogramm" zur kollegialen Beratung mit insgesamt elf Sitzungen von jeweils 90 Minuten vor, in dem Grundlagen vermittelt, Gruppenprozesse gefördert sowie Kommunikationstechniken und Methoden eingeübt werden (vgl. Roddewig 2014, 80). In der letzten Sitzung sollen die Gruppenmitglieder selbstständig eine digital dokumentierte kollegiale Beratung durchführen, die anschließend ausgewertet und reflektiert wird (vgl. Roddewig 2018, 26).

Kollegiale Beratungen könnten Auszubildende zu allen belastenden Situationen unabhängig von Lehrenden durchführen, wodurch sich zusätzliche Gelegenheiten zur Bearbeitung emotionaler Erlebnisse für Auszubildende ergeben würden. Lehrende könnten in der Praxisbegleitung Auszubildende darauf vorbereiten, indem sie diese schulen und anleiten. Durch die Arbeit in Kleingruppen, deren Mitglieder sich zeitlich unabhängig von Lehrenden und damit direkt im Anschluss an emotional belastende Erlebnisse zur kollegialen Beratungssitzung verabreden könnten, könnte zudem eine positive, offene Emotionskultur gefördert werden, wie sie im Bildungsverständnis des Begleitungskonzepts[77] beschrieben wird.

5.3.2.4 Arbeit mit historischen Quellentexten

Die Arbeit mit historischen Quellentexten eignet sich dazu, Auszubildende für die geschichtlich entstandene Haltung Pflegender – dem beruflichen Habitus – zu sensibilisieren. Auszubildende könnten durch die kritische Analyse kultureller Muster und Traditionen (vgl. Oelke 2005) mögliche Erklärungen auf die Frage nach den Gründen für unverständliche Verhaltensweisen gewinnen, die Auszubildende bei Pflegenden beobachten. Dazu gehören Fragen wie

> *Was muss mit einer Gesundheits- und Krankenpflegerin passieren, damit sie so abgebrüht wird? (S_14_SS_17-19) Lassen einen der ständige Stress und Druck bzw. die teilweise vorherrschenden verbesserungswürdigen Arbeitsbedingungen derart abstumpfen ... oder hat es andere Gründe? (S_12_TS_1_22) Von wem darf ich mich morgen anpflaumen lassen? Schaffe ich es, alle Patienten so zu versorgen, dass ich mit einem guten Gewissen heimfahren kann? oder Ist das hier noch sozial, was wir hier machen? (S_14_RE_8-13)*

Die Pflege hat eine Biografie, die auf unterschiedliche Weise ‚erzählt' werden kann. Häufig lernen Auszubildende in Pflegeschulen „Lichtgestalten der

[77] Vgl. oben Abschnitt 5.1.

Pflege und deren aufopfernden Idealismus [als] Gründungsmythen" (Kellner 2016, 614) von Pflege kennen, die das berufliche Selbstverständnis Pflegender über Generationen geprägt haben und immer noch prägen. Außerdem bestimmen diese ‚Geschichten' das Bild von Pflegenden als ‚Schwestern' in der Öffentlichkeit. Damit Auszubildende nicht einfach übernehmen, was ihnen tagtäglich vorgelebt wird, fordert Kellner, dass Lehrende Geschichte als „kritische Archäologie und Genealogie betreiben" (Kellner 2016, 614), d.h. die ‚Säulen der Pflege', auf denen auch die künftige Pflege aufbaut, sollen von Auszubildenden aufgedeckt und sichtbar gemacht werden, scheinbare Notwendigkeiten und Selbstverständlichkeiten sollen in Frage gestellt und dadurch Kontingenzen aufgedeckt sowie ein Anders-Denken von Pflege ermöglicht werden (vgl. Kellner 2016, 614). Durch „kritische Anfragen an gegenwärtige Selbstverständnisse auf der Grundlage historischer Gewordenheit" (Saar, zit. in Kellner 2016, 615) können Auszubildende lernen, indem sie berufliche Probleme und Herausforderungen und die daran gekoppelten Lösungsstrategien problematisieren (vgl. Kellner 2011, 380). Um aus historisch gewachsenen Denkstrukturen herauszukommen, sollen sie vorhandene Denkweisen infrage stellen, indem sie politisches, ethisches, geschichtliches und philosophisches Wissen nutzen, um die Krisen der Pflege, die pflegerische Selbstlosigkeit oder die Ökonomisierung des Gesundheitswesens zu problematisieren (vgl. Kellner 2011, 381). Insbesondere durch die Leselektüre von Genealogien oder durch die Durchführung eigener genealogischer Analysen können Auszubildende sich im kritischen Blick üben, um daraus eine grundsätzlich kritische Haltung gegenüber Gegebenheiten und Notwendigkeiten der Pflegepraxis zu entwickeln. Denn sie werden widerstandsfähig, indem sie eigene „‚existenzielle Erfahrungen [... als ...] Verunsicherung des Selbst'" (Kellner 2011, 385) kritisch reflektieren. In der Praxisbegleitung könnten emotional belastende Ereignisse Auszubildender zu einem „selbst-bildende[n] Anlass" (Kellner 2011, 385) werden, denn die Pflegepraxis bietet reichlich „genealogische Narrativa" (Kellner 2011, 385), die von Lehrenden pädagogisch genutzt werden könnten, um gemeinsam über eigenes Handeln und mögliche Alternativen nachzudenken. So würden Auszubildende die täglich vorgelebte kollektive Normalität vieler Pflegender nicht unreflektiert übernehmen.

In diesem Abschnitt wurden methodische Ansätze vorgestellt, mit denen Auszubildende persönlichkeitsstärkend begleitet werden könnten. Ausgehend von einem konstruktivistisch geprägten Lernverständnis benötigen Auszubildende, die durch Erfahrungen lernen sollen, vielfältige Lernangebote, durch die sie dazu motiviert werden können, Praxisbegleitung als Lernchance zu sehen. Sollen nun möglichst viele Auszubildende als Lernsubjekte angesprochen werden, ist der *Grundsatz der Methodenpluralität* zu verfolgen. Davon ausgehend wird im folgenden Abschnitt der Frage nachgegangen, wie in Lerneinheiten konkrete, ansprechende Reflexionsangebote formuliert werden könnten, um Auszubildende darin zu bestärken, sich auf emotionale Lernverfahren einzulassen, in denen sie nur unter der Voraussetzung lernen können, dass sie dazu bereit sind, sich mit negativen Emotionen wie Ekel, Scham Angst oder Wut bewusst auseinanderzusetzen.

5.4 Lerneinheiten einer persönlichkeitsstärkenden Praxisbegleitung

In diesem Teil der Arbeit werden grundlegende Strukturen und Elemente einer persönlichkeitsstärkenden Praxisbegleitung aufgezeigt, die Anhaltspunkte für deren konkrete Gestaltung bieten. Zu den sechs Lerneinheiten werden *exemplarische* Gestaltungsansätze skizziert,[78] indem sowohl Intentionen als auch didaktisch-methodische Impulse in Bezug auf die Durchführung einer reflexionsförderlichen Praxisbegleitung erläutert werden. Damit deutlich wird, wie insbesondere Erlebnisse zu Erfahrungen werden könnten, werden diese Impulse durch Beispiele expliziert, die dem Datenmaterial der im Rahmen dieser Arbeit durchgeführten Untersuchung entnommen sind.

5.4.1 In Pflegesituationen an Grenzen kommen

Zu Ausbildungsbeginn geraten Auszubildende während der Körperpflege häufig an persönliche Grenzen, wenn sie sich in eine noch ungewohnte körperliche Nähe begeben, damit sie alte, kranke und sterbende Menschen in ekel- und schambesetzen Situationen entsprechend der eigenen in der Regel sehr hohen

[78] In der Umsetzung des Konzepts müssten die Ansätze unter Rückgriff auf die Untersuchungsergebnisse des Kapitels 4 ausgestaltet werden.

Ansprüche professionell pflegen können, ohne sich die eigene Überforderung anmerken zu lassen. Für eine professionelle Pflegebeziehung jedoch benötigen sie neben fachlichen Kompetenzen vor allem einen professionellen Habitus, der es ihnen ermöglicht, sich angstfrei in oft nur schwer zu ertragende Situationen zu begeben (vgl. Gröning 2014, 136). Eine solche professionelle Haltung, durch die Auszubildende in schamreduzierten Beziehungen mit ‚stabiler Fürsorglichkeit' pflegen können, kann aber erst im Verlauf der Ausbildung entstehen. Haltungen können allerdings auch durch unbewusste Verhaltensmuster entstehen, die Auszubildende von Pflegenden unreflektiert übernehmen und die statt zu einer professionellen Beziehungsgestaltung zur ‚Versachlichung' von Menschen und darüber hinaus sogar zu Gewalt führen können.

Durch die Anbahnung selbstreflexiver Bewusstwerdungsprozesse sollen Auszubildende dazu angeregt werden, sich durch die Arbeit mit und an Haltungen insbesondere mit den eigenen Gefühlen, Wahrnehmungen und Abwehrmechanismen auseinanderzusetzen, die auf biografische Lebenszusammenhänge zurückzuführen sind. Sie sollen sich bewusst machen, wie sie selbst mit Körperlichkeit und Nacktheit umgehen und welches Vorverständnis sie in die Ausbildung mitbringen. Sie sollen Gefühle wie Scham und Ekel sowie eigene Verhaltensweisen in Situationen körperlicher Nähe reflektieren und darüber nachdenken, auf welchen Werten und Einstellungen dieses Verhalten basiert. Schließlich sollen sie eigene Vorstellungen von ‚guter' körperlicher Nähe klären und überlegen, wie sie selbst im Pflegealltag eine solche Nähe herstellen könnten, ohne sich selbst zu überfordern.

In selbstreflexiven Lernprozessen bei der Auseinandersetzung mit körperlicher Nähe können Auszubildende in ihrer Identitätsentwicklung unterstützt werden, indem sie die Bedeutung der bei Pflegenden meist unbeliebten Tätigkeit der Körperpflege aufwerten. Denn wenn sie sich eigener Haltungen bewusst sind – so die Vorstellung – , dann sind sie weniger dafür anfällig, sich kollektive Verhaltensmuster unbewusst anzueignen, die dann zu einem respekt- und würdelosen Umgang mit zu pflegenden Menschen führen könnten. Zu Beginn der Begleitung werden Auszubildende mit körperlicher Nähe vertraut gemacht, um einen individuellen Zugang zum Thema zu erlangen. Dazu könnten Auszubildenden *Bilder mit nackten Menschen* in unterschiedlichen – mehr oder weniger ästhetischen – Kontexten gezeigt werden. Durch die Aufforderung, alle Gedanken, Eindrücke und Gefühle, die sie mit den gezeigten

Bildern assoziieren, spontan aufzuschreiben, könnten sie sich in einer ersten Auseinandersetzung eigener Werte und Einstellungen bewusst werden. Nach dieser ersten Annäherung sollten sie sich über ihre Gedanken austauschen können, um dadurch Solidaritätserfahrungen zu sammeln. Folgende Reflexionsfragen können den Austausch anregen und unterstützen:

- Wie haben die Bilder auf Sie gewirkt?
- Mit welchen Gefühlen haben Sie auf die Bilder reagiert?
- Zu welchen Bildern fühlen Sie sich hingezogen und welche Bilder lehnen Sie eher ab?

Anschließend sollten die Auszubildenden über die *Intentionen der Praxisbegleitung* informiert werden sowie Gelegenheit dazu erhalten, *sich über eigene Erlebnisse auszutauschen*, die sie während der praktischen Ausbildung gemacht haben. Ziel dieses moderierten Austausches ist es, die konkreten Belastungen bzw. die aus der Situation entstandenen Gefühle zu thematisieren. Dabei könnten sich Auszubildende ähnlich wie diese Auszubildende äußern:

> *Die Patientin war beidseits beinamputiert und konnte sich auch nicht mehr äußern. Ich verinnerlichte nochmals die Abläufe beim Waschen und war im Zimmer alleine auf mich gestellt. Der direkte Körperkontakt war mir völlig fremd und spätestens bei der Intimpflege holte ich mir eine Fachkraft hinzu. (S_11_NP_5-6)*

Damit Auszubildende klären können, warum sich der Körperkontakt zu anderen Menschen fremd anfühlt, die Intimpflege eine Grenze darstellt und warum es ihnen deshalb schwer fällt, professionell zu pflegen, könnten *Wahrnehmungs- und Körperübungen* durchgeführt werden:

Über Wahrnehmungsübungen[79] könnten Auszubildende sich eigener Sinneswahrnehmungen sowie der ausgelösten Gefühle, Gedanken und Verhaltensweisen bewusst werden, die sie mit emotional belastenden Pflegesituationen verbinden. Nach dem Ausschalten einzelner Sinne beispielsweise durch das Schließen der Augen können Auszubildende durch die „*Nah-Sinne* […] Berühren und Riechen“ (Oelke; Scheller; Ruwe 2000, 43; kursiv im Original) in Gedanken Beziehungen zu pflegebedürftigen Menschen aufbauen, aber auch zu Pflegehandlungen, wodurch sie sinnlich Erfasstes als „Bedingungs-

[79] Vgl. Oelke; Scheller; Ruwe 2000, 43-44.

faktoren und Teile von Pflege“ (Oelke; Scheller; Ruwe 2000, 43) verstehen und akzeptieren sollen.

Körperübungen[80] ermöglichen es Auszubildenden, das gesamte „körperliche Handlungs- und Ausdrucksrepertoire in sozialen Situationen“ (Oelke; Scheller; Ruwe 2000, 47) zu erkunden, wozu sie Bewegungs- und Haltungsübungen durchführen und deren soziale Wirkung reflektieren. Dadurch könnten sie sowohl eigene körperliche Haltungen, Bewegungen und Handlungen mit ihren Voraussetzungen und Wirkungsweisen begreifen als auch die Körperhaltungen, gestisch-mimischen Eigenheiten und Handlungen anderer Menschen verstehen.

Die oben zitierte Auszubildende könnte die Berührung des nicht mehr intakten Körpers, die Gebrechlichkeit der beinamputierten Frau sowie die tabuisierte, ekelerregende Tätigkeit der Intimpflege wahrnehmen. Sie könnte Ängste spüren, wenn sie den entstellten Körper und insbesondere den Beinstumpf beim Waschen berührt oder wenn sie sich bei der Durchführung der Intimpflege aufgrund der Gerüche ekelt. Zudem könnte sie durch Körperübungen sowohl den gebrechlichen Körper der Patientin erkunden als auch ihr eigenes äußeres Haltungsrepertoire aufdecken, das sie in der geschilderten Situation zeigt. Andere Auszubildende könnten auf ähnliche Weise eigene Erlebnisse reflektieren.

Nach der Einfühlung durch Wahrnehmungs- und Körperübungen könnte mit der szenischen Übung der *Stimmenskulptur* ein konkretes Erlebnis bearbeitet werden. Bei diesem Verfahren lernen Auszubildende kollektiv durch die Bearbeitung eines Erlebnisses, das exemplarisch von einer Person eingebracht wird, die dadurch zur Hauptperson wird. Aus den Erlebnissen, die sich die Auszubildenden gegenseitig zu Beginn der Begleitung geschildert haben, könnten sie eines oder mehrere auswählen. Indem sie als Beobachtende zunächst die äußere Haltung der Hauptperson formen, die von dieser vermutlich in der Situation gezeigt wurde, könnten sie durch andere Deutungen bestimmte Sichtweisen erkennen. Mit den Gedanken, die sie aussprechen, wenn sie sich anschließend nacheinander hinter die Hauptperson stellen, könnten sie unterschiedliche Gedanken und Gefühle erkennen und dadurch die eigene Bewusstheit erweitern. Die Hauptperson selbst entscheidet im Anschluss, welche Stimmen nicht zum eigenen Empfinden passen, welche noch fehlen, welche von

[80] Vgl. Oelke; Scheller; Ruwe 2000, 47-48.

großer bzw. von weniger großer Bedeutung sind und in welcher Reihenfolge die Stimmen sinnvoll sind. Dazu werden die Stimmen als Stimmenchor so lange wiederholt, bis sie von der Hauptperson als passend empfunden werden (vgl. Oelke; Scheller; Ruwe 2000, 83).

Zum Abschluss der Begleitung sollten die Auszubildenden noch einmal Gelegenheit erhalten, darauf zu reflektieren, was für sie die wichtigste Erfahrung bzw. Erkenntnis war bzw. was sie aus der Praxisbegleitung in den Pflegealltag mitnehmen wollen. Dazu könnten sich Auszubildende in Form eines *Blitzlichts* äußern. Eine ausführlichere Reflexion ist nicht erforderlich, weil jede Übung bereits für sich reflektiert wurde und sich die Inhalte vermutlich wiederholen würden.

Körperliche Nähe birgt durch das hohe Belastungspotenzial, dem Pflegende ausgesetzt sind, die Gefahr, dass sie sich inadäquat, aggressiv oder gewalttätig gegenüber zu pflegenden Menschen verhalten. Hinzu kommen meist noch institutionelle Zwänge und hierarchische Abhängigkeiten, die dazu führen können, dass Pflegende Grenzen überschreiten oder sogar verletzen. Auszubildende erleben dieses entwürdigende Verhalten, das sie bei Pflegenden beobachten, als sehr belastend. Zudem könnten, wie bereits oben erwähnt, sie dieses Verhalten unbewusst übernehmen. Deshalb sollten solche unangemessenen Verhaltensweisen, denen Auszubildende täglich begegnen können, aufgrund ihrer Bedeutung für deren Identitätsentwicklung schon sehr früh in der Ausbildung thematisiert werden, da Auszubildende ja zu diesem Zeitpunkt aufgrund ihrer hohen Sensibilität für körperliche Nähe und professionelle Pflege für die Thematik vermutlich gut zugänglich sind.[81] Sie sollten sich selbstreflexiv durch die Arbeit an und mit Haltungen, aber auch auf der politischen Reflexionsebene[82] mit Gewalt auseinandersetzen. Auch Aggression und Gewalt, die Auszubildende beispielsweise durch psychisch kranke Menschen erleben, sollten thematisiert werden, bevor sie in ihren Praxiseinsätzen solchen Erlebnissen hilflos gegenüberstehen.[83]

---

[81] Zu einem späteren Zeitpunkt der Ausbildung sollte die Körperpflege als Kern der Pflege erneut thematisiert werden; vgl. auch die Abschnitte 4.2.1.2.1 und 5.2.

[82] Vgl. oben Abschnitt 5.1.

[83] Auch wenn die Untersuchungsergebnisse zeigen, dass Aggression und Gewalt, die von zu pflegenden Menschen ausgeht, überwiegend im Psychiatrieeinsatz geschildert werden, soll darauf hingewiesen werden, dass auch demenziell erkrankte Menschen, denen Auszubildende an vielen Einsatzorten begegnen, zu Aggression und Gewalt neigen könnten.

Für die Praxisbegleitung zum Thema „Konfrontiert werden mit Aggression und Gewalt“ sei auf eine ausgearbeitete und vielfach erprobte Lerneinheit mit Verfahren des szenischen Spiels zurückgegriffen:[84] Auszubildende könnten sich durch *Körper-, Haltungs- und Bewegungsübungen* dem Thema nähern. Durch die Arbeit mit *Assoziationsbildern* könnten sie eine Vorstellung davon bekommen, wie sich Gewalt alltäglich zeigen kann. Der *Bau einer Statue* könnte auf einer abstrakten Ebene sowohl die vielfältigen Ausdrucksweisen von Gewalt zeigen als auch dadurch, dass Auszubildende selbst Position zur Statue beziehen sollen, deren Haltungen zum Thema aufdecken. Durch die Arbeit mit *situationsbezogenen Standbildern* könnten Auszubildende eigene Situationen analysieren und durch die *szenische Rekonstruktion* selbst Handlungsalternativen erproben.

5.4.2 Schwierige Gespräche führen

Auszubildende führen belastende Gespräche mit zu pflegenden Menschen und Angehörigen. Dabei zeigt sich das, was in diesen Gesprächen schwierig ist, in unterschiedlichen ‚Szenarien‘: Besonders zu Ausbildungsbeginn sind es die Gesprächsführung beispielsweise während der Körperpflege und damit verbunden die Angst vor falschen Worten, die Auszubildende belastet. Auch die Gesprächsführung mit fordernden Menschen und Angehörigen sowie Gespräche über medizinische Fragen, die Auszubildende oftmals aufgrund der defizitären ärztlichen Kommunikation beantworten sollen, damit zu pflegende Menschen in emotionalen Situationen nicht alleine bleiben, bereitet ihnen große Mühe. Ferner ist Pflegearbeit immer auch Beziehungs- und Gefühlsarbeit, d.h. wenn es Auszubildenden nicht gelingt, in intensiven bzw. krisenhaften Gesprächen eine für sie angemessene Distanz zu wahren, nehmen sie die Lebens- und Leidensgeschichten von zu pflegenden Menschen und deren Angehörigen mit nach Hause. Als besonders belastend erweisen sich Gespräche mit Sterbenden bzw. mit Angehörigen sterbender oder verstorbener Menschen, denn in der Auseinandersetzung mit dem Tod fühlen sie sich immer auch an die eigene Endlichkeit erinnert.[85]

[84] Vgl. Oelke; Scheller; Ruwe 2000, 196-218.

[85] Die Konfrontation mit der eigenen Endlichkeit wird im Abschnitt 5.4.4 thematisiert.

Auszubildende wissen meistens nicht, ob sie sich in solchen Gesprächen angemessen verhalten. Einerseits sollen sie Menschen in Krisen empathisch unterstützen und begleiten, andererseits ist es notwendig, dass sie in emotionalen Überforderungssituationen eigene Bedürfnisse erkennen und den eigenen Anspruch auf gute Beziehungsarbeit mit tatsächlich Möglichem kritisch abgleichen, um gut für sich selbst zu sorgen. In der Begleitung sollen sie eigene Gefühle kommunizieren, sich selbstreflexiv mit den eigenen Haltungen auseinandersetzen sowie Handlungsalternativen in schwierigen Gesprächssituationen ausprobieren. Zudem ist es sinnvoll, auch auf der politischen Ebene Reflexionsangebote für Auszubildende zu formulieren. Denn sowohl die Ärzteschaft und Pflegende als schlechte Vorbilder als auch ökonomische Zwänge,[86] durch die Auszubildende daran gehindert werden, gute Gesprächsbeziehungen einzugehen, könnten diese in ihrem eigenen Verhalten negativ beeinflussen.

Nach dem Einstieg in die Praxisbegleitung und der Information über deren Intentionen folgt die Annäherung Auszubildender an das Thema, wozu diese *Sprechübungen* durchführen könnten, um zu erkennen, was Sprache bewirken kann. Sprechübungen könnten durch das bewusste Experimentieren mit Intonationen und Sprechhaltungen dazu beitragen, dass Auszubildende handlungsrelevante Erfahrungen sammeln, indem sie verbale Kommunikationsakte dahingehend untersuchen, welcher soziale Gestus und welche sozialen Beziehungen möglicherweise über die Sprache in nahen Pflegebeziehungen, aber auch in hierarchischen Beziehungen transportiert werden.[87]

Auszubildende könnten sich beispielsweise zunächst über selbst erlebte verbale Äußerungen, Dialoge bzw. Gespräche austauschen, um dann einige dieser Erlebnisse zu bearbeiten. So könnten sie mit der Aussage eines Sterbenden: *Aber das werde ich alles nie wiedersehen!* (S_10_RR_K_4) aufgrund unterschiedlicher Intonationen auch unterschiedliche Wirkungen erzeugen, die wiederum auf unterschiedliche Bedeutungen schließen lassen. Eine solche Äußerung kann beispielsweise als Trauer, Wehmut und Abschied, aber auch als Wut, Vorwurf und ‚Nicht-Loslassen-können' des Sterbenden gedeutet werden. Damit mögliche zugrunde liegende Haltungen aufgedeckt werden, könnten Auszubildende sich beim Intonieren dieses Satzes im Raum bewegen, dazu passende körperliche Haltungen einnehmen und sich in der anschließenden

[86] Vgl. Abschnitt 4.2.1.1.
[87] Vgl. Oelke; Scheller; Ruwe 2000, 48-50.

Auswertung darüber austautauschen, wie die unterschiedlichen Intonationen und Haltungen auf sie gewirkt haben.

Diese Lerneinheit eignet sich aufgrund der oben skizzierten ‚Szenarien', in denen solche Gespräche stattfinden, sehr gut für die *szenische Arbeit mit schwierigen Dialogen*.[88] Bearbeitet werden sollten Gesprächssituationen, die von Auszubildenden innerhalb dieser ‚Szenarien' erlebt werden, d.h. bearbeitet werden sollten sowohl solche Dialoge, in denen Auszubildende selbst Akteure sind, als auch solche Dialoge, in die sie zwar nicht selbst involviert sind, die aber dennoch belastende Auswirkungen auf sie haben.[89] Nachdem die Auszubildenden die Szenen kennen gelernt und sich selbst einer Szene zugeordnet haben, folgen eine erste Erarbeitung der Szenen sowie die Einfühlung in die Personen. Dazu sollen die Auszubildenden unter anderem den Text mit verteilten Rollen lesen, die Rollen untereinander aufteilen sowie zu der Rolle, die sie übernehmen, eine Rollenbiografie schreiben. Durch *Rollenschreiben* können sie sich unter dem Schutz der Rolle in andere Menschen einfühlen, damit sie Situationen aus deren Perspektive wahrnehmen, erleben und reflektieren können. Dazu müssen sie eigene Erlebnisse, Bilder, Gefühle, Wünsche und Vorstellungen aktivieren, wofür sie durch Rollen- und Situationsvorgaben und Einfühlungsfragen angeregt werden.[90] Diese Fragen sind in Abhängigkeit von den Intentionen, die mit den einzelnen Szenen verfolgt werden, und unter Berücksichtigung der jeweiligen Rollenunterschiede für jede Szene eigens zu stellen. Beispielsweise könnten Fragen zur Person, zu deren sozialen und gesellschaftlichen Lebensumständen, dem aktuellen Gesundheitszustand, zu den eigenen Gefühlen, Wünschen und Lebensvorstellungen sowie zu biografischen Erinnerungen und deren gegenwärtigen Bedeutungen bzw. Auswirkungen formuliert werden. In einem nächsten Schritt verkleiden sich Auszubildende entsprechend ihrer Rolle bzw. suchen sich ein Requisit, das zu ihrer Rolle passt. Diese *Verfremdung der eigenen Person* ist notwendig, damit sie sich am Ende des Spiels von ihrer Rolle distanzieren können, indem sie die Verkleidung bzw. die Requisite symbolisch wieder ablegen. Direkt vor dem Spielen der Szenen führt die Spielleitung mit den Spielenden *Einfühlungsgespräche*, in denen sie

[88] Weitere Anregungen dazu liefern Jennrich; Schilder; Schorsch 2014.

[89] Dazu gehört beispielsweise die von Auszubildenden oft als wenig informativ und empathisch erlebte ärztliche Gesprächsführung während der Visite (vgl. Oelke; Ruwe 2014).

[90] Vgl. Oelke; Scheller; Ruwe 2000, 51-53.

diese zu deren Denken, Fühlen und Handeln befragt. Während dieser Gespräche greifen Auszubildende sowohl auf eigene Erlebnisse als auch auf unbewusste Sprach- und Argumentationsmuster zurück bzw. erweitern, geschützt durch die Rolle, das eigene sprachliche Repertoire.[91] Anschließend werden *die Szenen gespielt*; jede Szene zweimal hintereinander. Im ersten Durchgang wird die Szene ohne Unterbrechung gespielt. Beim zweiten Mal sollen die Beobachtenden das Spiel an besonders interessanten bzw. bewegenden Stellen unterbrechen, um die Spielenden nach deren Gedanken zu fragen, die diese in diesem Moment haben. Danach wird die Szene weitergespielt. Am Ende des Spiels folgt ein Erlebnisgespräch, das den Spielenden dabei helfen soll, das eigene Verhalten und die eigenen Gefühle zu verarbeiten. Beispielsweise könnten sich Spielende dazu äußern, welche Empfindungen die gespielte Szene bei ihnen hervorgerufen hat und welche Konsequenzen sie aus den gemachten Erfahrung ziehen.[92]

Dann folgt gemeinsam mit Beobachtenden und Spielenden die *Auswertung der Szenen*. Grundsätzlich können in Abhängigkeit von der Intention, die mit der Auswertung angestrebt wird, *alle szenischen Verfahren* eingesetzt werden. In Anlehnung an die oben geschilderten ‚Szenarien', die als ‚schwierige Dialoge' in den Szenen bearbeitet werden sollten, lassen sich *zwei grundlegende Intentionen* unterscheiden: Einige Szenen sollten ausschließlich dahingehend ausgewertet werden, dass die Beziehungen, Ereignisse sowie die interszenischen Zusammenhänge noch deutlicher sichtbar gemacht werden, sodass sich Beobachtende und Spielende differenzierter mit den Szenen auseinandersetzen können. Bei der Auswertung anderer Szenen sollten die Beobachtenden und Spielenden darüber hinaus Handlungsalternativen ausprobieren und auf ihre Wirkung bzw. Wirksamkeit hin untersuchen. Diese Vorgehensweise lässt sich damit begründen, dass es in schwierigen Gesprächen oftmals gar nicht darum geht, was Auszubildende sagen, sondern, welche Haltung sie in das Gespräch einbringen. Folglich ist wohl davon auszugehen, dass durch das Ausprobieren von alternativen Handlungs- und Verhaltensweisen nicht immer ‚echtes' Lernen möglich ist, auch wenn viele Auszubildende – so belegen es auch die empirischen Daten dieser Arbeit – Lernerfolge häufig anders empfinden und sich vor allem Handlungsanweisungen wünschen. Sinnvoll ist die Erprobung von

[91] Vgl. Oelke; Scheller; Ruwe 2000, 53.
[92] Vgl. Oelke; Scheller; Ruwe 2000, 55.

Alternativen vor allem dann, wenn Auszubildende testen sollen, wie sich andere bzw. neue Aussagen in den Szenen ‚anfühlen' und ob sich diese als ‚alltagstauglich' erweisen könnten. Beispielsweise könnten Auszubildende ausprobieren, was sie fordernden pflegebedürftigen Menschen antworten könnten, welche Worte sich während der Durchführung der Körperpflege als ‚richtig und gut' erweisen oder wie sie als Auszubildende reagieren könnten, falls sich zu Pflegende mit medizinischen Fragen an sie wenden. Wenn aber Auszubildende Szenen zu intensiven bzw. krisenhaften Gesprächen auswerten, die durch eine hohe Emotionalität geprägt zum Verlust der eigenen Nähe-Distanz-Balance führen bzw. führen könnten, eignen sich zur Auswertung insbesondere szenische Verfahren wie die *Arbeit mit Standbildern bzw. Statuen*[93] oder auch die oben im Abschnitt 5.4.1 erläuterte *Stimmenskulptur*. Die Auswertung der einzelnen Szenen schließt mit einer kurzen *Feedback-Runde* ab, in der Auszubildende bislang noch nicht formulierte Gedanken, Beobachtungen oder Ideen einbringen könnten. Außerdem ist es wichtig, den Spielenden Gelegenheit dazu zu geben, ihr Empfinden nach dem Spielen der Szene und der Auswertung zu äußern, damit sich diese *aus der Rolle ‚ausfühlen'* können.

Der Abschluss der Lerneinheit, d.h. nachdem alle Szenen gespielt und ausgewertet sind, erfolgt grundsätzlich in zwei Schritten, die auch miteinander kombinierbar sind: Die Auszubildenden werfen nacheinander die Verkleidung bzw. die Requisite in die Mitte. Durch dieses ‚Wegwerfen', das sie mit den Worten ‚Ich lasse hier …' verbinden, soll sichergestellt werden, dass sie sich von den teils sehr schwierigen Rollen wieder distanzieren.[94] Diesem Ritual folgt ein kurzes *Blitzlicht* als persönliches Fazit.

---

[93] Vgl. Oelke; Scheller; Ruwe 2000, 61-68.

[94] Besonders wenn Auszubildende durch die gespielten Rollen an eigene abgewehrte Fantasien und Verhaltenswünsche erinnert werden, wollen sie nicht mit der übernommenen Rolle identifiziert werden. Deshalb sollten sie dazu Gelegenheit erhalten, sich von der gespielten Person bewusst abzugrenzen. Dadurch werden sie vor der Identifikation mit Haltungen geschützt, die sie zwar auch kennen, aber nicht öffentlich zeigen wollen (vgl. Scheller 2004, 141).

5.4.3 In ethische und moralische Konflikte und Dilemmata geraten

Im Pflegealltag erleben Auszubildende reflexionswürdige Situationen, die sie vor ethische und moralische Grundsatzfragen stellen, wozu sowohl pflegerische Alltagsfragen zwischen Fürsorge und Autonomie als auch größere Konflikte und Dilemmata gehören, beispielsweise die Frage, wie von Angehörigen gewünschte und von der Ärzteschaft durchgeführte lebensverlängernde Maßnahmen sowie Suizide schwerkranker bzw. sterbender Menschen zu bewerten sind. Während Auszubildende in dilemmatischen Pflegesituationen mitunter auch selbst vor kritische Entscheidungen gestellt werden, müssen sie Entscheidungen ‚zwischen Leben und Tod' aushalten, die nicht sie, sondern die Ärzteschaft, Angehörige oder betroffene Menschen selbst getroffen haben.

In der Begleitung sollen Auszubildende auf der selbstreflexiven, ethischen und politischen Ebene reflektieren: Die selbstreflexive Auseinandersetzung mit der eigenen Haltung soll ihnen zunächst dabei helfen, sowohl eigene (pflegerische) Entscheidungen begründet zu treffen als auch aushalten zu können, was die Ärzteschaft, Angehörige bzw. betroffene Menschen selbst entschieden haben, auch wenn Auszubildende aufgrund eigener Werte und Einstellungen eine andere Haltung zu diesen Entscheidungen einnehmen. Dazu sollen sie insbesondere eigene Gefühle reflektieren, subjektive Wahrnehmungs-, Deutungs- und Verhaltensmuster analysieren sowie die persönliche Rolle klären. Auf der ethischen Ebene kommt hinzu, dass sie sich darin üben sollen, zu kritischen, argumentativ begründeten Urteilen zu gelangen und diese auch zu vertreten. Schließlich sollen sie auf politischer Ebene in konflikthaltigen, hierarchisch geprägten Situationen sowohl eigene Handlungsmöglichkeiten zwischen persönlicher Verantwortungsübernahme und emotionaler Abgrenzung prüfen als auch darüber nachdenken, wie sie mit nichtveränderbaren Bedingungen umgehen könnten.

Selbsterlebte ethisch-moralische Problemsituationen könnten mit dem *Reflexionsmodell von Rabe*[95] auf allen drei Ebenen reflektiert werden. Damit Auszubildende sich auf die Reflexion einlassen können, sollten sie zu Beginn der Begleitung darüber informiert werden, dass reflexive Falldiskussionen nicht darauf abzielen, ethische Entscheidungen zu treffen, sondern vielmehr den Diskurs mit anderen Auszubildenden anzuregen, damit Auszubildende die

[95] Vgl. Abschnitt 5.3.2.3.1.

eigene Urteilskraft stärken und dadurch eine begründete ethisch-moralische Position finden können. Durch diese Information soll verhindert werden, dass sie mit einer falschen Erwartungshaltung in die Begleitung gehen und folglich enttäuscht sind, wenn sie keine eindeutigen Antworten auf ihre Fragen erhalten. Bevor sie einen selbsterlebten Fall bearbeiten, sollten sie sich eigener Erlebnisse erinnern, in denen sie mit ethisch-moralischen Konflikten oder Dilemmata konfrontiert wurden, und sich gegenseitig davon erzählen. So können sie vielfältige, auch selbst noch nicht erlebte, ethisch-moralische Problemsituationen zunächst einmal erfassen, um dann eine Situation gezielt zu bearbeiten, wozu sowohl exemplarische Situationen geeignet sind, die von Auszubildenden häufig erlebt werden, als auch emotionale Situationen, die besonders eindrücklich erlebt wurden.

Dann folgt mit den Schritten Situationsanalyse – ethische Reflexion – Ergebnisse die praxisbezogene Reflexion mit dem Modell nach Rabe:[96]

Die *Situationsanalyse* bietet Raum für persönliche Reaktionen Auszubildender, die zunächst eigene Gefühle und (erste) Urteile äußern sollten, die auf das eigene moralische Empfinden zurückzuführen sind. Durch das Aussprechen dessen, was betroffen, wütend, empört und nachdenklich macht, soll sowohl ein Zugang zur bearbeiteten Situation hergestellt als auch gewährleistet werden, dass Auszubildende im nächsten Schritt – der ethischen Reflexion – nicht durch unausgesprochene emotionale Empfindungen daran gehindert werden, ethische Probleme rational zu analysieren. Die Analyse wird fortgesetzt, indem Auszubildende die Situation aus der Perspektive der beteiligten Personen betrachten sowie deren Beziehungen untereinander zu ergründen versuchen. Durch das Einnehmen anderer Perspektiven werden sie in Empathie und in der Fähigkeit zum hermeneutischen Fallverstehen gefördert. Abschließend sollen sie Handlungsalternativen und deren mögliche Folgen diskutieren, damit sie erkennen können, dass ethisch-moralische Fragen immer mehrere Handlungsmöglichkeiten zulassen, deren Umsetzung allerdings oft an institutionellen, auch hierarchischen Gewohnheiten und Zwängen scheitert. Für die eher emotionale Auseinandersetzung mit der Situation könnten Auszubildende *situationsbezogene Standbilder*, d.h. „bildliche Darstellungen von Personen, sozialen Situationen, Beziehungsstrukturen oder Begriffen“ (Oelke; Scheller;

[96] Vgl. für die folgenden Ausführungen Rabe 2005, 138-140.

Ruwe 2000, 61) bauen und anschließend deuten.[97] Dazu könnten sie erlebte oder vorgestellte Situationen und Menschen ‚einfrieren' sowie Situationen, Haltungen und Beziehungen interpretieren, die dem Bild bzw. den gezeigten Haltungen der Personen zugeschrieben werden könnten.[98] Damit sie alternative Handlungsweisen ausprobieren können, bietet sich die Arbeit mit *szenischen Rekonstruktionen* an.[99] Auszubildende könnten durch das Nachspielen neuer bzw. anderer ethisch-moralischer Verhaltens- und Handlungsweisen erkennen, wie sich alternative Lösungen ‚anfühlen'.

Beispielsweise könnte eine emotional betroffene Auszubildende, die nicht verstehen kann, warum sich eine ältere Patientin nach einem Sturz durch ihr verweigerndes Verhalten lieber selbst schädigt, indem sie einen Dekubitus riskiert, als sich von den Söhnen in das Krankenhaus bringen zu lassen, folgende Fragen gemeinsam mit anderen Auszubildenden bearbeiten:

> *Ich dachte Tage lang darüber nach, hatten die Söhne zu viel „Angst" vor ihrer Mutter oder warum haben sie nicht früher den Rettungswagen gerufen, warum ist man so stur als alter Mensch, warum will man sich nicht helfen lassen, ist aber danach wütend, dass die Situation sich nicht rasch bessert? (S_14_KP_12-13)*

Durch die Bearbeitung der Situation mit dem Standbildverfahren könnten Auszubildende insbesondere die Beziehung zwischen Mutter und Söhnen erkunden und mit der szenischen Rekonstruktion könnten sie selbst ausprobieren, wie sich eine Einlieferung gegen den Willen der Mutter wohl auf die Beziehung zu ihren Söhnen hätte auswirken können.

Nachdem Auszubildende ausführlich die Situation analysiert haben, geht es in der *ethischen Reflexion* darum, die ethisch-moralische Relevanz der Situation zu erkennen, indem sie sowohl normativ-moralische Orientierungen, die für die Beurteilung relevant sein könnten, als auch situativ bedeutsame ethische Prinzipien diskutieren. So könnten die Söhne der älteren Patientin aus Respekt vor der Mutter nur zögerlich gehandelt haben. Ethische Prinzipien, die in dieser Situation zu diskutieren wären, sind einerseits die Autonomie der Patientin, anderseits die Fürsorgepflicht der Söhne.[100] Darüber hinaus könnten

---

[97] Vgl. Oelke; Scheller; Ruwe 2000, 114-116.
[98] Vgl. Oelke; Scheller; Ruwe 2000, 61-68.
[99] Vgl. Oelke; Scheller; Ruwe 2000, 116-119.
[100] Weitere Ausführungen dazu in Abschnitt 4.1.3.3.1.

Auszubildende erkennen, dass beides – das moralische Handeln der Söhne, das wohl dem Respekt vor der Mutter geschuldet ist, und die Fürsorgepflicht für die ältere hilfsbedürftige Mutter – eine nicht auflösbare Spannung erzeugt. Zudem sollen sie der Frage nach der persönlichen, institutionellen und gesellschaftspolitischen Verantwortung für die Situation nachgehen sowie die Situation abschließend beurteilen. Damit sie zwischen Respekt und Fürsorgepflicht abwägen können, könnte die Übung „*Dialog auf zwei Stühlen*“[101] eingesetzt werden: Zwei gegenüberstehende Stühle signalisieren das Dilemma der beiden Söhne: Respekt oder Fürsorge? Auszubildende könnten sich nacheinander bzw. abwechselnd auf beide Stühle setzen und laut sowie in der Ich-Form Pro und Contra gegeneinander abwägen, um sich dadurch eigene Einstellungen beiden Seiten gegenüber zu verdeutlichen.

Abschließend sollen Auszubildende zusammenfassen, was sie als *Konsens oder Dissens* erarbeitet haben, sowie basierend auf diesen Erkenntnissen die Situation ethisch begründet beurteilen. Sie sollen sich insbesondere in ihrer Urteilskraft üben, weshalb nicht die Entscheidung, sondern deren Begründung vordergründig ist. Sollten sie zu keinen befriedigenden Erkenntnissen gelangen, ist es sinnvoll, nach möglichen Ursachen für unauflösbare Probleme zu suchen sowie daraus resultierende Konsequenzen zu diskutieren, die zu einer Verbesserung der Situation beitragen könnten. Ferner sollten Auszubildende klären, wie sie mit unlösbaren Konflikten selbst umgehen könnten. Unter Zuhilfenahme *schwarz-weißer Fotokarten* könnten sie begründen, was sie als Konsens bzw. Dissens herausgearbeitet haben, wofür sie etwa durch folgende Reflexionsfragen unterstützt werden:

- Was sagt die ausgewählte Karte über die Situation aus?
- Was ist ‚das Schwarze‘ und was ist ‚das Weiße‘ der Situation?
- Welche ‚Farbe‘ überwiegt in der Situation?
- Welche persönliche Bedeutung haben beide Farben für Auszubildende?

5.4.4 Sterben und Tod aushalten

Auszubildende, die Sterben und Tod nur schwer aushalten können, begegnen in der praktischen Ausbildung häufig zum ersten Mal sterbenden Menschen

[101] Vgl. Gudjons; Wagener-Gudjons; Pieper 2008, 274-275; Hervorhebung durch die Verfasserin.

und trauernden Angehörigen. Diese meist unvorbereiteten Erlebnisse lösen einerseits persönliche Betroffenheit aus, weil Auszubildende durch die Auseinandersetzung mit der menschlichen Sterblichkeit auch mit der eigenen Endlichkeit konfrontiert werden. Andererseits erleben sie qualvolle Todeskämpfe sowie heftige Reaktionen emotional überforderter Angehöriger, können den Tod von Kindern nicht begreifen, ängstigen sich beim Anblick von Verstorbenen und finden dazu keine angemessene Distanz.

In der Begleitung sollen sie Gefühle aussprechen, die sie bei der Begleitung Sterbender empfinden, Vorstellungen und Wünsche zum eigenen Sterben reflektieren und sich dadurch ihrer Haltungen bewusst werden, damit sie begreifen, warum der (bevorstehende) Tod sie ängstigt. Über die selbstreflexive Auseinandersetzung mit der eigenen Endlichkeit sollen sie erkennen, was dazu führt, dass sie Sterbe- und Todeserlebnisse als bedrohlich und furchterregend erleben, und warum sie sich davon nicht distanzieren können. Damit sie die eigene Hilflosigkeit aushalten können, sollten sie eigene Gefühle zulassen, verstehen und akzeptieren lernen. Denn nur wenn sie sich dessen bewusst sind, wie sie selbst dem Tabuthema Sterben und Tod begegnen wollen, können sie auch andere Menschen in der letzten Lebens- und Sterbensphase angstfrei begleiten. Die Begleitung sollte didaktisch-methodisch so gestaltet werden, dass sich Auszubildende insbesondere mit der eigenen Endlichkeit auseinandersetzen können. Damit sie sich aber eigener Haltungen nach und nach bewusst werden, ohne dabei durch den tabuisierten Tod überfordert zu werden, sollten sie langsam an das Thema herangeführt werden. So könnten sie sich zunächst *dem gesellschaftlich geprägten Bild vom Tod annähern*, indem sie sich mit einem Monolog des todkranken Mynheer Peeperkorn aus Thomas Manns Roman „Der Zauberberg“ auseinandersetzen, in dem Peeperkorn den nahen eigenen Tod in Gestalt eines Adlers beschreibt (Mann 2002, 895-896):

> „Ich lenke … Ihre Aufmerksamkeit in die Höhe, in große Höhe, auf jenen schwarzen, kreisenden Punkt dort oben … das ist ein Raubvogel, ein großer Raubvogel. Das ist … ein Adler. Auf ihn lenke ich mit aller Entschiedenheit … Sehen Sie! ... Mein Haar ist bleich, gewiß. Ein Adler … Jupiters Vogel, der König seines Geschlechtes, der Leu [Löwe (C.W.)] der Lüfte! Er hat Federhosen und einen Schnabel von Eisen, nur vorne plötzlich eisern gekrümmt, und Fänge von ungeheurer Kraft, einwärts geschlagene Krallen … Gevatter, was kreist und spähst du! … Stoß nieder! Schlag ihm den Bauch auf, dem Wesen, das dir Gott - - Perfekt! Erledigt! Deine Fänge müssen in Eingeweide verstrickt sein und dein Schnabel triefen von Blut.“

Die Metapher des Todesadlers ermöglicht Auszubildenden einen individuellen Zugang zum Thema sowie ein erstes Aufdecken persönlicher Wahrnehmungs- und Deutungsmuster, ohne dass sie (zu) direkt veröffentlichen müssten, was sie selbst zu Sterben und Tod bewegt.

Nachdem Auszubildende über die Intentionen der Begleitung informiert wurden, sollten sie sich durch *szenische Übungen* eigenen Wünschen, Vorstellungen und Erlebnissen weiter nähern, wozu sie Körperhaltungen einnehmen könnten, die sie mit Leben und Tod, Freude und Trauer, Ankunft und Abschied verbinden, sich deren Wirkungen bewusst werden sowie Gemeinsamkeiten und Unterschiede herausarbeiten. Indem sie über Trennungen nachdenken, die mit dem eigenen Tod verbunden sind, könnten sie erkennen, was ihnen schwer fällt und wovor sie sich ängstigen.

Durch die szenische *Arbeit mit Standbildern* könnten sie eigene Sterbeerlebnisse analysieren, um Gefühle und Haltungen zu verdeutlichen.[102] Diese Lerneinheit könnte wie auch die Lerneinheit 5.4.2 mit dem *szenischen Spiel* „im engeren Sinne" (Scheller 2004, 71) bearbeitet werden. Aber anders als bei der Bearbeitung unterschiedlicher Szenarien im Zusammenhang mit schwierigen Dialogen könnten die einzelnen Szenen strukturell einer *‚didaktischen Dramaturgie'* folgen, d.h. die zu spielenden Szenen werden so ausgewählt, dass Auszubildende besonders herausfordernde Momente der Sterbebegleitung bis zum Eintritt des Todes des sterbenden Menschen bearbeiten.[103] Die Szenentexte könnten in leicht modifizierter Form Sabine Maryas Erzählung „Schmetterlingsflügel. Eine Sterbebegleitung"[104] entnommen werden, in der eine Auszubildende zum ersten Mal mit dem Sterben konfrontiert wird, als sie sich auf die Begleitung eines sterbenden Krebspatienten einlässt. Als Ich-Erzählerin schildert sie Begegnungen mit dem Patienten, Gedanken, die durch diese Begegnungen entstehen, sowie Träume, die sie nachts verfolgen. So könnten in der szenischen Arbeit sowohl Dialoge der Erzählerin mit dem Patienten als auch ausgewählte Monologe gespielt und ausgewertet werden, um Erlebnisse und Gefühle Auszubildender zu aktivieren.

[102] Vgl. Oelke; Scheller; Ruwe 2000, 104-105.

[103] Die methodischen Schritte der szenischen Arbeit werden im Abschnitt 5.4.2 ausführlich beschrieben, sodass in den folgenden Abschnitten insbesondere auf die Inhalte der Szenen eingegangen wird.

[104] Vgl. Marya 2007.

Dazu bieten sich aus der Erzählung insbesondere *fünf Szenen* an, die im Folgenden knapp skizziert werden:

Erste Szene *Erste Begegnung* (vgl. Marya 2007, 9-12):
Die Auszubildende wird beim ersten Zusammentreffen mit dem tracheotomierten Patienten, der sich nicht mehr verbal äußern kann, mit einem Notfall konfrontiert. Die hinzugerufene Pflegekraft saugt die Atemsekrete des blau verfärbten röchelnden Patienten ab. Die Szene verdeutlicht die Berührungsängste Auszubildender im Umgang mit Schwerkranken bzw. Sterbenden. Thematisiert werden sowohl die Überwindung zur Kontaktaufnahme mit von körperlichem Verfall gekennzeichneten hilfsbedürftigen Patienten als auch die eigene Hilflosigkeit und Ohnmacht bei deren Pflege.

Zweite Szene *Ghetto Krebsstation* (vgl. Marya 2007, 20-21):
Der Monolog der Auszubildenden ‚antwortet' auf den gescheiterten Versuch mit Freundinnen über den sterbenden Patienten zu sprechen. Er ist Hilfeschrei, Beschuldigung und Anklage zugleich und richtet sich gegen alle Menschen, die nicht sehen wollen, was „in diese ‚schöne' Welt" (Marya 2007, 21) nicht passt. Die Szene legt Belastungen der Pflegeausbildung wie den tabuisierten Umgang mit fremden, nackten und entstellten Körpern, ekelerregenden Verrichtungen und Gerüchen sowie mit Leid, Sterben und Tod offen und illustriert daraus entstehende Gefühle wie Überforderung, Scham und Hilflosigkeit.

Dritte Szene *Rotwein in die Magensonde* (vgl. Marya 2007, 22-25):
Die Auszubildende verabreicht dem Patienten auf dessen Wunsch Rotwein über die Magensonde. Damit er den Wein auch noch schmecken kann, reicht sie ihm ein in Wein getränktes Wattestäbchen. In der Szene wird Pflege als Beziehungs- und Gefühlsarbeit thematisiert. Indem die Auszubildende für den Patienten da ist und sich auf ihn einlässt, entsteht nach und nach eine intensive Beziehung. Die Szene ist eine Schlüsselszene der Nähe-Distanz-Balance, wobei sich einerseits Erwartungen an Pflegebeziehungen zu Sterbenden in der letzten Lebensphase bearbeiten lassen; andererseits bereitet die Szene die folgende ‚Traumszene' vor, in der es darum geht, dass Auszubildende durch die Begleitung Sterbender auch mit der eigenen Endlichkeit konfrontiert werden.

Vierte Szene *Traum* (vgl. Marya 2007, 30-33):
Die Auszubildende schildert viele symbolhafte Traumbilder, die sie, ausgelöst durch die verantwortungsvolle Aufgabe der Sterbebegleitung, an die menschliche – auch eigene – Vergänglichkeit erinnern und die in ihr Todesangst auslösen. Traumbilder dienen der Verarbeitung von Erlebnissen und Emotionen. Die Szene verdeutlicht, dass die Begleitung Sterbender automatisch mit der eigenen Endlichkeit konfrontiert. Über die deutungsoffenen Traumbilder könnten sich Auszubildende mit den eigenen Wünschen, Vorstellungen und Ängsten zu Sterben und Tod auseinandersetzen.

Fünfte Szene *Abschied* (vgl. Marya 2007, 44-47):
Die Auszubildende erlebt die letzten Atemzüge des Patienten bis zum Eintritt des Todes. Die Szene kommt mit wenigen Worten – ein kurzer Dialog zwischen der Auszubildenden und der Pflegekraft – aus und könnte sowohl gespielt als auch gelesen werden. Die Entscheidung sollte wegen der hohen Emotionalität den Spielenden überlassen werden. Im Mittelpunkt der Szene stehen die Atmosphäre im Sterbezimmer, körperliche Prozesse während der terminalen Sterbephase sowie der Anblick eines Verstorbenen, der Abschied von vertrauten Menschen und der Umgang mit Verlust und Trauer.

Für die Auswertung der fünf Szenen sind *alle szenischen Spielverfahren* sowie der Einsatz von *Übungen mit Materialmedien* geeignet. Zudem ist es denkbar, dass sich Auszubildende durch die hohe Emotionalität insbesondere der letzten Szene an eigene Erlebnisse erinnern und sich dazu äußern wollen, wofür am Ende der Begleitung unbedingt Raum eingeräumt werden sollte.

5.4.5 Im Pflegealltag zurechtkommen

Auszubildende können selbst nur schwer den widersprüchlichen und konflikthaltigen Pflegealltag bewältigen, weil sie immer wieder erleben, dass dort nicht professionell gehandelt wird. Dabei geraten sie in ökonomische Zwänge,[105] werden beim Lernen demotiviert, haben Angst vor Fehlern und spüren Druck und Anspannung, wenn sie in Notfallsituationen handeln sollen.

[105] Die von Pflegenden und Auszubildenden meist stumm geduldeten ökonomischen Zwänge werden im Abschnitt 5.4.6 bearbeitet.

Von Beginn an ist die praktische Pflegeausbildung durch den Wechsel von Über- bzw. Unterforderung, durch eine fehlende bzw. unstrukturierte Praxisanleitung, die mit dem Gefühl, *‚ins kalte Wasser'* (S_14-AF_1_12) geworfen zu werden, verbunden ist, sowie durch fehlendes bzw. destruktives Feedback, das häufig zu negativen Emotionen wie Angst, Wut und Selbstzweifel führt, gekennzeichnet. Auszubildende erleben abwechselnd Lernfortschritte und Lernrückschritte, wodurch sie daran gehindert werden, selbstständig und eigenverantwortlich pflegen zu lernen. Damit sie aber trotz aller Widrigkeiten der Pflegepraxis in ihren Lernprozessen vorankommen, benötigen sie vor allem Orientierung, wozu sie eine eigene berufliche Identität finden müssen, damit sie auf der Grundlage persönlicher Werte das, was sie täglich erleben, sowohl beurteilen als auch danach handeln können.

In der Begleitung sollen sie sich belastender Lernerlebnisse und damit verbundener Gefühle, Reaktionen und Verhaltensweisen erinnern, eigene Vorstellungen, Erwartungen und Ansprüche an die Ausbildung reflektieren und diese mit der erlebten Wirklichkeit abgleichen. Außerdem sollen sie sich mit lernhinderlichen Rahmenbedingungen der Pflegepraxis und deren Auswirkungen auf die eigene Ausbildung auseinandersetzen, damit verbundene Gefühle und Befürchtungen äußern sowie mögliche Handlungsperspektiven erkennen, damit sie eigenes Lernen aktiv mitgestalten können. Dabei lernen sie sowohl durch die Analyse demotivierender Lern- und Arbeitssituationen auf der politischen Ebene, indem sie kritisch über die Ausbildungs- und Pflegewirklichkeit nachdenken, als auch durch die Reflexion habitueller Verhaltensweisen, die sie in diesen Situationen zeigen.

Auszubildende, die beim Lernen demotiviert werden, dürften ähnliche Erlebnisse, Probleme und Fragen in die Begleitung mitbringen, sodass davon auszugehen ist, dass sie von- und miteinander lernen könnten, wenn sie sich über ihre Erlebnisse austauschen, um über Verständnis, Solidarität und bereits gesammelte Erfahrungen in vergleichbaren Situationen zu neuen Lösungen zu kommen. So könnten sie in der Begleitung dazu angeleitet werden, *kollegiale Beratungen* zu demotivierenden Lernerlebnisse durchzuführen, wodurch sie sowohl in ihrer Problemlösekompetenz gefördert werden als auch notwendige Fähigkeiten und Fertigkeiten üben, die sie benötigen, damit sie auch selbstständig kollegiale Beratungen gestalten können. Begleitungen, in denen Auszubildende durch Erfahrung-Machen lernen und gleichzeitig Beratungskompetenzen erwerben sollen, sind insofern anders als sonst in der Begleitung üblich zu gestalten, als Auszubildende sich nicht ausschließlich auf die Reflexion eigener Erlebnisse konzentrieren können, sondern darüber hinaus ausgewählte Methoden zur kollegialen Beratung üben und bewerten sollen. Damit sie lernen Erfahrungsräume zur Auseinandersetzung mit ihren demotivierenden Lernerlebnissen selbst zu gestalten, könnte das von Roddewig vorgestellte „Anleitungs- und Trainingsprogramm“ (2014; 2018)[106] in die Begleitung integriert werden. Während die ersten fünf Sitzungen in die kollegiale Beratung einführen und grundlegende kommunikative Kompetenzen anbahnen, sollen Auszubildende in den weiteren Sitzungen dazu angeleitet werden, verschiedene Beratungsmethoden[107] zu üben (vgl. Roddewig 2018, 26). So könnten also Auszubildende, die bereits in die Methode der kollegialen Beratung eingeführt wurden und über grundlegende Kompetenzen verfügen, dazu angeleitet werden, zu dem in den empirischen Daten häufig geschilderten Problem eines fehlenden bzw. destruktiven Feedbacks durch Praxisanleitende eine kollegiale Begleitung durchzuführen, um ähnliche Erlebnisse zu bearbeiten. Ein instruktives Beispiel bietet die Schilderung der folgenden Auszubildenden:

> *Für mich war es die Hölle. Ich habe die ersten vier Wochen so vor mich hingearbeitet, habe ab und zu mal jemanden gewaschen, viel geputzt, Wäschesäcke geleert und noch mehr geputzt. Jeder von uns weiß, dass es auf der Chirurgie kaum Grundpflege gibt, dafür aber umso mehr Behandlungspflege. Alles, was ich allerdings konnte, war Waschen und Bettenbeziehen. Nicht einmal das Blutzuckermessen hatten wir in der Schule gelernt. Vier Wochen vergingen schnell, und ich hatte mein Zwischengespräch mit der Praxisanleiterin. Wenn ich mich recht erinnere, waren sie sogar zu zweit - und ich alleine. „Du siehst die Arbeit nicht!", „Du stehst nur 'rum!“, „Du bist total respektlos gegenüber anderen.“ und vor allem „Du bist nicht geeignet für diesen Beruf!“ Das war es, was mich wie ein Schlag ins Gesicht getroffen hatte. Vier Wochen lang hat niemand Kritik an mir geäußert und dann das. Ich ging aus der Arbeit und hatte über Weihnachten und Silvester zwei Wochen Urlaub. Ich habe zwei Wochen nur geweint. Ich hatte solche Selbstzweifel. Meine Gedanken kreisten, und ich kam immer wieder an den Punkt: Die haben so viel Berufserfahrung, die wissen sicher, wenn ich nicht geeignet bin. Ich war am Boden zerstört, denn mir hatten die Arbeit und der Umgang mit den Menschen so viel Freude bereitet. Ich bin jeden Tag gerne in die Arbeit gegangen. Und wer kann das schon von sich behaupten? (S_11_LG_6-7)*

---

[106] Vgl. oben Abschnitt 5.3.2.3.2.

[107] Dazu gehören Brainstorming, Rollenspiel, Skulptur, Rollenhut, System-Struktur-Zeichnung und Reflecting Team.

Je nachdem, welche Erwartungen die Auszubildende an die kollegiale Beratung hat und welche Fragen sie sich nach diesem frustrierenden Erlebnis stellt, könnte die Situation mit unterschiedlichen Methoden bearbeitet werden:

Mit der *Skulptur-Methode* könnte sich die Auszubildende der Aussagekraft eigener und fremder Körperhaltungen bewusst werden sowie Beziehungsstrukturen und Hierarchien wahrnehmen und einschätzen, wozu sie die Situation ‚nachbauen' könnte, indem sie alle beteiligten Personen – einschließlich sich selbst – zueinander in ihren gezeigten Haltungen positioniert. Dann folgt die Auswertung, die in der Übungsphase der kollegialen Beratung von Lehrenden moderiert werden sollte (vgl. Roddewig 2018, 112-121).[108]

Eine andere Möglichkeit, um Hierarchien und Grenzen zwischen der ratsuchenden Auszubildenden und den beiden Praxisanleitenden zu analysieren, ist die Anfertigung einer *System-Struktur-Zeichnung*.

Dazu wird die oben geschilderte Situation anhand festgelegter Symbole problematisiert:[109] Gemeinsam könnten Auszubildende darüber nachdenken, ob ein übermäßiges Engagement der Beteiligten dadurch zu falschen Erwartungshaltungen geführt haben könnte, dass die Auszubildende vielleicht zu eifrig in den Praxiseinsatz gestartet ist oder dass die beiden Anleitenden bei der Bewertung einfach nur alles richtig machen wollten. Außerdem könnten Grenzen zwischen der Auszubildenden und den Praxisanleitenden dargestellt werden, die aufgrund fehlender Rückmeldungen zunächst unklar sind. Erst im Gespräch werden der Auszubildenden – sogar überdeutlich – ihre Grenzen aufgezeigt, indem ihr respektloses Verhalten vorgeworfen wird. Zudem könnten verborgene Konflikte, die womöglich etwa auf Sympathie und Antipathie zwischen den Beteiligen basieren, aufgedeckt sowie Koalitionen zwischen den beiden Praxisanleitenden herausgearbeitet werden, die – was eher ungewöhn-

---

[108] Zum Zwecke der Auswertung könnten die beobachtenden Auszubildenden die darstellenden Auszubildenden befragen (vgl. Roddewig 2018, 112-121): Wie fühlen sich die Personen in der Position, in der sie sich befinden? Was nehmen sie wahr? Wie geht es ihnen damit? Wie wirken Körperhaltung, Mimik und Gestik der jeweils anderen Personen? Wer ist in der Situation mächtig, wer ohnmächtig? Wenn die Personen etwas verändern könnten, was würden sie verändern? Was würden sie anderen Personen gerne sagen?

[109] Mögliche Elemente der System-Struktur-Zeichnung sind männliche bzw. weibliche Gruppenmitglieder, klare, diffuse und starre Grenzen, offene und verdeckte Konflikte, neutrale Beziehungen, Annäherungen, übermäßiges Engagement oder Koalitionen (vgl. Roddewig 2018, 135).

lich ist – gemeinsam das Gespräch führen. Ausgehend von den Erkenntnissen der Auszubildenden könnten abschließend gemeinsam Ideen dazu entwickelt werden, wie Auszubildende in künftigen Praxiseinsätzen mit destruktivem Feedback umgehen könnten.

Um der oben zitierten Auszubildenden über die Nutzung der Beobachterperspektive den Raum für Lösungen zu erweitern und um Verhaltensperspektiven aufzuzeigen, könnte die Beratung mit der *Reflecting Team*-Methode durchgeführt werden (vgl. Roddewig 2018, 140).[110] Die Auszubildende könnte durch die mehrperspektivische, widersprüchliche oder gegensätzliche Betrachtung der Gesprächssituation zu anderen, neuen Ergebnissen kommen. So könnte sie sich als motivierte und von ihrer Berufswahl überzeugte Auszubildende, die aufgrund der von außen kommenden Kritik an sich selbst zweifelt, für die Zukunft vornehmen, Rückmeldungen, auch wenn sie destruktiv sind, als Ansporn für Lern- und Entwicklungsprozesse zu nutzen, anstatt die Zweifel in den Mittelpunkt der Reflexion zu stellen.

Zusammenfassend sind kollegiale Beratungen als ‚Hilfe zur Selbsthilfe' durchaus eine gewinnbringende Möglichkeit, „Handlungs- und Problemlösekompetenz zu entwickeln und negative Effekte ausbildungsinduzierter Beanspruchung zu kompensieren" (Roddewig 2014, 338). Allerdings sind nicht alle Themen des Praxisbegleitungskonzepts zur Durchführung einer kollegialen Beratung geeignet bzw. sollten nicht ausschließlich mit dieser Methode bearbeitet werden.[111] Denn Auszubildende, die in einem für sie nur sehr schwer zu

[110] Bei der Anwendung der Reflecting Team-Methode werden drei Phasen durchlaufen: Zunächst wird die Problemsituation im Gespräch zwischen beratender und ratsuchender Person erläutert. Dann diskutiert das Reflecting Team aus möglichst unterschiedlichen Perspektiven Wahrnehmungen, Deutungen und Lösungsmöglichkeiten. Abschließend bilanziert die ratsuchende Person – unterstützt durch die beratende Person – die Erkenntnisse, die sie aus der Beratung gewonnen hat (vgl. Roddewig 2018, 142-147).

[111] Dazu gehören einerseits Themen wie das erste meist schockartige Miterleben einer Reanimation, das viele Auszubildende so stark belastet, dass sie sich nur schwer zu ihren Gefühlen äußern können. Andererseits können scheinbar typische demotivierende Lern- und Arbeitssituationen von Auszubildenden nur eingeschränkt selbstständig bearbeitet werden, weil sie in der kollegialen Beratung spontan, d.h. ohne didaktisch-methodische Intention handeln. So könnten Auszubildende, die dadurch belastet werden, dass sie oftmals nichts anderes als ‚nur' die Körperpflege von pflegebedürftigen Menschen durchführen, ohne die angeleitete selbstreflexive Arbeit an der eigenen Haltung kaum erkennen, dass sie sich durch

begreifenden Pflegealltag lernen und arbeiten, wo sie täglich mit Herausforderungen durch Krankheit, Alter, Sterben und Tod konfrontiert werden und zudem – insbesondere als junge Erwachsene – Fragen der eigenen Identität zu klären haben, benötigen vor allem persönlichkeitsstärkende Erfahrungs- und Lernräume, in denen sie zur reflexiven Auseinandersetzung mit ihren Erlebnissen zielgerichtet angeleitet werden.

5.4.6 Mit Pflegenden im Team zusammenarbeiten

Auszubildende erleben immer wieder, dass sich Pflegende ihnen gegenüber feindselig verhalten, indem sie ihre schlechte Stimmung an ihnen auslassen oder sie sogar ausgrenzen. Das Phänomen der Feindseligkeit ist in Anlehnung an Freires Unterdrückungstheorie (vgl. Freire 1972) auf die Machtlosigkeit Pflegender zurückzuführen. Diese Machtlosigkeit einer ganzen Berufsgruppe ist wohl Teil eines über Generationen gewachsenen kollektiv geprägten Habitus, der neben Feindseligkeit auch Gewalt hervorrufen kann. Pflegende, die täglich Hierarchien und ökonomische Zwänge des Arbeitsalltags stumm ertragen, nehmen diese als selbstverständlich hin, gewöhnen sich an die „erlernte Hilflosigkeit“ (Seligmann 2000, zit. in Abt-Zegelin 2009, 1050) und werden schließlich selbst zu Unterdrückern. Folglich könnten auch Auszubildende ohne Reflexion dessen, was sie täglich als ‚normal‘ erleben, selbst von ‚stumm gebliebenen‘ Unterdrückten zu Unterdrückern werden.

Das Phänomen der ‚Feindseligkeit‘ nimmt in der Begleitung insofern einen besonderen Stellenwert ein, als davon auszugehen sein dürfte, dass Auszubildende, die täglich in Grenzsituationen alte, kranke und sterbende Menschen versorgen, dabei zu „Zivilisierungsarbeiter[n]“ (Gröning 2014, 112) werden und – darüber hinaus – auf ‚dem besten Wege‘ dazu sind, den Habitus ‚machtloser‘ Pflegender unreflektiert zu übernehmen, wohl nur sehr schwer eine eigene, unabhängige Berufsidentität entwickeln. In der Begleitung sollen sie an den eigenen Haltungen arbeiten und sich ihrer persönlichen Werte bewusst werden, indem sie mit einem emanzipatorischen Erkenntnisinteresse auf der politischen Reflexionsebene kritisch hinterfragen, was sie täglich erleben. Fer-

---

die vorgenommene Abwertung der Körperpflege als eine bei Pflegenden allgemein unbeliebte Tätigkeit auf einem schmalen Grat hin zum grenzüberschreitenden und -verletzenden Verhalten bewegen; vgl. auch Abschnitt 4.2.1.5.2.

ner sollen sie eigene Gestaltungs- und Partizipationsmöglichkeiten erkennen und für sich nutzen.

Zur Bearbeitung des Feindseligkeitsphänomens sollten Auszubildende alles „Vorfindbare an einem, wie immer begründeten Ideal(bild)“ (Kellner 2011, 380) didaktisch aufbereitet problematisieren, damit sie „aus historisch gewachsenen Denkformen herauskommen“ (Kellner 2011, 380), indem sie sich vom belastenden und krankmachenden Pflegealltag lösen und in einer kritisch reflektierten Pflegepraxis frei sind, um ihr eigenes Berufsleben selbst zu bestimmen (vgl. Kellner 2011, 375). Zurückzuführen sind diese Problematisierungen auf Foucaults Genealogien, d.h. „kritische Anfragen an gegenwärtige Selbstverständnisse auf der Grundlage historischer Gewordenheit“ (Saar, zit. in Kellner 2016, 608). Feindseligkeit könnte demnach beispielsweise anhand *historischer Quellentexte* bearbeitet werden, wobei es nicht darum geht, dass Lehrende sich selbst und Auszubildende von ‚machtvollen‘ Institutionen wie dem Krankenhaus befreien, sondern dass sich neue Möglichkeitsräume öffnen, in denen Auszubildende „die Freiheit, die Sicherheit und die Erlaubnis [erhalten], Probleme zur Sprache zu bringen“ (Bartholomew 2009, 107).

Zu Beginn der Begleitung sollten Auszubildende darüber informiert werden, worum es in der Begleitung gehen soll: um Macht und Ohnmacht, um Statuspositionen innerhalb der eigenen Berufsgruppe und vor allem um die eigene ‚Schülerrolle‘. Durch den Austausch über belastende Erlebnisse könnten Narrativa zur ‚Schülerrolle‘ gesammelt und mit dem Verfahren der *szenischen Improvisation* expliziert werden. So könnten Auszubildende spontan mit nur wenigen Rollen- und Situationsvorgaben – und deshalb unter Rückgriff auf bereits bekannte körperliche und sprachliche Haltungen und Verhaltensweisen, d.h. ohne die Einfühlung in andere Rollen – eigene „Erfahrungen, Vorstellungen, Projektionen, Vorurteile, Wünsche und Verhaltensmuster ausagieren, erproben und reproduzieren, ohne dass sie das [Gezeigte] in der vorgestellten Situation verantworten müssen“ (Oelke; Ruwe; Scheller 2000, 69). ‚Improvisieren‘ Auszubildende Situationen, in denen sie durch die ‚Schülerrolle‘ belastet werden, geht es vor allem darum, dass sie der eigenen Wahrnehmung gemäß (re)agieren, sodass insbesondere ihre eigene Sichtweise auf die erlebte Situation deutlich wird. Dabei könnten Themen[112] wie „Der schlechten Stimmung Pflegender ausgesetzt sein“, „Von Pflegenden respektlos behandelt

[112] Vgl. Abschnitt 4.2.2.

und ausgenutzt werden“ oder „Von der Begleitung eines sterbenden Kindes ausgeschlossen werden“ aufgegriffen werden.[113] In einer anschließenden Reflexion könnten Auszubildende darüber nachdenken, über welche *persönlichen Eigenschaften* sie wohl verfügen sollten, um die ‚Schülerrolle‘ gut ‚spielen‘ zu können. Eigenschaften wie ‚demütig‘, ‚formbar‘, ‚sich selbst aufgebend‘, ‚willenlos‘ oder ‚zurückhaltend‘ als vermutete Erwartungshaltungen Pflegender an Auszubildende könnten sie auf weiße (Papp)Masken schreiben, wodurch sie explizieren, welche Erwartungen sie aufgrund ihrer Rolle täglich zu erfüllen haben. Dann können sie aussprechen, was sie am ‚Schüler-sein‘ belastet. Nachdem Auszubildende die eigene soziale Rolle analysiert haben, sollten sie der Frage nachgehen, *warum die meisten examinierten Pflegekräfte, obwohl sie ihr Examen erst vor kurzer Zeit absolviert haben, oft gemein und interessenlos gegenüber ... Schülern* [sind] *(S_14_IH_10)*. Freires Unterdrückungstheorie (vgl. Freire 1972) könnte Auszubildenden verdeutlichen, dass es insbesondere die eigene Machtlosigkeit sein dürfte, die dazu führt, dass Pflegende – gerade wenn diese als Auszubildende selbst von Pflegenden unterdrückt wurden – gegenüber Auszubildenden feindselig werden.[114] Dass sich Pflegende meistens selbst als fremdbestimmt und ohnmächtig wahrnehmen, ist wohl insbesondere auf ihre berufliche Sozialisation als „bescheidene und geduldige Schwestern“ (Oelke 2005, 651) zurückzuführen. Durch die kritische Auseinandersetzung mit ‚mächtigen‘ Schwesternschaften und Mutterhäusern sowie mit Frauen in der Krankenpflege, die bis heute häufig noch als ‚Schwestern‘ bezeichnet werden, ferner mit der Entstehung der Alten-, Kranken- und Kinderkrankenpflege in Deutschland oder mit der hierarchischen Beziehung zwischen Pflegenden und der Ärzteschaft könnten Auszubildende aufdecken, was über Generationen gewachsen ist und bis in die Gegenwart das Selbstverständnis Pflegender prägt. Kritische Genealogien könnten reflexive Prozesse initiieren, indem sie Auszubildende dazu anregen, eigene gewachsene und gewordene Sichtweisen zu überdenken und dadurch ein Um- bzw. Neudenken zu

---

[113] Themen, die Studierende der Gesundheits- und Pflegepädagogik, mit denen die Lerneinheit in Auszügen durchgeführt und besprochen wurde (vgl. Abschnitt 4.3), während der eigenen Ausbildung belasteten, waren beispielsweise Aushelfen auf anderen Stationen; als Schüler sogar während der Pause auf die Glocke gehen müssen; keine Wünsche für die Urlaubsplanung äußern dürfen.

[114] Vgl. Abschnitt 4.2.2.3.

ermöglichen. Außerdem kann die *genealogische Auseinandersetzung* mit dem ‚gewordenen' Berufsverständnis Pflegender über „die Delegitimation von Mythen und Ideologien [als] eine kritische Arbeit an gelegten Selbstverständnissen, Haltungen und Identitäten" (Kellner 2016, 615) transformative Bildungsprozesse auslösen. Damit Auszubildende sich besser vorstellen können, was in der Begleitung thematisiert werden soll, bietet sich die *Veranschaulichung des kollektiv geprägten Habitus* Pflegender durch eine Metapher an:

> „In Cornwall, England, gibt es eine alte Tradition, wenn man feststellen will, ob jemand seelisch gestört ist. Der Betroffene wird in ein Zimmer gebracht, wo ein Waschbecken überläuft, und man bittet ihn, das Wasser vom Boden aufzuwischen. Wenn er zuerst den Wasserhahn zudreht, bevor er sich ans Aufwischen macht, gilt er als gesund. Wenn er den Hahn laufen läßt und aufwischt, nimmt man an, dass er gestört ist" (Stark 1996, 11, zit. in Hellige 2005, 692).

Überträgt man die vom Psychologen Stark im Zusammenhang mit Empowerment verwendete ‚Wasserhahn'-Metapher auf Pflegende, so haben sie nach der Interpretation von Hellige „sehr viele Aufwischtechniken gelernt … kennen vielfältige Lappen, Schrubber, Eimer und vielleicht schon (extern) evidenzbasierte Wringtechniken … und haben vielleicht Standards entwickelt, um das Aufwischen zu vereinheitlichen und damit die Qualität der Prozedur zu kontrollieren … sie haben aber bisher in viel zu geringem Ausmaß oder gar nicht gelernt, wie die Ursache des Problems zu beseitigen ist" (Hellige 2005, 992). Über die ‚Wasserhahn'-Metapher könnten Auszubildende erkennen, dass sich aus dem demütigen Verhalten Pflegender, zu denen auch sie selbst gehören, ein Teufelskreislauf ergeben kann. Weiter könnten sie die Frage danach stellen, warum Pflegende die Ursache nicht beseitigen und stattdessen stumm bleiben. Um diese Frage zu beantworten, könnten sie *Glaubenssätze*[115] formulieren, die Pflegende ebenso wie Auszubildende daran hindern, den Signalen ihrer Gefühle zu folgen und „der Stummheit … etwas entgegenzusetzen" (Oelke 2005, 652). Dabei könnten Auszubildende Glaubenssätze äußern wie beispielsweise *Lehrjahre sind keine Herrenjahre* (S_15_RE_8-13).[116]

[115] Vgl. Gajdusek-Schuster 2012, 157-158.

[116] Glaubenssätze Studierender waren beispielsweise „Was einen nicht umbringt, macht einen härter"; „Augen zu und durch"; „Dafür habe ich zwei Ohren: da rein, da raus" oder „Immer schön lächeln".

Zu Beginn der Arbeit mit kritischen Texten zu historisch gewachsenen Traditionen und kulturellen Mustern, die zur Stummheit der Pflege führen, könnten sich Auszubildende zu einem Bild, das eine ‚typische Schwester' in historischer Tracht zeigt, durch *assoziatives Schreiben* dazu äußern, welches Empfinden das Bild bei ihnen auslöst und welche Vorstellungen und Phantasien sie beim Betrachten entwickeln.

Dann folgt die kritisch-genealogische Textanalyse. Es dürfte Auszubildenden sicherlich schwer fallen, sich mit ‚dem Geworden-Sein' der Gegenwart zu identifizieren, das (scheinbar) nichts mit ihnen zu tun hat. Deshalb benötigen sie gleichsam *Anker* als anschlussermöglichende Ausgangs- und Anknüpfungspunkte, damit sie begreifen können, welche Auswirkungen Vergangenes auf die eigene Gegenwart hat bzw. haben könnte.

Ein solcher Anker könnte das Rauchen sein, denn „Pflegekräfte sind Deutsche Meister im Rauchen",[117] d.h. jede dritte Pflegekraft, etwa die Hälfte der Auszubildenden in der Krankenpflege und vier von fünf Auszubildenden in der Altenpflege rauchen. Deshalb könnte die Frage *Warum rauchen Pflegende und (noch viel mehr) Auszubildende in der Pflege?* sowohl Ausgangs- als auch Anknüpfungspunkt einer kritischen Analyse sein. Wenn es in der Begleitung um Macht und Ohnmacht, Statuspositionen und die ‚Schülerrolle' gehen soll, könnten Auszubildende, die sich selbst als *‚Dienstbote', ‚Putzfrau' oder ‚Waschfrau' (S_14_NJ_1_10)* sehen, in der Auseinandersetzung mit der „Zigarette [als] unbewusster Widerstand gegen die Zumutungen der Frauenrolle" (Gröning 2014, 148) erkennen, dass wohl auch ihre Zigarette nicht ausschließlich auf Gewohnheit und Stress zurückzuführen ist, sondern vielmehr „Antworten auf Angst, Frustration und Wut, also auf Gefühle der Pflege, die qua Berufskultur und Institution, aber auch qua Ich-Ideal tabuisiert sind" (Gröning 2014, 148), gibt. Dadurch schließt sich der oben aufgezeigte Teufelskreislauf: Pflegende schweigen und rauchen (vgl. Gröning 2014, 143). Dieses immer wieder beobachtbare Phänomen lässt darauf schließen, dass Pflegende und noch mehr Auszubildende (erstens) nach wie vor einer „Kultur des Vormundschaftlichen" (Gröning 2014, 147) ausgesetzt sind und (zweitens) die Zigarette, die „seit den 1920er Jahren wie kaum ein anderes Mittel eine Habitustransformation hin zur ‚neuen Frau'" (Soden 1988, zit. in Gröning 2014, 147)

[117] Handwerk 2018.

markiert, als ein Zeichen des unbewussten Wiederstands gegen die unzumutbaren Rollenzuschreibungen nutzen, die mit der Frauenrolle verbunden sind.[118] Weil sich schließlich mit der ‚Zigarette zwischendurch' die Ursache des Problems, das in der ‚Wasserhahn'-Metapher treffend beschrieben wird – d.h. die Machtlosigkeit Pflegender –, nicht auflösen lässt, werden wohl auch weiterhin *die meisten examinierten Pflegekräfte, obwohl sie ihr Examen erst vor kurzer Zeit absolviert haben, oft gemein und interessenlos gegenüber ... Schülern* [werden] *(S_14_IH_10).*

Abgeschlossen werden könnte die Begleitung, indem Auszubildende mit ihren Glaubenssätzen weiterarbeiten, die sie bisher daran gehindert haben, Veränderungen herbeizuführen, um die durch die ‚Schülerrolle' herbeigeführten Missstände zu beseitigen, indem sie *‚Gefühlswächter'*[119] für diese Sätze identifizieren, d.h. sie spüren ihren Stimmungen und Gefühlen nach und entscheiden dann, ob sie den Satz behalten, weil er sie vielleicht schützt, ob sie ihn zurücklassen, weil er nicht mehr passt, oder ob sie ihn umformulieren, weil er sich während der Begleitung verändert hat.

---

[118] Zur kritisch-genealogischen Analyse des Rauchens in der Pflege eignen sich folgende Texte: Gröning 2014, 143-149; Der Spiegel 1994.

[119] Vgl. Gajdusek-Schuster 2012, 157-158.

6 Hinweise zur Umsetzung des Praxisbegleitungskonzepts

Ausgangspunkt dieser Arbeit waren die mit dem Pflegeberuf verbundenen emotionalen Herausforderungen Auszubildender bei der Pflege alter, kranker und sterbender Menschen sowie Missstände und Defizite des Pflegealltags. Die vorgelegten Untersuchungen haben gezeigt, dass Auszubildende immer wieder belastende Situationen erleben, die sie emotional überfordern, verunsichern und entmutigen, sodass sie sich nur sehr schwer davon distanzieren können. Die Ergebnisse dieser Arbeit verdeutlichen die Notwendigkeit einer persönlichkeitsstärkenden Begleitung während der praktischen Ausbildung, da Auszubildende ja mit ihren Erlebnissen meistens alleine bleiben.

Belastungen, die mit Alter, Krankheit, Sterben und Tod, mit hierarchischen Strukturen und schlechten Arbeitsbedingungen verbunden sind, werden von Auszubildenden und Pflegenden schweigend hingenommen und wohl deshalb mit der Zeit kaum mehr bewusst wahrgenommen.[120] Diesem Schweigen soll in der Begleitung entgegengewirkt werden, indem Auszubildende Gefühle äußern und Erlebnisse reflektieren sowie insbesondere durch die Arbeit mit und an Haltungen lernen, sodass sie Erkenntnisse gewinnen und Erfahrungen sammeln:

> „Unsere Haltung kommt von unseren Handlungen, unsere Handlungen kommen von der Not! Wenn die Not geordnet ist, woher kommen dann unsere Handlungen? Wenn die Not geordnet ist, kommen unsere Handlungen von unserer Haltung!“[121]

Brechts Haltungsbegriff, der auch für den pflegedidaktischen Ansatz des szenischen Spiels grundlegend ist, lässt sich auf das Lernverständnis im vorliegenden Konzept übertragen. Wenn nämlich Auszubildende gegen den schleichenden Prozess des ‚Nicht-Mehr-Wahrnehmen-Könnens‘ eigener Belastungen angehen und in der Begleitung eigene und fremde Haltungen sichtbar ma-

[120] Vgl. dazu insbesondere den Abschnitt 5.4.6.

[121] Brecht, zit. nach Steinweg 1976, 47, in Oelke; Scheller 2014, 9.

chen, wodurch sie auch ihre Belastungen aus unterschiedlichen Perspektiven heraus wahrnehmen, könnten sie schließlich zu anderen Haltungen gelangen, anstatt wortlos hinzunehmen bzw. zu ignorieren, was sie belastet. Ausgehend von diesem Verständnis war es das Ziel der vorliegenden Arbeit, ein persönlichkeitsstärkendes Praxisbegleitungskonzept zu entwickeln, das dafür geeignet ist, Auszubildende während der praktischen Ausbildung zu begleiten, wenn sie berufliche Identität entwickeln, anstatt den kollektiven Habitus – die Stummheit Pflegender – unbewusst zu übernehmen. Die anschließenden didaktischen Empfehlungen beziehen sich auf die Gestaltung von Praxisbegleitungen an allen praktischen Lernorten[122] der Pflegeausbildung, wobei das Konzept auch zur Konstruktion von Praxiscurricula nutzbar wäre:

Die Lerneinheiten sind grundsätzlich offen gestaltet, d.h. sie sind als *flexible Elemente* zu verstehen, die unterschiedlich arrangiert werden können. Grundsätzlich sollten die Begleitungen verteilt über *alle Praxiseinsätze während der drei Ausbildungsjahre* durchgeführt werden, denn emotionale Herausforderungen haben Auszubildende bis zum Ende der Ausbildung und darüber hinaus zu bewältigen. Auch wenn sie durch die Begleitung in ihren Widerstandskräften und Selbstschutzkompetenzen gestärkt sowie mit einem kritisch-analytischem Bewusstsein ausgestattet werden und dadurch bewusster mit ihren täglichen Belastungen umgehen können, gehören Belastungen doch immer noch zum Kern der Pflege.

Außerdem sollten die Lerneinheiten als *ganztägige, wenn möglich auch zweitägige* Praxisbegleitungen in die Praxiseinsätze integriert werden, sodass ausreichend Zeit für reflexive Lernprozesse bleibt und es auch möglich ist, dass die *Themen der Lerneinheiten auch mehrmals Inhalt einer Begleitung* werden könnten. Um zu entscheiden, welches Thema zu welchem Zeitpunkt bearbeitet werden sollte, kann sowohl auf die empirischen Ergebnisse und die Lerneinheiten als auch auf die Bedürfnisse oder Wünsche Auszubildender zu zurückgegriffen werden.[123]

[122] Dazu ist zu prüfen, ob die Begleitung als Praxisbegleitung gemäß § 5 Ausbildungs- und Prüfungsverordnung für die Pflegeberufe durchgeführt werden könnte. Allerdings gibt es momentan noch keine länderrechtlichen Bestimmungen (vgl. PflAPrV 2018 § 5).

[123] Die empirischen Ergebnisse bestätigen, dass Auszubildende nicht alle Herausforderungen zu jeder Zeit als gleichermaßen beanspruchend erleben. Sie treten entweder insbesondere zu Ausbildungsbeginn bzw. -ende, während Praxiseinsätzen mit hohem Anforderungspotenzial oder während der gesamten Ausbildung auf. Zudem werden Auszubildende zu

Auszubildende sollten in kleineren Gruppen[124] von Lehrenden begleitet werden. Dabei ist die Gruppenbildung von mehreren Überlegungen abhängig: Kennen sich Auszubildende und sind sie miteinander vertraut, ist anzunehmen, dass es ihnen leichter fällt, sich vor anderen Auszubildenden zu öffnen. Sind Auszubildende einer gemeinsamen Gruppe zum Zeitpunkt der Begleitung in unterschiedlichen Einsatzbereichen[125] eingesetzt, bringen sie mehrere Perspektiven aus unterschiedlichen Pflegesettings in die Begleitung ein. Insbesondere bei jüngeren Auszubildenden ist zu erwarten, dass es ihnen schwerer fällt, sich mit den eigenen Wahrnehmungen, Deutungen und Gefühlen bewusst auseinanderzusetzen, denn als Heranwachsende sind sie vor allem auch mit Fragen der Selbstfindung beschäftigt. Ältere Auszubildende, die wohl aufgrund von Lebenserfahrung auf sich selbst besser als jüngere reflektieren, könnten jüngere Auszubildende bei der Reflexion unterstützen, sodass die in der Pflegeausbildung häufig vorzufindende Heterogenität Auszubildender als Chance des Miteinander- und Voneinander-Lernens nutzbar wäre.

In der Praxisbegleitung unterstützen Lehrende Auszubildende, wenn emotionale Grenzsituationen zu Gegenständen des Lernens werden. Sie arrangieren geschütztes Lernen, sodass Auszubildende bewusst wahrnehmen und erfassen können, was bislang verborgen oder unbewusst war. Dadurch ermöglichen sie Auszubildenden das Nachdenken über sich selbst, helfen ihnen dabei, Zusammenhänge und Wirkungen zu verstehen, Widersprüche auszusprechen und zu erklären, sodass sie als Begleiter gleichsam Vorbereiter, ‚Frage-Helfer' und Ermutiger sind.

Aber Lehrende sind *keine* Supervisoren oder Therapeuten, sondern bleiben Lehrende, die Auszubildende pädagogisch begleiten, wodurch sie zu ‚Beziehungsarbeitern' werden. Wenn sie sich auf emotionale Erlebnisse einlassen, die Auszubildende in der praktischen Pflegeausbildung gehabt haben, könnten sie gegebenenfalls auch selbst sehr belastet werden, denn erfahrungsbezogene

bestimmten Zeiten auch durch mehrere Herausforderungen gleichzeitig beansprucht. Oder aber die Ursache der Beanspruchung für eine Herausforderung verändert sich im Verlauf der Ausbildung; Hinweise dazu werden in Kapitel 4 sowie in den Abschnitten 5.4.1 mit 5.4.6 gegeben.

124 Eine Gruppe sollte maximal aus 16 Auszubildenden bestehen.

125 Dazu gehören beispielsweise die stationäre Akutpflege, die stationäre Langzeitpflege, die ambulante Akut- bzw. Langzeitpflege, die pädiatrische Pflege und die psychiatrische Pflege (vgl. PflAPrV 2018, Anlage 7).

Lernprozesse sind offene Lernprozesse, d.h. es ist nicht planbar, was während der Begleitung passieren wird. Wenn sie Auszubildende dazu auffordern, Gefühle zu äußern, müssen sie diese auch aufnehmen und damit arbeiten. In emotionalen Lernprozessen aber haben sie immer auch die eigenen Gefühle auszuhalten. Deshalb sollten sie während und nach der Begleitung eine nachspürende Haltung einnehmen und sich ihrer Wahrnehmungen, Gefühle und Denkmodelle bewusst werden, sodass sie Eigenes vom Anderen trennen können. Lehrende können Auszubildenden nicht proaktiv helfen, sondern vielmehr dadurch, dass sie diese dabei begleiten, wenn sich diese mit ihren belastenden Erlebnissen auseinandersetzen. Allerdings werden Lehrende nicht ‚einfach' zu Begleitern. Dafür benötigen sie Übung und Erfahrung, beispielsweise in verbaler Intervention, die sie behutsam einsetzen, um Auszubildende dazu anzuregen, über Wünsche, Einstellungen und Haltungen zu reflektieren. Deshalb sollten begleitungsunerfahrene Lehrende anfangs als Teilnehmende eigene Erfahrungen mit dem methodischen Ansätzen der Begleitung sammeln sowie für erste Begleitungsversuche zunächst kleinere Teilsequenzen durchführen oder im Team-Teaching mit erfahrenen Lehrenden Praxisbegleitungen gestalten.

7 Literatur

Abt-Zeglin, Angelika (2009): Horizontale Feindseligkeit. Wenn Kollegen zu Feinden werden. In: Die Schwester/Der Pfleger 11/2009, 1048-1052.

Ammende, Rainer; Becker, Ralf (2015): Ein Lernbegleitbuch für die Pflegeausbildung an der Akademie des Städtischen Klinikums München: Konzeptdarstellung und Forschungsbedarf. In: Arens, Frank [Hrsg.] (2015): Praxisbegleitung in der beruflichen und akademischen Pflegeausbildung. Eine Standortbestimmung. Berlin: Wissenschaftlicher Verlag Berlin, 369-391.

Arens, Frank (2015): Entwicklung einer Berufsbildungsforschung zur Praxisbegleitung in den Gesundheitsberufen. In: Arens, Frank [Hrsg.] (2015): Praxisbegleitung in der beruflichen und akademischen Pflegeausbildung. Eine Standortbestimmung. Berlin: Wissenschaftlicher Verlag Berlin, 414-426.

Arnold, Doris (2008): „Aber ich muss ja meine Arbeit schaffen!“ Ein ethnografischer Blick auf den Alltag im Frauenberuf Pflege. Frankfurt/M.: Mabuse Verlag.

Ausbildungs- und Prüfungsverordnung für die Pflegeberufe [PflAPrV] (2018). In: Bundesgesetzblatt Jahrgang 2018 Teil I Nr. 34, ausgegeben zu Bonn am 10. Oktober 2018.

Balzer, Sabine (2009): (Aus-)Bildung in der Gesundheits- und Krankenpflege - Reflexion auf der Grundlage des fachdidaktischen Strukturgitters von Greb. In: Balzer, Sabine; Kühme, Benjamin (2009): Anpassung und Selbstbestimmung in der Pflege. Studien zum (Aus-) Bildungserleben von PflegeschülerInnen. Frankfurt/M.: Mabuse Verlag, 39-149.

Balzer, Sabine (2015): Milieuanalyse in der Pflegeausbildung. In: Ertl-Schmuck, Roswitha; Greb, Ulrike [Hrsg.](2015): Pflegedidaktische Forschungsfelder. Weinheim, Basel: Beltz Juventa Verlag, 74-101.

Balzer, Sabine (2018): Collagen in der Pflege und deren Bedeutung für die Pflegedidaktik. In: Balzer, Sabine; Barre, Kirsten; Kühme, Benjamin; Gahlen Hoops, Wolfgang von [Hrsg.] (2018): Wege kritischen Denkens in der Pflege. Festschrift für Ulrike Greb. Frankfurt/M.: Mabuse Verlag, 211-228.

Bartholomew, Kathleen (2009): Feindseligkeit unter Pflegenden beenden. Wie sich das Pflegepersonal gegenseitig das Leben schwer macht und den Nachwuchs vergrault - Analysen und Lösungen. Bern: Huber Verlag.

Bartholomeyczik, Sabine (2003): Zum Gegenstand beruflicher Pflege. Eine Einführung. In: Deutscher Verein für Pflegewissenschaft e.V. [Hrsg.] (2003): Pflege & Gesellschaft. Das Originäre der Pflege entdecken. Pflege beschreiben, erfassen, begrenzen. Fachtagung 2002. Frankfurt/M.: Mabuse Verlag, 7-12.

Bartholomeyczik, Sabine; Donath, Elke; Schmidt, Sascha; Rieger, Monika; Berger, Elisabeth; Wittich, Andrea; Dieterle, Wilfried E. (2008): Arbeitsbedingungen im Krankenhaus. Dortmund, Berlin, Dresden: Bundesanstalt für Arbeitsschutz und Arbeitsmedizin.

Bauer, Joachim (2006[14]): Warum ich fühle, was du fühlst. Intuitive Kommunikation und das Geheimnis der Spiegelneurone. München: Heyne Verlag.

Baumann-Hölzle, Ruth; Riedel, Anette; Dinges, Stefan (2018): Ethische Entscheidungen strukturieren und begründen. In: Riedel, Anette; Linde, Anne-Christin [Hrsg.] (2018): Ethische Reflexion in der Pflege. Konzepte - Werte - Phänomene. Berlin: Springer Verlag, 31-40.

Belan, Dina; Schiller, Carina (2016): Helfen ohne zu heilen. Berufsbedingte Belastungen und Bewältigungsstrategien von Palliativpflegekräften. München, Mering: Reiner Hampp Verlag.

Bischoff-Wanner, Claudia (2002): Empathie in der Pflege. Begriffsklärung und Entwicklung eines Rahmenmodells. Bern, Göttingen, Toronto, Seattle: Huber Verlag.

Bohrer, Annerose (2013): Selbstständigwerden in der Pflegepraxis. Eine empirische Studie zum informellen Lernen in der praktischen Pflegeausbildung. Berlin: Wissenschaftlicher Verlag Berlin.

Bohrer, Annerose (2015): Informelles Lernen in der pflegepraktischen Ausbildung. In: Ertl-Schmuck, Roswitha; Greb, Ulrike [Hrsg.] (2015): Pflegedidaktische Forschungsfelder. Weinheim, Basel: Beltz Juventa Verlag, 125-147.

Bohrer, Annerose; Walter, Anja (2015): Entwicklung beruflicher Identität - empirische Erkenntnisse zum Lernen in der Berufspraxis. In: Pädagogik der Gesundheitsberufe 3/2015, 23-31.

Bose, Käthe von (2017): Klinisch rein. Zum Verhältnis von Sauberkeit, Macht und Arbeit im Krankenhaus. Bielefeld: transcript Verlag.

Brinker-Meyendriesch, Elfriede (2015): Praxisbegleitung als Bildungschance. In: Arens, Frank [Hrsg.] (2015): Praxisbegleitung in der beruflichen und akademischen Pflegeausbildung. Eine Standortbestimmung. Berlin: Wissenschaftlicher Verlag Berlin, 90-100.

Combe, Arno (2004): Brauchen wir eine Bildungsgangforschung? Grundbegriffliche Klärungen. In: Trautmann, Matthias [Hrsg.] (2004): Entwicklungsaufgaben im Bildungsgang. Studien zur Bildungsgangforschung. Wiesbaden: VS Verlag für Sozialwissenschaften, 48-63.

Corbin, Juliet M.; Strauss, Anselm L. (2004[4]): Weiterleben lernen. Verlauf und Bewältigung chronischer Krankheit. Bern, Göttingen, Toronto, Seattle: Huber Verlag.

Daiker, Angelika (2018): Trauer. In: Riedel, Anette; Linde, Anne-Christin [Hrsg.] (2018): Ethische Reflexion in der Pflege. Konzepte - Werte - Phänomene. Berlin: Springer Verlag, 151-159.

Dallmann, Hans-Ulrich; Schiff, Andrea (2017): Ich kenn´ mich nicht mehr aus! Ethische Orientierung und berufliche Identität. In: Padua, 12 (1) 2017, 7-12.

Darmann, Ingrid (2000): Kommunikative Kompetenz in der Pflege. Ein pflegedidaktisches Konzept auf der Basis einer qualitativen Analyse der pflegerischen Kommunikation. Stuttgart: Kohlhammer Verlag.

Darmann, Ingrid (2001): Moralische Entscheidungsfindung in pflegerischen Situationen. In: Kriesel, Petra; Krüger, Helga; Piechotta, Gudrun; Remmers, Hartmut; Taubert, Johanna [Hrsg.] (2001): Pflege lehren - Pflege managen. Eine Bilanzierung innovativer Ansätze. Frankfurt/M.: Mabuse Verlag, 259-270.

Darmann-Finck, Ingrid (2010): Interaktion im Pflegeunterricht. Frankfurt/M.: Peter Lang. Internationaler Verlag der Wissenschaften.

Darmann-Finck, Ingrid (2011): Fachdidaktische und methodische Aspekte biographischen Lernen im Pflegeunterricht. In: Darmann-Finck, Ingrid; Richter, Miriam Tabea [Hrsg.] (2011): Biographieorientierung in der Pflegebildung. Frankfurt/M.: Peter Lang. Internationaler Verlag der Wissenschaften, 67-81.

Der Spiegel (1994) [ohne Verfasser]: Fluppe der Erlösung, Nr. 26/1994, 176-177. Online unter https://www.spielgel.de/spiegel/print/d-13687053.html [19.08.2019].

Dütthorn, Nadin; Walter, Anja; Arens, Frank (2013): Was bietet die Pflegedidaktik? Ein Analyseinstrument zur standortbestimmenden Untersuchung pflegedidaktischer Arbeiten. In: Padua 8 (3) 2013, 168-175.

Eppel, Heidi (2007): Stress als Risiko und Chance. Grundlagen von Belastung, Bewältigung und Ressourcen. Stuttgart: Kohlhammer Verlag.

Ertl-Schmuck, Roswitha; Fichtmüller, Franziska (2009): Pflegedidaktik als Disziplin. Eine systematische Einführung. Weinheim, München: Juventa Verlag.

Fellmann, Ferdinand (2000): Die Angst des Ethiklehrers vor der Klasse. Ist Moral lehrbar? Stuttgart: Reclam Verlag.

Fichtmüller, Franziska; Walter, Anja (2007): Pflegen lernen. Empirische Begriffs- und Theoriebildung zum Wirkgefüge von Lernen und Lehren beruflichen Pflegehandelns. Göttingen: V&R unipress Verlag.

Flick, Uwe (2010[3]): Qualitative Sozialforschung. Eine Einführung. Reinbek bei Hamburg: Rowohlt Verlag.

Flick; Uwe; Kardorff, Ernst von; Steinke, Ines (2010[8]): Was ist qualitative Forschung? Einleitung und Überblick. In: Flick; Uwe; Kardorff, Ernst von; Steinke, Ines [Hrsg.] (2010[8]): Qualitative Forschung. Ein Handbuch. Reinbek bei Hamburg: Rowohlt Verlag, 13-29.

Freire, Paulo (1972): Pädagogik der Unterdrückten. Stuttgart; Berlin: Kreuz Verlag.

Friesacher, Heiner (2008): Theorie und Praxis pflegerischen Handelns. Begründung und Entwurf einer kritischen Theorie der Pflegewissenschaft. Göttingen: V&R unipress Verlag.

Friesacher, Heiner (2015): Wider die Abwertung der eigentlichen Pflege. In: Intensiv 4/2015, 200-214.

Gajdusek-Schuster, Daniel (2012): Gefühlswächter der vitalen Aggression identifizieren. In: Svoboda, Ursula; Scala, Eva; Gut, Jimmy [Hrsg.] (2012): Gestaltpädagogisch lernen und beraten. Theorie, Praxis und Methoden für die Schule und andere pädagogische Arbeitsfelder. Berlin: Dohrmann Verlag, 157-158.

Gasper-Paetz, Andrea (2014[3]): „Es sind ja nicht nur die Patienten ...". Besondere Beziehung zu den Zugehörigen als Belastungsfaktor. In: Müller, Monika; Pfister, David [Hrsg.] (2014[3]): Wie viel Tod verträgt das Team? Belastungs- und Schutzfaktoren in Hospizarbeit und Palliativmedizin. Göttingen: Vandenhoeck & Ruprecht Verlag, 101-111.

Geiger, Ulrike (2018): Unruhe. In: Riedel, Anette; Linde, Anne-Christin [Hrsg.] (2018): Ethische Reflexion in der Pflege. Konzepte - Werte - Phänomene. Berlin: Springer Verlag, 125-135.

Gerhards, Jürgen: Emotionsarbeit (1988). Zur Kommerzialisierung von Gefühlen. In: Soziale Welt 39, Heft 1, 47-65.

Giese, Constanze (2018): Professionelles Selbstverständnis und Ethik. In: Riedel, Anette; Linde, Anne-Christin [Hrsg.] (2018): Ethische Reflexion in der Pflege. Konzepte - Werte - Phänomene. Berlin: Springer Verlag, 21-29.

Glaser, Barney G.; Strauss, Anselm L. (1995[2]): Betreuung von Sterbenden. Eine Orientierung für Ärzte, Pflegepersonal, Seelsorger und Angehörige. Göttingen: Vandenhoeck und Ruprecht Verlag.

Goebel, Swantje; Jors, Karin; Becker, Gerhild (2013): Wandel des Sterbens im Krankenhaus: Besser sterben auf Palliativstation? In: George, Wolfgang; Dommer, Eckhard; Szymczak, Viktor R. [Hrsg.] (2013): Sterben im Krankenhaus. Situationsbeschreibung, Zusammenhänge, Empfehlungen. Gießen: Psychosozial Verlag, 45-50.

Greb, Ulrike (2015[2]): Identitätskritik und Lehrerbildung. Ein hochschuldidaktisches Konzept für die Fachdidaktik Pflege. Frankfurt/M.: Mabuse Verlag.

Gröning, Katharina (2014[6]): Entweihung und Scham. Grenzsituationen in der Pflege alter Menschen. Frankfurt/M.: Mabuse Verlag.

Gudjons, Herbert; Wagener-Gudjons, Birgit; Pieper, Marianne (2008[2]): Auf meinen Spuren. Übungen zur Biografiearbeit. Bad Heilbrunn: Klinkhardt Verlag.

Hahn, Stefan (2004): Zum Gegenstand der Bildungsgangforschung - empirische Fragestellungen für eine Theorie „subjektiver Entwicklungsaufgaben". In: Trautmann, Matthias [Hrsg.] (2004): Entwicklungsaufgaben im Bildungsgang. Studien zur Bildungsgangforschung. Wiesbaden: VS Verlag für Sozialwissenschaften, 167-186.

Handwerk, Michael (2018): Pflegekräfte sind Deutsche Meister im Rauchen. Online unter https://www.pflegen-online.de/pflegekraefte-sind-deutsche-meister-im-rauchen [19. 08.2019].

Hasselhorn, Hans-Martin; Müller, Bernd Hans; Tackenberg, Peter; Kümmerling, Angelika; Simon, Michael (2005): Berufsausstieg bei Pflegepersonal. Arbeitsbedingungen und beabsichtigter Berufsausstieg bei Pflegepersonal in Deutschland und Europa. Dortmund, Berlin, Dresden: Bundesanstalt für Arbeitsschutz und Arbeitsmedizin.

Hellige, Barbara (2002): Balanceakt Multiple Sklerose. Leben und Pflege bei chronischer Krankheit. Stuttgart: Kohlhammer Verlag.

Hellige, Barbara (2003): Nähe und Distanz in pflegerischen Langzeitbeziehungen. In: Deutscher Verein für Pflegewissenschaft [Hrsg.] (2003): Pflege und Gesellschaft. Das Originäre der Pflege entdecken. Pflege beschreiben, erfassen, begrenzen. Frankfurt/M.: Mabuse Verlag, 63-80.

Hellige, Barbara (2005): Professionalisierung der Pflege. Zum Verhältnis von Wissen und Macht in der Pflege. In: Printernet 12/2005, 692-699.

Hirsmüller, Suanne; Schröer, Margit (2014[3]): „Meistens schaff ich das ja gut, aber manchmal…“ Die Beziehung zum Patienten als ein Hauptbelastungsfaktor der Mitarbeiter. In: Müller, Monika; Pfister, David [Hrsg.] (2014[3]): Wie viel Tod verträgt das Team? Belastungs- und Schutzfaktoren in Hospizarbeit und Palliativmedizin. Göttingen: Vandenhoeck & Ruprecht Verlag, 50-59.

Hirsmüller, Susanne; Schröer, Margit (2018): Resilienz durch Ethikvisiten stärken. In: Riedel, Anette; Linde, Anne-Christin [Hrsg.] (2018): Ethische Reflexion in der Pflege. Konzepte - Werte - Phänomene. Berlin: Springer Verlag, 189-198.

Hochschild, Arlie Russell (1990): Das gekaufte Herz. Die Kommerzialisierung der Gefühle. Frankfurt/M.: Campus-Verlag.

Höhmann, Ulrike; Lautenschläger, Manuela; Schwarz, Laura (2016): Belastungen im Pflegeberuf: Bedingungsfaktoren, Folgen und Desiderate. In: Jacobs, Klaus; Kuhlmey, Adelheid; Greß, Stefan; Klauber, Jürgen; Schwinger, Antje [Hrsg.] (2016): Pflegereport 2016. Schwerpunkt: Die Pflegenden im Fokus. Stuttgart: Schattauer Verlag, 73-89.

Immenschuh, Ursula; Marks, Stephan (2014): Scham und Würde in der Pflege. Ein Ratgeber. Frankfurt/M.: Mabuse Verlag.

ISB Staatsinstitut für Schulqualität und Bildungsforschung [Hrsg.] (2005): Bayerisches Staatsministerium für Unterricht und Kultus (05.10.2005): Lehrplanrichtlinien für die Berufsfachschule für Krankenpflege. Online unter https://www.isb.bayern.de/download/8924/lpr_oktober_ 2005.pdf [26.06.2019].

Isfort, Michael; Weidner, Frank (2010): Pflege-Thermometer 2009. Eine bundesweite Befragung von Pflegekräften zur Situation der Pflege und Patientenversorgung im Krankenhaus. Köln: Deutsches Institut für angewandte Pflegeforschung e.V. (dip).

Jennrich, Perikles; Schilder, Dirk; Schorsch, Antje (2014): Schwierige Gespräche und nonverbale Machtspiele. Online unter https://www.cornelsen.de/produkte/schwierige-gespraeche-und-nonverbale-machtspiele-arbeitsblatt-webshop-download-1100001554 [19.08.2019].

Kellner, Anne (2011): Von Selbstlosigkeit zur Selbstsorge. Eine Genealogie der Pflege. Berlin: LIT-Verlag.

Kellner, Anne (2016): Kritische Genealogien als Instrumente einer widerständigen Pflegepädagogik. In: Brinker-Meyendriesch, Elfriede; Arens, Frank [Hrsg.] (2016): Diskurs Berufspädagogik Pflege und Gesundheit. Berlin: Wissenschaftlicher Verlag Berlin, 605-622.

Kersting, Karin (2002): Berufsbildung zwischen Anspruch und Wirklichkeit. Eine Studie zur moralischen Desensibilisierung. Bern: Huber Verlag.

Kiemel, Rita; Göpfert, Johanna (2018): Selbstvernachlässigung. In: Riedel, Anette; Linde, Anne-Christin [Hrsg.] (2018): Ethische Reflexion in der Pflege. Konzepte - Werte - Phänomene. Berlin: Springer Verlag, 111-124.

Klafki, Wolfgang (2007[6]): Neue Studien zur Bildungstheorie und Didaktik. Zeitgemäße Allgemeinbildung und kritisch-konstruktive Didaktik. Weinheim, Basel: Beltz Verlag.

Koch-Straube, Ursula (1997): Fremde Welt Pflegeheim. Eine ethnologische Studie. Bern, Göttingen, Toronto, Seattle: Huber Verlag.

Koch-Straube, Ursula (2004): Zumutungen. Analyse der Berichte *Persönlicher Erlebnisbericht einer Aushilfspflegekraft im Altenheim/Erfahrungen in der Pflege* [kursiv im Original]. In: Henze, Karl-Heinz; Piechotta, Gudrun [Hrsg.] (2004): Brennpunkt Pflege. Beschreibungen und Analyse von Belastungen des pflegerischen Alltags. Frankfurt/M.: Mabuse Verlag, 219-226.

Kränzle, Susanne (2018): Hoffnung. In: Riedel, Anette; Linde, Anne-Christin [Hrsg.] (2018): Ethische Reflexion in der Pflege. Konzepte - Werte - Phänomene. Berlin: Springer Verlag, 99-110.

Krey, Hiltrud (2003): Ekel ist okay. Ein Lern- und Lehrbuch zum Umgang mit Emotionen in Pflegeausbildung und Pflegealltag. Hannover: Schlütersche Verlagsgesellschaft.

Kühme, Benjamin (2009): Selbstbestimmung und Fremdbestimmung. Eine Diskussion der Pflegewirklichkeit von Pflegeschülerinnen zwischen Teamarbeit und Konkurrenz. In: Balzer, Sabine; Kühme, Benjamin (2009): Anpassung und Selbstbestimmung in der Pflege. Studien zum (Aus-)Bildungserleben von PflegeschülerInnen. Frankfurt/M.: Mabuse Verlag, 151-261.

Kühme, Benjamin (2013): Identitätsbildende Muster in Prozessen pflegeberuflicher Sozialisation. Dissertationsschrift. Vorgelegt an der Universität Hamburg. Unveröffentlichtes Manuskript.

Kühme, Benjamin (2015): Identitätsentwicklung in der pflegepraktischen Ausbildung. In: Ertl-Schmuck, Roswitha; Greb, Ulrike [Hrsg.] (2015): Pflegedidaktische Forschungsfelder. Weinheim, Basel: Beltz Juventa Verlag, 102-124.

Lauterbach, Andreas (2013): Die Perspektive der Pflegewissenschaft auf das Sterben im Krankenhaus. In: George, Wolfgang; Dommer, Eckhard; Szymczak, Viktor R. [Hrsg.] (2013): Sterben im Krankenhaus. Situationsbeschreibung, Zusammenhänge, Empfehlungen. Gießen: Psychosozial Verlag, 27-43.

Linde, Anne-Christin (2018): Ethik in alltäglichen pflegerischen Situationen erkennen. In: Riedel, Anette; Linde, Anne-Christin [Hrsg.] (2018): Ethische Reflexion in der Pflege. Konzepte - Werte - Phänomene. Berlin: Springer Verlag, 55-62.

Mann, Thomas (2002): Der Zauberberg. In: Neumann, Michael [Hrsg.] (2002): Thomas Mann. Der Zauberberg. Roman. Große kommentierte Frankfurter Ausgabe, Band 5.1. Frankfurt/M.: Fischer Verlag.

Martach, Dennis; Völkel-Söte, Christiane (2016): „Bist du blöd, oder was?" Feindseligkeit in der Pflegeausbildung. In: Die Schwester/Der Pfleger 8/2016, 26-30.

Marya, Sabine (2007): Schmetterlingsflügel. Eine Sterbebegleitung. Leipzig: Engelsdorfer Verlag.

Mayring, Philipp (2002^{5}): Einführung in die qualitative Sozialforschung. Weinheim, Basel: Beltz Verlag.

Mayring, Philipp (2010^{8}): Qualitative Inhaltsanalyse. In: Flick, Uwe; Kardorff, Ernst von; Steinke, Ines [Hrsg.] (2010): Qualitative Forschung. Ein Handbuch. Reinbek bei Hamburg: Rowohlt Verlag, 468-475.

Mayring, Philipp (2015^{12}): Qualitative Inhaltsanalyse. Grundlagen und Techniken. Weinheim, Basel: Beltz Verlag.

Menke, Marion (2005): Pflegeausbildung „mangelhaft", Pflegeberuf „gut"? Studie zu Arbeits- und Ausbildungsbedingungen sowie Pflegekompetenzen aus Sicht professioneller Pflegekräfte in ambulanten und stationären Einrichtungen der (Alten-)Pflege. Frankfurt/M.: ISS-Eigenverlag.

Montag, Thomas; Kern, Martina (2014^{3}): „Irgendwann haben wir nicht mehr gezählt." Häufung von Todesfällen - Perspektive Palliativstation. In: Müller, Monika; Pfister, David [Hrsg.] (2014^{3}): Wie viel Tod verträgt das Team? Belastungs- und Schutzfaktoren in Hospizarbeit und Palliativmedizin. Göttingen: Vandenhoeck & Ruprecht Verlag, 90-100.

Müller, Klaus (2015): Planung, Reflexion und Interpretation von Lernprozessen - empirische Befunde. In: Arens, Frank [Hrsg.] (2015): Praxisbegleitung in der beruflichen und akademischen Pflegeausbildung. Eine Standortbestimmung. Berlin: Wissenschaftlicher Verlag Berlin, 210-223.

Müller, Monika; Pfister, David (2014^{3}): Die verwundbaren Helfer. Warum die Studie und dieses Buch? In: Müller, Monika; Pfister, David [Hrsg.] (2014^{3}): Wie viel Tod verträgt das Team? Belastungs- und Schutzfaktoren in Hospizarbeit und Palliativmedizin. Göttingen: Vandenhoeck & Ruprecht Verlag, 13-21.

Oelke, Uta (2003): „An sich selbst denken, ist schlechte Gewohnheit ..." Von der Schwesternerziehung zur Pflegepädagogik. In: Pflegemagazin 2/2003, 10-15.

Oelke, Uta (2005): Die Menschen stärken und die Sachen klären. Zur Förderung personaler Kompetenz. In: Printernet 12/2005, 649-654.

Oelke, Uta (2007): Reflexion der Berufsbiografie. Konzept und Themen einer szenisch gestalteten Lerneinheit. In: Printernet 12/2007, 767-772.

Oelke, Uta (2018): Szenisches Lernen an der Hochschule. In: Sahmel, Karl-Heinz [Hrsg.] (2018): Hochschuldidaktik der Pflege und Gesundheitsfachberufe. Berlin: Springer Verlag, 143-153.

Oelke, Uta; Meyer, Hilbert (2013): Didaktik und Methodik für Lehrende in Pflege- und Gesundheitsberufen. Berlin: Cornelsen Verlag.

Oelke, Uta; Meyer, Hilbert; Rabe, Marianne (2013): Ethisches Lernen. In: Oelke, Uta; Meyer, Hilbert [Hrsg.] (2013): Didaktik und Methodik für Lehrende in Pflege- und Gesundheitsberufen. Berlin: Cornelsen Verlag, 378-381.

Oelke; Uta; Meyer, Hilbert; Scheller, Ingo (2013): Erfahrungsorientiertes bzw. szenisches Lernen. In: Oelke, Uta; Meyer, Hilbert (2013): Didaktik und Methodik für Lehrende in Pflege- und Gesundheitsberufen. Berlin: Cornelsen Verlag, 371-377.

Oelke, Uta; Ruwe, Gisela (2014): Asymmetrische Kommunikation am Beispiel „Visite". Online unter https://www.cornelsen.de/produkte/asymetrische-kommunikation-am-bespiel-visite-arbeitsblatt-webshop-download-1100013238 [19.08.2019].

Oelke, Uta; Scheller, Ingo (2009): Szenisches Spiel in der Pflege. In: Olbrich, Christa [Hrsg.] (2009): Modell der Pflegedidaktik. München: Elsevier Verlag, 45-61.

Oelke, Uta; Scheller, Ingo (2014): Grundsätze erfahrungsbezogenen bzw. szenischen Lernens. Berlin: Cornelsen Verlag. Online unter https://www.cornelsen.de/herausforderung-pflege/1.c.3511709.de [26.06.2019].

Oelke, Uta; Scheller, Ingo; Ruwe, Gisela (2000): Tabuthemen als Gegenstand szenischen Lernens in der Pflege. Theorie und Praxis eines neuen pflegedidaktischen Ansatzes. Bern, Göttingen, Toronto, Seattle: Huber Verlag.

Osterbrink, Jürgen; Andratsch, Franziska (2015): Gewalt in der Pflege. Wie es dazu kommt, wie man sie erkennt, was wir dagegen tun können. München: C.H.Beck Verlag.

Overlander, Gabriele (2001[4]): Die Last des Mitfühlens. Aspekte der Gefühlsregulierung in sozialen Berufen am Beispiel der Krankenpflege. Frankfurt/M.: Mabuse Verlag.

Panke-Kochinke, Birgit (2008): Gewalt gegen Pflegekräfte. Problematische Situationen erkennen und lösen. Frankfurt/M.: Mabuse Verlag.

Pflegeberufereformgesetz [PflBRefG] (2017). In: Bundesgesetzblatt Jahrgang 2017 Teil I Nr. 49, ausgegeben zu Bonn am 24. Juli 2017.

Rabe, Marianne (2005): Strukturierte Falldiskussion anhand eines Reflexionsmodells. In: Arbeitsgruppe „Pflege und Ethik" der Akademie für Ethik in der Medizin e.V. [Hrsg.] (2005): „Für alle Fälle..." Arbeit mit Fallgeschichten in der Pflegeethik. Hannover: Schlütersche Verlagsgesellschaft, 131-144.

Rabe, Marianne (2017[2]): Ethik in der Pflegeausbildung. Beiträge zur Theorie und Didaktik. Bern: Hogrefe Verlag.

Radbruch, Lukas; Rolke, Roman (2014[3]): Eine anspruchsvolle Tätigkeit. Hauptbelastungsfaktor der Mitarbeiter. In: Müller, Monika; Pfister, David [Hrsg.] (2014[3]): Wie viel Tod verträgt das Team? Belastungs- und Schutzfaktoren in Hospizarbeit und Palliativmedizin. Göttingen: Vandenhoeck & Ruprecht Verlag, 60-67.

Remmers, Hartmut (2000): Ethische Aspekte der Pflege In: Rennen-Allhoff, Beate; Schaeffer, Doris [Hrsg.] (2000): Handbuch Pflegewissenschaft. Weinheim, München: Juventa Verlag, 307-335.

Remmers, Hartmut (2018): Ethik in der Pflege. In: Riedel, Anette; Linde, Anne-Christin [Hrsg.] (2018): Ethische Reflexion in der Pflege. Konzepte - Werte - Phänomene. Berlin: Springer Verlag, 3-11.

Richter, Kurt F. (2011[2]): Erzählweisen des Körpers. Kreative Gestaltarbeit in Therapie, Beratung, Supervision und Gruppenarbeit. Göttingen: Vandenhoeck & Ruprecht Verlag.

Riedel, Anette (2018): Leiden. In: Riedel, Anette; Linde, Anne-Christin [Hrsg.] (2018): Ethische Reflexion in der Pflege. Konzepte - Werte - Phänomene. Berlin: Springer Verlag, 89-98.

Ringel, Dorothee (2011[3]): Ekel in der Pflege. Eine „gewaltige" Emotion. Frankfurt/M.: Mabuse Verlag.

Roddewig, Marion (2014): Kollegiale Beratung in der Gesundheits- und Krankenpflege. Auswirkungen auf das emotionale Befinden von Auszubildenden. Frankfurt/M.: Mabuse Verlag.

Roddewig, Marion (2018): Kollegiale Beratung für Gesundheitsberufe. Ein Anleitungsprogramm. Frankfurt/M.: Mabuse Verlag.

Sange, Petra (2005): Integrative Supervision zum Thema Sterben und Tod in der Ausbildung junger Krankenschwestern und -pfleger. In: Petzold, Hilarion G.; Müller, Lotti [Hrsg.] (2005): Supervision in der Altenarbeit, Pflege und Gerontotherapie. Brisante Themen, Konzepte, Praxis. Integrative Perspektiven. Sonderausgabe der Zeitschrift Integrative Therapie. Paderborn: Junfermann Verlag, 164-180.

Scheller, Ingo (2004[4]): Szenisches Spiel. Handbuch für die pädagogische Praxis. Berlin: Cornelsen Verlag.

Siebert, Horst (2005): Bildung und Mündigkeit - Perspektiven einer konstruktivistischen Pädagogik. In: Printernet 01/2005, 5-8.

Stähli, Andreas (2004): Umgang mit Emotionen in der Palliativpflege. Ein Leitfaden. Stuttgart: Kohlhammer Verlag.

Stemmer, Renate (2001): Grenzkonflikte in der Pflege. Patientenorientierung zwischen Umsetzungs- und Legitimationsschwierigkeiten. Frankfurt/M.: Mabuse Verlag.

Straubenmüller, Viola (2018): Achtsam und ethisch sensibel pflegen. In: Riedel, Anette; Linde, Anne-Christin [Hrsg.] (2018): Ethische Reflexion in der Pflege. Konzepte - Werte - Phänomene. Berlin: Springer Verlag, 47-53.

Strauss, Anselm; Fagerhaugh, Shizuko; Suczek, Barbara; Wiener, Carolyn (1980): Gefühlsarbeit. Ein Beitrag zur Arbeits- und Berufssoziologie. In: Kölner Zeitschrift für Soziologie und Sozialpsychologie 32, 629-651.

Svoboda, Ursula (2012): Kontakt - das zentrale Prinzip der Gestaltpädagogik. In: Svoboda, Ursula; Scala, Eva; Gut, Jimmy [Hrsg.] (2012): Gestaltpädagogisch lernen und beraten. Theorie, Praxis und Methoden für die Schule und andere pädagogische Arbeitsfelder. Berlin: Dohrmann Verlag, 12-19.

Svoboda, Ursula; Scala, Eva; Reichel René; Gut, Jimmy (2012): Weitere Prinzipien der Gestaltpädagogik. In: Svoboda, Ursula; Scala, Eva; Gut, Jimmy [Hrsg.] (2012): Gestaltpädagogisch lernen und beraten. Theorie, Praxis und Methoden für die Schule und andere pädagogische Arbeitsfelder. Berlin: Dohrmann Verlag, 20-28.

Teigeler, Brigitte (2017): „Gewalt hängt NICHT von einzelnen Tätern ab, sie ist IMMER ein institutionelles Problem." Interview mit Siegfried Huhn. In: Die Schwester/Der Pfleger 09/2017, 22-27.

Unger, Hella von (2014): Forschungsethik in der qualitativen Forschung. Grundsätze, Debatten und offene Fragen. In: Unger, Hella von; Narimani, Petra; M´Bayo, Rosaline [Hrsg.] (2014): Forschungsethik in der qualitativen Forschung. Reflexivität, Perspektiven, Positionen. Wiesbaden: Springer Fachmedien Verlag, 15-39.

Uzarewicz, Charlotte (2013): Über die Räumlichkeit des Sterbens. In: Becker, Heinz [Hrsg.] (2013): Zugang zu Menschen. Angewandte Philosophie in zehn Berufsfeldern. Freiburg, München: Karl Alber Verlag, 201-223.

Vereinte Dienstleistungsgewerkschaft ver.di [Hrsg.] (2015): Ausbildungsreport Pflegeberufe 2015. Berlin 2015.

Weidner, Frank (1995): Professionelle Pflegepraxis und Gesundheitsförderung. Eine empirische Untersuchung über Voraussetzungen und Perspektiven des beruflichen Handelns in der Krankenpflege. Frankfurt/M.: Mabuse Verlag.

Wettreck, Rainer (2001): „Am Bett ist alles anders" - Perspektiven professioneller Pflegeethik. Münster, Hamburg, London: LIT Verlag.

Wittneben, Karin (2001): Gefühlsarbeit - Berechenbare Zusatzleistung der Pflege. Teil I. In: Pflege aktuell 11/2001, 606-609.

Wöhlke, Sabine (2018): Bedeutsamkeit und Konsequenzen von moralischem Stress im pflegerischen Alltag. In: Riedel, Anette; Linde, Anne-Christin [Hrsg.] (2018): Ethische Reflexion in der Pflege. Konzepte - Werte - Phänomene. Berlin: Springer Verlag, 41-46.

Zöllner, Nicola; Reichert, Jörg (2014): Professionelle Begleitung von Familien bei frühem Verlust eines Kindes. In: Kißgen, Rüdiger; Heinen, Norbert [Hrsg.] (2014): Trennung, Tod und Trauer in den ersten Lebensjahren. Stuttgart: Klett Verlag, 67-87.

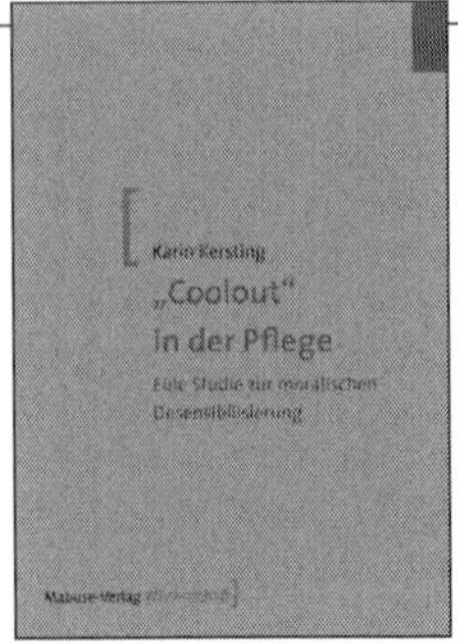

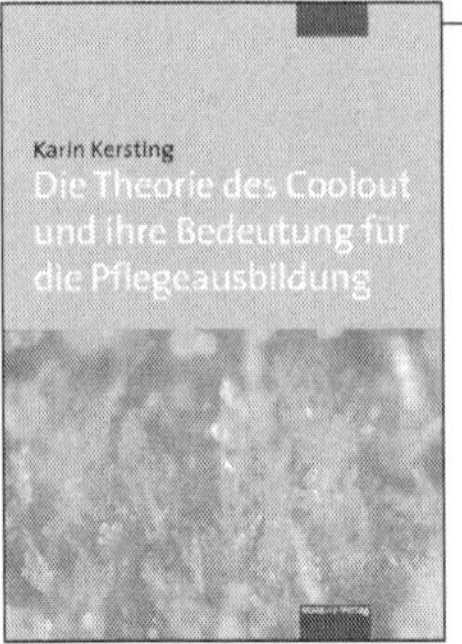

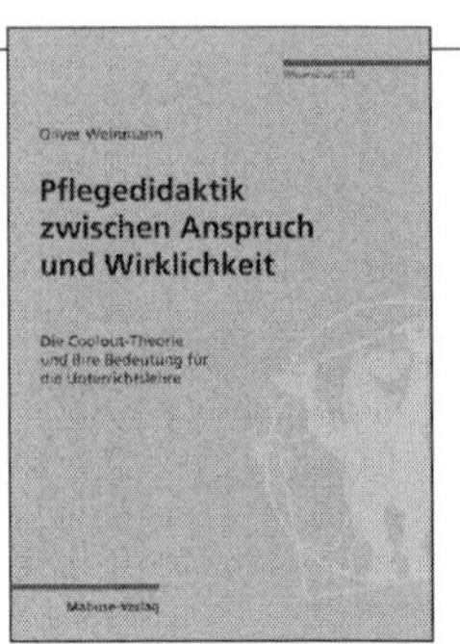

Karin Kersting

„Coolout" in der Pflege

Eine Studie zur moralischen Desensibilisierung

6. Aufl. 2022, 322 S., 44 Euro
ISBN 978-3-940529-99-2

Aus dem Widerspruch zwischen pflegerischem Anspruch und der Wirklichkeit des Pflegealltags entwickeln Pflegeschüler:innen und examinierte Pflegekräfte Strategien der Kälte. Sie lernen hinzunehmen, wogegen sie angehen müssten, weil es dem widerspricht, was sie verwirklichen wollen. Thema des Buches sind das Scheitern des pflegerischen Anspruchs in der Praxis und die Strategien, die dabei helfen, auch im Scheitern an diesem Anspruch festzuhalten.

Karin Kersting

Die Theorie des Coolout und ihre Bedeutung für die Pflegeausbildung

3. Aufl. 2024, 301 S., 42 Euro
ISBN 978-3-86321-285-8

Nach der Erststudie „Coolout in der Pflege" präsentiert dieser Band neue Studien zur beruflichen Situation der Pflegepädagog:innen und Praxisanleiter:innen. Diese finden sich ebenso wie Pflegekräfte und Auszubildende in der Pflege mit dem unauflösbaren Widerspruch zwischen Patientenorientierung und ökonomischen Zwängen konfrontiert. Die Ergebnisse werden im Zusammenhang mit ausgewählten Anleitungs- bzw. didaktischen Konzepten diskutiert.

Oliver Weinmann

Pflegedidaktik zwischen Anspruch und Wirklichkeit

Die Coolout-Theorie und ihre Bedeutung für die Unterrichtslehre

2021, 131 S., 24,95 Euro
ISBN 978-3-86321-558-3

Oliver Weinmann verknüpft die Theorie des Coolout mit dem pflegedidaktischen „Modell der multidimensionalen Patientenorientierung" (Wittneben) und erweitert dieses. Anhand eines Fallbeispiels zeigt er, wie die Versorgungsrealität, die dem pflegefachlichen Anspruch entgegensteht, systematisch in pflegedidaktische Konzepte eingearbeitet werden kann.

Jetzt beim Mabuse-Buchversand kaufen!
– Jedes lieferbare Buch portofrei innerhalb Deutschlands –
www.mabuse-buchversand.de

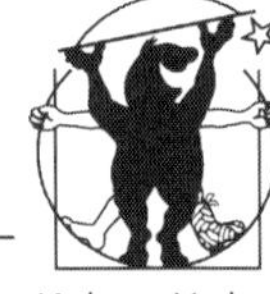

Mabuse-Verlag